KiWi

Paperback

KiWi

720

**Über das Buch:**
Fast jeden Tag ist in den Nachrichten von neuen Selbstmordattentaten die Rede. Doch außerhalb des tagespolitischen Diskurses umgibt den Akt des Selbstmordes eine Zone des Schweigens und Verschweigens. Gegen die Sprachlosigkeit im Umgang mit dem Selbstmord treten die von Roger Willemsen ausgewählten Texte an, die einen Querschnitt durch die jahrhundertalte Diskussion des Themas bieten. In den hier versammelten Schriften von Seneca bis Camus, von Hume bis zu den Surrealisten wird der Freitod aus der Perspektive unterschiedlichster Disziplinen beleuchtet: Philosophie, Literatur, Medizin, Jurisprudenz, Soziologie, Psychologie, Statistik und Theologie.
Ergänzt werden die literarischen und theoretischen Texte von Abschiedsbriefen meist anonymer Selbstmörder, die in ihrer Lakonik oft überraschen und erschrecken. »Bezeichne den Selbstmörder«, heißt es in einer hier abgedruckten Aufzeichnung Strindbergs, »immer nur als einen Unglücklichen, dann tust du recht; und damit ist alles gesagt.« »Der Selbstmord«, 1986 zum ersten Mal erschienen, ist zu einem vielfach beachteten Standardwerk geworden. Für die Neuausgabe hat Roger Willemsen die Auswahl durchgesehen, neue Texte aufgenommen und das Vorwort auf den neuesten Stand gebracht.

**Der Autor:**
Roger Willemsen, geboren 1955, beendete sein Studium mit einer Promotion über die Ästhetik Robert Musils. Nach Tätigkeiten als Universitätsdozent, Übersetzer und Korrespondent hatte er 1991 seine erste eigene, vielfach ausgezeichnete Fernsehsendung bei »Premiere«, der sich u. a. »Willemsens Woche« (ZDF), »aspekte« (ZDF), »Nachtkultur mit Willemsen« (WDR), »Gipfeltreffen« und »Willemsens Musikszene« (ZDF) anschlossen. Außerdem veröffentlichte er mehrere Bücher, drehte und produzierte zahlreiche Filme und zeichnete verantwortlich für das EXPO-Projekt »Welcome home. Künstler sehen Deutschland«. Jüngste Veröffentlichungen: »Die Deutschen sind immer die anderen. Künstler sehen Deutschland. 40 Gespräche«; 2001. »Deutschlandreise. Eine Reportage«; 2002.

Roger Willemsen

# Der Selbstmord

Briefe, Manifeste, literarische Texte

Kiepenheuer & Witsch

1. Auflage 2002


Umschlaggestaltung: Barbara Thoben, Köln
Umschlagmotiv: © Archiv für Kunst und Geschichte, Berlin
Gesetzt aus der Garamond Stempel (Berthold)
bei Kalle Giese, Overath
Druck und Bindearbeiten: Clausen & Bosse, Leck
ISBN 3-462-03169-4

# Inhalt

*Teil 2*

## *Vorwort*

### *Der unfreie Tod*

Jede Zeit kultiviert ihr Interesse am Selbstmord neu, jede konzentriert sich auf eigene Motive. Der Selbstmord des Jünglings Jerusalem und seines literarischen Nachfolgers Werther löste Nachahmungstaten aus – in der Welt der empfindsamen Dandys ebenso wie in der der gerade entstehenden Bestseller. Der Schülerselbstmord wurde um die letzte Jahrhundertwende gleichzeitig soziales Phänomen und literarischer Topos. Die Diskussionen um den Freitod als »acte gratuit« unter den Surrealisten verdichtete sich in den ersten Jahrzehnten des Jahrhunderts zu Inszenierungen von Selbstmord-Happenings. Die existenzialistischen Reflexionen über einen souveränen, der Stärke entstammenden Freitod lösen ebenso wie die Einsätze der jungen Kamikaze-Flieger des Zweiten Weltkriegs Auseinandersetzungen über einen sinnvollen, selbst bestimmten Tod aus.

Die Geschichte der Zeit ist darstellbar auch in der Entfaltung des Drangs, sie zu verlassen, der Selbstmord Teil einer eskapistischen Bewegung, an der Träumer, Ideologen, Verzweifelte und Gescheiterte gleichermaßen partizipieren. Der Fluchtpunkt ihrer Entscheidung ist nicht weniger diffus als der Begriff der »Freiheit«, den sie für sich in Anspruch nehmen. Wo schon die Philosophiegeschichte sich mit der Hilfskonstruktion einer »Freiheit von« in Abgrenzung zur »Freiheit zu« begnügt, befindet sich der Selbstmörder auf dem Schnittpunkt widerstreitender Kräfte: Er will das Leben verlassen, um es durch diesen Akt erst wahrhaft zu gewinnen; er verstößt die Mitwelt, um sie postum erst wahrhaft zu umarmen; er stirbt und kann doch nicht sterben, so unentwegt teilt sein Sterben den Zurückbleibenden mit, dass er hätte leben wollen und sollen; er nimmt die Macht für sich in Anspruch, ein Leben zu

enden, das er selbst sich nicht gab, und überwindet die Macht zugleich in der Anerkennung eigener Ohnmacht und so fort.
Unsere Gegenwart hat die Schwerpunkte der Reflexion geringfügig verlagert und befasst sich mit dem Selbstmord vor allem im Zusammenhang mit Ereignissen von politisch-zeitgeschichtlichem Gewicht. So interessierte man sich für die jugendlichen Selbstmörder, die nach der Auflösung von Bands wie »Take That« in den Tod gingen – ein Phänomen, das zumindest subkutan mit jenen Akten von Selbsttötung in Beziehung steht, wie sie nach Mussolinis oder Hitlers Tod dokumentiert wurden. Nicht notwendig ist es die Ideologie, die die Identifikation leitet, dem Akt der Übertragung genügt oft das Bild, das Ausdruckshafte, der Effekt.
In jüngerer Zeit hat die Öffentlichkeit ferner sporadisches, oft reißerisches Interesse an jenen Selbstmord-Foren im Internet gezeigt, durch die potenzielle Selbstmörder miteinander in Kommunikation treten. Es gibt ein parasitäres Verhältnis zum Unglück, das nicht nur von Konträrfaszination geleitet wird, sondern in der Sprache des Leidens die heimliche Sprache kollektiver Erfahrungen dechiffriert – zumal auch Sprache selbst hier zu sich kommt und alle Spuren des Uneigentlichen, Ironischen, Absichtslosen in sich getilgt hat.
Strohfeuerartig dringt das Selbstmord-Thema regelmäßig ins öffentliche Bewusstsein, sobald die Tat von einem prominenten Zeitgenossen begangen wird. In seiner einsamen Entscheidung verrät dieser seine öffentlichkeitsabgewandte, ja, intime Seite. Nichts ist heimlicher in der Welt des Erfolgs und des Optimismus als die Anschauung des Leidens, vor allem, wo sie als Kontrastmittel eingesetzt wird, und oft stellt sich Persönlichkeit erst in der postumen Rekonstruktion von Leidensgeschichten heraus. Das macht den Zugang nicht minder oberflächlich: Der Selbstmord der Hannelore Kohl wird als nationale Angelegenheit behandelt und wie ein Politikum von investigativen Recherchen begleitet. Zugleich erscheinen Teile

ihres Abschiedsbriefes in der Tagespresse, Teile, in denen der politische Repräsentationsgedanke fortlebt; das unglückliche Bewusstsein dagegen bleibt ohne Repräsentation.
Nach dem Selbstmord des Rex Gildo dagegen ergriff zum ersten Mal die zeittypische Ironie Besitz vom Leben des Unglücklichen, und selbst die Nachrufe scheuten vor Kalauern nicht zurück. »Der deutsche Schlager ist aus dem Klofenster gesprungen«, gefiel es der »Zeit«, den Fall zu kommentieren, und damit war deutlich: Das Unglück des Selbstmörders hat auf Würde keinen Anspruch, denn das Einzelleben besitzt für die Gegenwart keine symbolische, sondern anekdotische Bedeutung. Wer seinen letzten öffentlichen Auftritt in einem Teppichcenter in Bad Vilbel absolviert, hat Respekt selbst vor der Erfahrung des Unglücks verspielt. So setzt sich das Leistungsprinzip über den Tod hinaus fort.
Ebenso wenig lässt sich jedoch ignorieren, dass auch der so genannte »Amokläufer«, der sich selbst zuletzt nicht richtet, aber hinrichtet, sein Leben als Währung einsetzt. Taten wie das Massaker des Erfurter Schülers Ende April 2002 stoßen die Gesellschaft und das politische Personal an den Rand einer beredten Sprachlosigkeit und eines moralischen Dilemmas: Rhetorisch sucht man den zu strafen, der nicht mehr straffähig ist, sucht den Mörder vom Selbstmörder zu trennen, die Verzweiflung des einen zu ignorieren, um die Verfehlung des anderen besser ächten zu können. Man trennt die Welt der Ereignisse von der Welt der Gründe.
Ebenso undurchsichtig wie das Motiv des Täters, nicht nur Feinde zu haben und zu dulden, bleibt seine Lust daran, selbst Feind zu sein, es sein zu wollen – eine Konstellation, die der Selbstmord des Amok-Gelaufenen gewissermaßen ratifiziert. Er wird zum Souverän ex negativo, nicht von allen erwählt und erhoben, sondern im Gegenteil ausgeschlossen und verleugnet von allen und ihnen in der Willkür der Gewaltanwendung seine Macht dennoch aufzwingend. So sehr man die Tat auch akausal interpretieren möchte, so wenig erschließt sie

sich, wo man das Alogische, Pathologische oder auch das Moralische betont und so eine Kommunikation mit der den Selbstmord begründenden Erfahrung kündigt.
Das stärkste Interesse aber band das Thema Selbstmord nach dem 11. September 2001, als man sich vor allem im Westen mit einem Phänomen konfrontiert sah, das im Grunde weder neu noch spezifisch arabisch oder gar muslimisch war, sich aber für die USA und Europa nie so bedrohlich gezeigt hatte: Die Selbstmord-Attentate von New York und Washington, aber auch die aus Israel und Palästina wurden behandelt wie Äußerungen eines fremden Kulturraums, den man gern als geringer zivilisierten diskreditierte, auch wenn die Opferbereitschaft für Staat und Ideal durchaus einen Wert westlich-christlicher Gesellschaften beschreibt.
Dass aber jemand den Wert des Lebens nicht aus dem Diesseits des Lustgewinns, sondern aus dem Jenseits der Erlösung in der edlen Idee ableiten könnte, muss einer Zivilisation befremdlich erscheinen, der das Jenseits genauso abhanden gekommen ist wie der Glaube an die Idee. So ist der Schauer angesichts der Selbstmordattentate ein Schauer auch vor der Größe des Lebens, das sich hier zur Waffe macht und seine Größe in der Zerstörung beweist, durchdrungen von der Utopie eines höheren Lebens, so gerecht, so wahr, so voller Bedeutung, dass vor ihm jedes Selbstopfer gerechtfertigt scheint.
Der Attentäter assimiliert sich dem Tod, indem er sich zum Werkzeug macht, Erfahrung verleugnet und seinen Tod unter der Kategorie der Zerstörungseffizienz organisiert. So steht er in spiegelbildlichem Verhältnis zur Macht des politischen Souveräns, der in verwandter Nomenklatur sagen wird, sein Leben diene dem Volk und sei nur so wertvoll wie die eigene Leistung für die Wohlfahrt des Landes.
Eine solche Materialisierung des Lebens bleibt indessen nicht auf religiöse oder politische Motivzusammenhänge reduziert. So findet Cesare Pavese in seinem Tagebuch »Handwerk des Lebens« eine nicht minder ökonomische Formulierung für

den Selbstmord, wenn er bemerkt, der Mensch schiebe seinen Tod immer weiter vor sich her und werde es am Ende versäumt haben, »die wichtigste Tat seines Lebens *aus einem Grunde* getan zu haben«. Im Augenblick, da der Tod nicht bloß erlitten, sondern als das Resultat von Reflexion der individuellen Entscheidung überstellt wird, erfährt das Ich bedrohliche Souveränität.

Gegen die destruktive Kraft der Selbstmord-Attentäter setzen Staaten Geheimdienste und Militärs ein, verhängen Sanktionen, führen Kriege und benennen Verantwortliche. Die Erfahrung, die der Selbstmord voraussetzt, spielt dabei kaum eine Rolle. Vergeblich erwartet man eine Analyse jener Kränkung, die sich zum Motiv verdichtete.

Umgekehrt geht die Kulturgeschichte bis zum Ende des 20. Jahrhunderts davon aus, dass sich im Selbstmord grundsätzlich gesellschaftliche Fragen stellen. Auch wenn vergangene Epochen gegen den Selbstmörder Strafpädagogik, Justiz, Moralphilosophie und Theologie in Stellung gebracht haben, verrät die Sorge um ihn ein gesteigertes Interesse am Einzelleben, und es gab kaum eine gesellschaftliche Institution, die sich durch den Selbstmord nicht infrage gestellt und aufgerufen gefühlt hätte, ihm zu begegnen. Heute ist diese Erfahrung weitgehend Arbeitsgebiet von Psychologie und Psychotherapie geworden. Die Absicht der Suizid-Prävention bildet den Fluchtpunkt ihrer Anstrengungen. Sie lenkt und reduziert das Erkenntnisinteresse.

Der Selbstmord-Attentäter stürzt die Nachwelt in ein moralisches Dilemma. Man möchte ihn der Judikatur unterwerfen, möchte kompensieren können in Strafen. Man »verurteilt« die Tat »schärfstens«. Doch sie enthält selbst das schärfste Urteil und zwingt die Mitwelt in eine Verarbeitung ohne Katharsis. Tat ohne Sühne, Verbrechen ohne Kompensation: Der Schock folgt der Anschauung der Zerstörungskraft eines Lebens, das in den Tauschverkehr nicht nur einbezogen wird, sondern sich zum Souverän über diesen Tausch macht.

Im Augenblick aber, da eine Idee – gleich, ob sie politisch oder religiös unterfüttert ist – dem Wert des Lebens überordnet wird, ist der Selbstmord als eine Form der Notwehr, im Dienst der Idee eines besseren Lebens einsetzbar. Dostojewskis Nihilisten, Selbstmord-Attentäter auch sie, waren die letzten Christen, die diesen Traum träumten.
Es liegt dem hedonistischen Westen, in solchem Märtyrertum einzig Fanatisierung und Verblendung zu erkennen. Doch auch er selbst kennt die Verehrung des Märtyrertums von der christlichen Frühgeschichte bis zu den Kämpfern gegen Hitler durchaus, und nicht minder selbstverständlich ist es ihm, das Leben dem Tauschprinzip zu unterwerfen, etwa, wenn er den eigenen Wohlstand und den Bestand der eigenen Marktordnung durch die Zerstörung des Lebens in anderen Teilen der Welt erkauft.
Angesichts der besonders verzweigten Debatten und Forschungen zum Thema Selbstmord ist es deshalb verwunderlich, dass gerade ein Thema von besonderer Relevanz kaum erforscht worden ist: der Abschiedsbrief, die letzte manifeste Aussage des Selbstmörders, die oft formal – durch Syntax, Tonlage, Charakteristik – so vielsagend ist wie durch ihr Bezeichnen, Appellieren, Anklagen, Verdichten. Dass sich die Psychologie mit diesem Medium so wenig auseinander gesetzt hat, ist ihr Skandal. Denn das Sprechen der Selbstmörder mag nicht kunstvoll sein und deshalb das Unglück selten präzise aussagen, es mag auch indirekt, umständlich und schwer verständlich erscheinen, dennoch bleibt es die einzige primäre Quelle für das Verständnis der Zurückbleibenden: Überall, wo in der Nähe des Todes geredet wird, entsteht der Eindruck der Unterschlagung und zugleich der der größten Wahrhaftigkeit. Es wird niemals *das* ausgesagt; abwesend ist der Gehalt der Verzweiflung präsent, er wird nicht ausgesagt, aber er spricht sich aus: »Die Milben überschwemmen mich wieder. Ich gehe in den Garten und mache meinem Leben ein Ende.« Das kann nicht verstanden werden, es ist in einer Sprache ohne Beherrschung geschrieben.

Diese Sprache, die von der Verzweiflung beherrscht wird, ist weder besonders raffiniert noch lustvoll noch souverän, sie ist so ganz anders als die Sprache der Literatur, und deshalb bleibt es die Frage, ob die Literatur überhaupt je wirklich den Selbstmord hat aussprechen können, hätte sie doch den Gedanken der Beherrschung ihres Gegenstandes aufgeben und in den kryptischen Zeichen des Leidens sprechen müssen, die aus den Abschiedsbriefen der Selbstmörder immer unentzifferbar hervortreten: »Es hat eine harte Nuss, bis ich das konnte vollbringen!«; »Auf Wiedersehn wo anders«; »Meinen Lieben ein Gruß zum letzten Mal, seelisches Leiden«; »Mein Kopfkissen soll man auch nach der U.S.S.R. schicken, aber wenn mein Sohn wünscht, kann er darauf schlafen.«

Kein Zufall also, dass sich wie keine andere Epoche der Expressionismus dem Selbstmord als einem literarischen Thema zugewandt hat? Kein Zufall, nicht nur wegen der programmatischen Bestimmung des unmittelbaren Ausdrucks im Expressionismus, sondern auch weil erst zu dieser Zeit der Selbstmord ganz aus den Fesseln der moralischen Erörterung gelöst wird und als moralisch indifferentes Phänomen auftaucht.

Und doch erscheint gerade hier die Gefahr, dass die Erfahrung des Selbstmords durch die Sprache ausgeschlossen werden könnte. In den elaborierten Ausdrucksgebärden der Literatur erkennt man die verzweifelten Sprechformen der wirklichen Selbstmörder nicht wieder, und in deren Abschiedsbriefen findet das Unglück zu keiner kommunikativen Sprache. Also starren wir auf eine unleserliche, scheinbar destruktive Erregung, die häufig in der Sprache der Pantomime, in Brüchen und Lücken am deutlichsten an die Oberfläche tritt. Diese Sprache, die sich durch die Geschichte hindurch in den authentischen Dokumenten so deutlich gleich bleibt, sie bewahrt den verborgensten Teil der Kultur des Unglücks, jenen, der sich selbst und in der Schrift zerstört. Bleibt man

hier stehen, so wird man zurückhaltend gegenüber Kultur- und Entfremdungstheorien, gegenüber psychologischen, theologischen, meteorologischen Erklärungen des Selbstmords; sie alle werden sekundär vor der sprachlosen Energie der Hand, die das Messer führt, vor der Erregung, in der der Selbstmord Gegenwart wird.
Etwas anderes ist die Rede, ist alle Rede, ob sie nun erklärt oder fahndet. Gegenüber dem Selbstmord ist die Rede vom Selbstmord ein ganz anderes, und wenn man beide in Verbindung zueinander bringt, dann sollte man neben der bewusstseinsgeschichtlichen Rekonstruktion vor allem jene sporadischen Wendungen und punktuellen Durchbrüche beobachten, in denen das unglückliche Bewusstsein plötzlich zur Erscheinung kommt, und zwar wie wider Willen des Verfassers oder ohne seine Aufmerksamkeit. Man trifft auf unkonzentrierte, auf falsche und gefälschte Sätze, aber einmal stimmt ein einziges Wort, eine Konstruktion, der Versuch eines Verweises, oder wenigstens scheint es so. Indem man diesen Elementen folgt, setzt man sich zum Tod in immer neue Besitzverhältnisse. In diesem Zustand aber geht der Selbstmord als *moralisches* Thema unter, man wird sich nun ebenso wenig zur Anklage wie zur Verteidigung, ebenso wenig zur Kriminalisierung wie zur Verklärung aufgerufen fühlen, sondern in sich die Erfahrung zusammenzusetzen beginnen, die in den Selbstmord hinüberführen kann.
»Nicht Worte. Eine Geste. Ich werde nicht mehr schreiben.« So endet Cesare Paveses Tagebuch »Handwerk des Lebens«, bevor er sich in einem Turiner Hotel selbst einschläfert – aus einem Mangel an Leben? Oder weil er es nicht erreichen und umarmen konnte, obwohl es sich trotzdem fühlbar machte? Zuletzt erbat er sich Diskretion in der Behandlung seiner Biographie. Doch widerfuhr ihm postum, was allen Selbstmördern und nur ihnen widerfährt: Man deutet ihr Leben von seinem Ende aus. Ex negativo erhält alles ein Ziel. Wer dagegen jenen Tod stirbt, den man mit einer altmodischen Wendung

»den natürlichen« nennt, wird nie so gelesen und verstanden.

*Die Selbstmörder-Kultur*

Im antiken Syrakus, so ist bei Cicero und später bei Flaubert zu lesen, lebte ein Philosoph, der so trefflich vom Selbstmord zu reden verstand, dass die Menschen in Scharen aus den Bordellen strömten, um sich auf den Feldern aufzuknüpfen. Man gab ihm den Beinamen »Peisithanatos«, den Zum-Tode-Überredenden. Eine Schrift mit dem Titel »Apokarteron«, über die Selbstaushungerung, wird bei Cicero erwähnt, erhalten hat sich keines von Hegesias' Werken. Man weiß aber, dass er zeitweilig Redeverbot erhielt, wohl nicht aus weltanschaulichen Gründen, sondern weil der Staat die destabilisierende Wirkung solcher Reden erkannte, man sprach sogar von einer Selbstmordepidemie.
Die Geschichte des Selbstmords ist voller solcher Verbote, ihre Voraussetzungen jedoch waren in der Antike andere als im christlichen Abendland. Die Antike entwickelt einen anderen Lebensbegriff, ihr ist nicht das Leben an sich ein Wert, sondern es tritt unter moralische Begriffe erst als ein so und so bestimmtes Leben. So fehlt dem Selbstmord in der Antike das sittliche Skandalon, das im Christentum immer dort auftritt, wo das Leben – das ungeborene ebenso wie das nur noch künstlich konservierte – verletzt wird. Die Antike hat dagegen den Selbstmord oft als eine Handlung des individuellen Ausdrucks gewürdigt und einige berühmte Beispiele überliefert, deren stoffliche Verdichtungen von der Moderne immer wieder aufgegriffen wurden, so etwa Cato, Sardanapal, Lukrezia, Hannibal, Seneca oder Sokrates. Zu den bekanntesten modernen Stoffen gehören außer dem Werther Thomas Chatterton und die Unbekannte aus der Seine sowie Heinrich von Kleist (nicht: Henriette Vogel) oder auch Charlotte Stieglitz.

Unter den Stoikern erreicht die antike Apologie des Selbstmords ihren Höhepunkt. Auf Zeno, den Begründer der Stoa, greift später Schiller mit seinem Satz aus der »Braut von Messina« zurück: »Das Leben ist der Güter höchstes nicht.« Der Gedanke steht in der Literaturgeschichte der Zeit ziemlich einsam da.

Das Mittelalter kennt keine Apologie des Selbstmords, vielmehr wird dieser erst durch die Scholastik mit einem ausdrücklichen Verbot belegt. An Judas, dem prominentesten Selbstmörder der Bibel, wird im Evangelium selbst nicht der Selbstmord inkriminiert, sondern die Tatsache des Selbstmords folgt einem tiefen Bewusstsein seines Verrats an Christus. Erst in späteren Texten setzt sich der scholastische Rechtsgedanke Judas gegenüber durch, und sein Selbstmord wird in sprachlich drastischer Form angezeigt. Erst Augustinus und Thomas von Aquin haben den Selbstmord ausdrücklich verboten und damit den zahllosen abergläubischen Vorstellungen, die sich im Volk um die Selbstmörderleiche rankten, eine Richtschnur entgegengesetzt.

Seither aber hat der Selbstmord des Judas zahllose Deutungen erfahren. In den Apokryphen ist Judas zum Ödipus geworden: Er tötet seinen Vater und heiratet seine Mutter; in der »Legenda Aurea« des Jacopo da Voragine wird sein Selbstmord in allen Teilen als symbolischer Akt verstanden; im frühesten deutschen Selbstmord-Zeugnis, dem altsächsischen Epos »Heliand«, kommt er gemäß dem kirchlichen Verbot ohne alle literarische Ausmalung vor, und erst bei Abraham a Santa Clara steigert sich die Darstellung zu einer grotesk anmutenden Verschränkung von physiologischer Detailtreue und juridischer Strafwut.

Von sechs Selbstmorden berichtet das Alte Testament, es sind die von Abimelech, Simson, Saul, Sauls Waffenträger, Ahitophel und Zimri. Aufschlussreich für die These, dass die Bibel im Selbstmord des Judas nicht eigentlich den Selbstmord verklagte, ist die Tatsache, dass einige von diesen Selbstmördern zu Glaubenshelden gemacht worden sind. Auch wurden Frauen aus der Frühchristengemeinde zu Heiligen ernannt, weil sie sich lieber umbrachten, als ihre Unschuld zu gefährden. Erst Thomas von Aquin hat den Selbstmord zur Todsünde erklärt, im Jahre 693 wird auf dem Konzil von Toledo bestimmt, wer sich umzubringen versuche, werde exkommuniziert.

Doch darf ein Christ sich umbringen? »Du sollst nicht töten«, lautet das Gebot. Außer im Krieg oder im Beruf des Henkers oder als Häscher von Osama bin Laden oder im Fall von Notwehr oder .. oder .. steht im Kleingedruckten. Was Gott gegeben hat, darf der Mensch nicht nehmen: Gilt diese Maxime nicht auch für das eigene Leben? Und hat sich im Grunde nicht auch Christus selbst umgebracht? »Ich gebe mein Leben hin für die Schafe«, sprach der Herr und: »Wer an seinem Leben hängt, verliert es; wer aber sein Leben in dieser Welt gering achtet, wird es bewahren bis ins ewige Leben.« Für Christus führt der Weg aus der Existenz in die Erlösung über den Selbstmord.

Wer aber erklärt den Sadismus, mit dem die christliche Welt über Jahrhunderte dem armen Selbstmörder begegnet, eine Welt, die blutrünstig und gewalttätig vom Wert des Einzelnen und seines Lebens keine Vorstellung mehr pflegt und doch strikte Verbote des Selbstmords hervorbringt: Die Leiche dessen, der sich selbst entleibt hat, soll zum Galgen geschleift, dort an den Füßen aufgehängt und so grausam behandelt werden wie möglich. Man soll ihm die Hand abschlagen, mit der er sich gegen sich selbst erhoben hat, möge ihm einen Holzkeil in den Schädel treiben, ihn aus dem Fenster werfen oder durch ein Loch unter der Türschwelle hindurch wie ein Tier ins Freie ziehen. Man kann ihn auch unter einer Weggabelung mit einem Pflock durch die Brust auf die Straße nageln und so verhindern, dass er wiederkehrt. Seine Güter fallen dem Grundherren, dem Baron, dem Kastellan oder anderen Gerichtsherren zu. Klingt das, dem Gemeinverständnis nach, christlich oder muslimisch?

Allerdings galt Verzweiflung ehemals nicht als Seelenzustand, sondern als ein Ausdruck für das Wirken des Teufels und somit als Sünde, und selbst der weise Giordano Bruno nennt den Selbstmörder den »Märtyrer Satans«. Christus war doch auch für die Unglücklichen gestorben. Wer also glaubte und trotzdem verzweifelte, musste vom Teufel besessen oder wahnsinnig sein.

Zudem schufen Seuchen und Kriege, Epidemien und Katastrophen eine unterbevölkerte Welt. Staat und Kirche konnten buchstäblich auf keinen verzichten. So war der Selbstmord ein Vergehen gegen die Allgemeinheit: Mit der Entstehung des totalitären Staats verliert das Individuum jedes Recht auf Selbstbestimmung, also auch auf die über das eigene Leben. Seit Anfang des 16. Jahrhunderts ist der Ausdruck »Mord« für die Selbstentleibung geläufig, und bis in die sechziger Jahre hinein stand der Versuch der Selbsttötung in England sogar unter Strafe.

Der Begriff »Selbstmord« ist erst seit der ersten Hälfte des 17. Jahrhunderts belegt, er wurde vermutlich von Theologen geprägt und geht in einer Vorstufe auf Luthers »sein selbst morden« aus dem Jahre 1527 zurück. 1514 ist Thomas Murner vermutlich der Erste, der den Ausdruck »morden« überhaupt in Verbindung mit der Selbstentleibung verwendet. Gut über hundert Jahre jünger ist der Begriff »suicide«. Er wird in Brownes »Religio Medici« einmal für Cato verwendet, und 1651 schreibt Walter Charleton: »Sich gegen unausweichliches Unglück zur Wehr zu setzen durch Suizid ist kein ... Verbrechen.« Früh war in England für das Recht auf den Selbstmord auch der Sozialist Thomas Morus eingetreten.

Im Laufe des 16., vor allem aber im 17. Jahrhundert regt sich eine neuzeitliche Verteidigung des Selbstmords, die dazu tendiert, das Thema aus dem Alleinanspruch der Kirche zu befreien. Dieser Umschwung wird einerseits durch die Betrachtung der Antike, andererseits durch eine größere Präzisierung der Selbstmordtypen und ihrer Motivzusammenhänge ausgelöst. So boten der Opfertod oder der Selbstmord als Mittel, Ehre und Unschuld zu verteidigen, ausreichend spekulatives Material, anhand dessen sich die rigorose Verneinung des Selbstmords infrage stellen ließ.

Dazu kommt, dass sich das Zeitalter des Barock ohnedies beispiellos todestrunken gebärdete. Die Zustimmung zum Tod lässt die Dichter hier in einer Agonie sprechen, die man selbstmörderisch nennen müsste, wenn ihr nicht jeder Hinweis auf die Ausübung fehlte. Die Zerstörung des Daseins, das Stillstellen der Lebenskräfte in einer verzweifelten Entsagung ohne positiven Rückhalt als den christlichen Tod, das sehnsüchtige Hinauslehnen ins Nichtsein, all das wird mit den verdrehten Augen der Mystiker beschworen, besitzt aber keinen unmittelbaren Zugang zur selbstmörderischen Zerstörung. Vielmehr erscheint hinter der Nivellierung des diesseitigen Lebens die Ewigkeit des jenseitigen, das sich der fromme Barockmensch ebenso wenig nehmen lässt wie später der Pietist. Gerade weil unter dieser Perspektive die Literatur des Barock so gesättigt mit dem Tod ist, fehlt ihr die Darstellung des Selbstmords als einer Erfahrung, die den Vanitasgedanken hoffnungslos und ganz diesseitig denkt.

Stattdessen ist seit dem 17. Jahrhundert ein Ansteigen der Publikationen über den Selbstmord zu verzeichnen, das zwar mit der Entwicklung des Buchwesens einerseits, andererseits aber mit einem Ansteigen der Selbstmordrate zu tun hat. Vor allem auf England konzentrieren sich gut zweieinhalb Jahrhunderte lang die statistischen Beobachtungen zum Selbstmord.

Bereits aus dem Jahre 1622 stammt die erste wichtige Statistik dieser Art von einem Kaufmann namens John Graunt, als nächste wichtige ist erst die von Johann Peter Süßmilch aus dem Jahre 1741 zu nennen. Bis ins 20. Jahrhundert hält sich die Irrmeinung, der Selbstmord sei in England besonders verbreitet. Hierfür werden in frühen Zeiten vor allem das Wetter und das schlechte englische Essen verantwortlich gemacht. Noch

Jefferson äußerte die Hoffnung, dass »Amerikas blauer Himmel sein Volk vor jeder Neigung, sich aufzuhängen, die es von seinen englischen Vorfahren geerbt haben könnte, bewahren würde«.

Früh erscheinen in England allerdings Schriften, die sich kritisch zum Selbstmordverbot stellen. (Bis in allerjüngste Vergangenheit war in England der Selbstmordversuch juristisch strafbar.) 1644 erscheint eine postume Schrift des Dichters John Donne, die unter anderem darstellt, das Christentum enthalte eine Verführung zum Jenseits, die sich als Aufforderung zum Selbstmord lesen lasse.

1693 erschießt sich in England Lord Blount, zwei Jahre später gibt sein Freund Gildon unter dem Pseudonym im »Lindamour« seine Schriften heraus, die er mit einer fulminanten Verteidigung des Selbstmords einleitet. Vier Jahre zuvor war dagegen in Deutschland die repräsentative Schrift zum Thema, Anton Klinglers »Selbst-Mord/Oder Nothwendiger Bericht von dem Greuel des Selbst-Mords/ Zum Schrecken/ Warnung/Erinnerung/und Trost/Samt beigefügten Herzens-Seufzern und Gebetern/für Betrübte/Angefochtene/und zum Selbstmord versuchte und gereizte Seelen« erschienen. Das Verbot wirkte in Deutschland lange fort. Mit dem Fall Blount-Lindamour setzte sich hier erst der Aufklärer Moses Mendelssohn in seiner Schrift »Über die Empfindungen« ausführlich auseinander. In Frankreich arbeitete Montaigne der liberalen Position Montesquieus vor, die zum wichtigsten apologetischen Standpunkt der französischen Frühaufklärung wurde.

Die meistzitierte Schrift jener Zeit aber stammt von einem Gelehrten namens Johannes Robeck. Seine nur lateinisch erschienene Verteidigung des Selbstmords beeinflusste Rousseau, Voltaire, Adam Bernd und Madame de Staël. »In den Ländern, durch die mich das Schicksal trieb«, spricht die Alte in »Candide«, »und in den Schenken, in denen ich diente, habe ich unzählige Menschen gesehen, die ihr Leben verfluchten, aber ich bin im ganzen nur zwölfen begegnet, die ihrem Leben freiwillig ein Ende machten: es waren drei Neger, vier Engländer, vier Schweizer und ein deutscher Professor namens Robeck.«

Dass die Frage nach der Legitimität des Selbstmords zu einer moralischen Provokation ersten Ranges wird, belegt zudem die Tatsache, dass immer wieder die Konfrontation nicht nur mit der Antike gesucht wird, sondern auch die mit den Wilden, deren Lebensverständnis bis zu Madame de Staël immer neu zitiert wird, um den christlichen Schuldbegriff heidnischer Indifferenz zu öffnen. In der Konfrontation mit den archaischen Sterbeformen eröffnet sich den Autoren die Unbegreiflichkeit des nicht-christlichen Todes. Allerdings wird der Selbstmord in diesen Diskussionen zum Streitobjekt eines allein logischen oder moralphilosophischen Kalküls; er erscheint nicht unter der Perspektive der Erfahrung – der Grund vielleicht, warum Rousseaus »Neue Héloïse« und Goethes »Werther« in der zweiten Hälfte des 18. Jahrhunderts solche Wirkung ausüben konnten.

Zu dieser Zeit dringt der Selbstmord auf verschiedenen Wegen in die Literatur und gewinnt das Recht, als eigener ästhetischer Topos erkannt zu werden. Man kann in der Literatur jahrhundertelang beobachten, wie der Selbstmord sich allmählich aus der Moral herauslöst und immer wieder zwanghaft in diese zurückgepresst wird. Und im gleichen Vorgang wird erkennbar, wie die, die sich mit dem Selbstmord ästhetisch konfrontieren, seine Darstellbarkeit in Zweifel ziehen. Viel Zeit vergeht, bis man die Phänomene als solche begreift, jenseits des Christentums, der Moral, der Gesetze. Ist man einmal so weit, dauert es nicht lange, bis die Sprache irre zu werden scheint oder einfältig, jedenfalls merkwürdig gestört, halluzinatorisch und schließlich musikalisch.

In Goethes »Werther« und in Rousseaus »Neue Héloïse« schlägt sich eine neue Sicht des Selbstmords nieder, er erscheint nicht länger als Bruch mit der Geschichte, sondern als deren plausibles, die Erfahrungen leitendes Prinzip. Kontinuierlich setzt sich das Unglück in der Wirklichkeit durch. Das so genannte »Werther-Fieber« war ein viel diskutiertes Phänomen. Nicht das Motiv des Selbstmords hat vielleicht solche ansteckende Wirkung gehabt, sondern vielmehr die mit ihm verbundene Sensibilität und die offenbarerische Naturverbundenheit, die durch den Selbstmord quasi verifiziert wird. Goethe hat sich vor allem im 13. Buch von »Dichtung und Wahrheit« und in einem Brief an Zelter sehr vorsichtig über den Selbstmord geäußert. Er hat ihn bei anderen Gestalten des Werkes, bei der Helena aus dem zweiten »Faust«, bei Ottilie aus den »Wahlverwandtschaften«, bei Clärchen im »Egmont« oder auch in der zweiten Fassung der »Stella« »unscheinbarer« und ohne allgemeine Rechtfertigungsidee dargestellt. Werther dagegen stufte den Selbstmord als ein Naturrecht ein, das in Kraft trete, sobald das Maß des dem Menschen von der Natur zugemessenen Leidens überschritten werde.

Goethes »Werther« war durch Rousseau und durch das »System der Natur« des Barons von Holbach mit seiner ausgreifenden Verteidigung des Selbstmords vorgearbeitet worden. Sehr bald traten literarische Nachahmer auf den Plan. Bereits aus dem Jahre 1794 ist ein bedeutendes Fragment von Karl Philipp Moritz erhalten, es trägt den Titel »Die neue Cecilia«, ist ebenfalls als Briefroman angelegt und sollte im Selbstmord der Protagonistin kulminieren.

Besonders befruchtend hat der »Werther«-Roman vor allem auf eine andere literarische Gattung gewirkt: auf die der Viten und fiktiven Viten. Zwischen 1785 und 1805 erscheinen vier umfangreiche Sammlungen mit Selbstmörderbiographien, in denen nun wirklich die Lebensgeschichte als Ablauf von Selbstmordmotiven beschrieben werden soll. Die Erzählungen bleiben meist eindimensional, sie ordnen das Leben in allen Zügen dem Fluchtpunkt des Selbstmords zu, ohne allerdings andere als lebensgeschichtliche Situationen und

Unglücksfälle oder auch Charaktereigenschaften als Gründe zu benennen. Die Verfasser heißen Spieß, Albrecht, Knüppeln und Tzschirner. Fasziniert sieht man sie der blutigen Ausübung, dem Gestus der Verweigerung mit den Blicken folgen. Das Schema ihrer Viten aber hat so stereotypen Charakter, dass man die Autoren oft so wenig auseinander halten kann wie die Opfer. Zwar erkennt man im Staunen oft die Motivation des Schreibens, aber die Motivationen der Opfer liegen meist unkenntlich unter Episodischem. Monokausal, wie das Leben der Selbstmörder hier eingerichtet wird, verliert es an Authentizität. Stattdessen stellt sich hier schon bisweilen das sarkastische Lachen ein, das sich immer dort Bahn bricht, wo sich die Vernunft der Interpreten über die der Opfer erhebt.

Dass die Reden über den Selbstmord aber etwas Entsetzliches haben, das überträgt sich nicht nur, wo verklagt und verfolgt, sondern auch wo verteidigt wird und wo Sprache und Verständnisanstrengungen frühzeitig und abrupt zu Ende kommen. Überall dort wird gerade durch das Schweigen der Punkt erreicht, an dem sich der Selbstmord aufdrängt wie eine Obsession, die unmittelbar aus den Verdrängungen, den zu kurzen Sätzen den Ausblendungen und uneinholbaren Motiven stammt.

So muss man sie also in ihrer innigen Zusammengehörigkeit zur Erscheinung bringen: den Selbstmörder und den, der vom Selbstmörder spricht, den Selbstmörder als den, der die Schrift über den Selbstmord an sich selbst erleidet und von ihr ausgeschlossen wird, und den Sprecher, mit seiner geflickten Satzordnung, seiner theoretischen Souveränität und seinen sentimentalen Fehlfunktionen. Sie gehören zusammen, weil sich am Unverständnis des einen die Motive des anderen entzünden. Die öffentliche Rede vom Selbstmord leistet ein Maximum, wenn sie zur Ausgrenzung einer besonderen Selbstmördergesellschaft gelangt. Der Selbstmörder selbst aber wird nicht öffentlich und wenn, dann gegen seinen Willen und gegen sein Wissen in den Passagen, in denen fassbar wird, wie

eine Wahrnehmung gebaut ist, die nicht zur Fortsetzung des Lebens tendiert.
Die Selbstmörderviten des ausgehenden 18. und beginnenden 19. Jahrhunderts suchen eine Vereinbarung zwischen Selbstmord und Rationalität nicht durch eine Analyse der Motive, sondern durch die typologische, pseudowissenschaftliche Erfassung der Fälle, die vor dem moralischen Urteil des Lesers ausgebreitet werden. Die wichtigste philosophische Vorarbeit für die Selbstmorddiskussion dieser Jahrhundertwende leistete David Hume mit seiner bahnbrechenden und rasch verbotenen Schrift »Über Selbstmord«. Humes Verdienst war es, nicht nur die Rechtmäßigkeit des Selbstmords gegen das vorhandene Raisonnement behauptet, sondern zugleich die Unsterblichkeitslehre ihrer Unhaltbarkeit überführt zu haben. Noch Carl von Hohenhausen wird in seinem Abschiedsbrief an den Vater anführen, wenn es die Ewigkeit gäbe, sei das Leben »ein untergeordnetes Interesse«.
Der mit dem Selbstmord verbundene Rechtsgedanke erhält in jenen Jahrzehnten auch zwei soziale Bestimmungen: Kant leitet aus dem kategorischen Imperativ ein Verbot des Selbstmords ab, während Rousseau diesen vor allem gesellschaftlich, aber auch theologisch legitimiert. Indem Gott das Leben unerträglich macht, so meint Saint-Preux, der unglückliche Geliebte der Julie, »befiehlt er mir, es zu verlassen«. Das Leben, sagt er, gehört den Menschen, weil es ihnen gegeben wurde, und weil es ihnen gehört, können sie es verlassen.
Dass der Selbstmord zu einer Geschichte geworden ist, dass er in die Handlung nicht mehr als bloßer Deus ex Machina einbricht, hängt spätestens seit der Romantik mit einer veränderten Sicht des Todes zusammen. Wenn Hamann, in mancher Hinsicht ein Wegbereiter der Romantik, schreibt: »Der Tod ist der große Lehrer, den wir uns wünschen, wenn wir um Licht schreien«, wenn Novalis später notiert: »Der echte philosophische Akt ist Selbsttötung«, so liegt die Erneuerung des Themas gerade darin, dass der Tod hier zur Perspektive der

Erkenntnis wird. Der Selbstmord ist ebenso eine Art zu erkennen, wie diese Erkenntnis gewissermaßen nur sub specie mortis gewonnen werden kann. Hier wird jedoch keineswegs spekulativ eine makabere Erkenntnislehre umrissen, sie leitet sich vielmehr aus der Erfahrung her.

In Novalis erhält die romantische Todesneigung eine eigentümliche Prägung. Mit dem Tod Sophiens entschließt er sich zum »Nachsterben« und setzt einen Tag fest. In den folgenden Monaten finden sich im Tagebuch immer wieder Eintragungen mit dem Wortlaut: »Der Entschluss stand recht muthig«, »Der Entschluss stand fest«, »Der Entschluss ward etwas düster angesehn«, »Der Entschluss war lebhaft« etc. Die Idee der Geliebten verschmilzt für den Dichter mit der des Selbstmords. Jahre später stirbt er einen – angeblich heiteren – Tod.

Die Erfahrungen der Romantiker aber, die Verzweiflung Leopardis, die stolze Selbstzerstörung Chattertons und zuvor die Todessehnsucht Youngs tendieren dazu, im unglücklichen Bewusstsein die Wirklichkeit zu entziffern. Was sie beschreiben, ist keine Ars moriendi nach Art der Stoiker oder Montaignes oder der pietistischen »Anleitung zum vergnügten und gelassenen Sterben« (Brockes, 1747), denn ihnen fehlt die Theorie des glückseligen Lebens ebenso wie der uneingeschränkte und unproblematische Jenseitsglaube. Was sich in ihren Werken andeutet, ist eine ganz transzendenzlose Verzweiflung, in der sich allmählich die Konturen einer der bestimmenden Geistesrichtungen des 19. Jahrhunderts abzeichnen: die des Pessimismus. Und es ist ja nicht so, wie Maisch es 1891 zurechtfälschen möchte, dass nämlich der Pessimismus die Lebendigen in den Selbstmord zieht, sondern umgekehrt war der Selbstmord vielerorts zur Perspektive einer Erfahrung geworden, aus der der Pessimismus entstand.

Als Beleg für die These von der verheerenden Wirkung des Pessimismus eigneten sich vor allem der Schülerselbstmord

Carl von Hohenhausens sowie das Leben des Philosophen Philipp Mainländers. Dieser hatte sich nach der Vollendung seines Werkes »Philosophie der Erlösung« den Hals durchgeschnitten. Ein unvollendet hinterlassenes Werk, »Der neue Messias«, sollte von seiner 25-jährigen Schwester fertig gestellt werden. Sie nahm sich während der Arbeit ebenfalls das Leben.

Die Polemik gegen den Pessimismus richtete sich zusätzlich gegen die von ihm beschworene »indische« Entsagungslehre und die Nirwana-Vorstellungen, die in seinem Gefolge vor allem von der Populärphilosophie ausgebreitet wurden und die man als Verlockung zum Selbstmord und zum Eintritt in die Reinkarnation interpretierte. Unter der Perspektive der Seelenwanderung ist der Selbstmord jedoch absurd: Das Karma bleibt erhalten, und durch den Mord an einem Lebewesen macht sich der Selbstmörder schuldig genug, um erst wieder auf einer niederen Stufe wieder geboren werden zu können. Von Buddha wurde die negative Darstellung des Lebens ausdrücklich verboten, damit mögliche Leidenschaft gemäßigt und der Reiz des Selbstmords unterdrückt werde. Für die Hindus waren vom Verbot des Selbstmords Asketen ausgenommen und jene Witwen, die sich mit dem Leichnam ihres Mannes verbrennen ließen.

Den geringsten Widerstand setzten dem Selbstmord angeblich die Chinesen und Japaner entgegen. 1813 nennt Benjamin Osiander die Chinesen ein »entnervtes und kindisches« Volk wegen seiner »von dem Körper auf den Geist zurückwirkenden [...] Neigung zum Selbstmord«. Zu einem besonderen Topos westlichen Erstaunens wurde das japanische Harakiri, auch Seppuku, Junshi oder Tsuifuku genannt. Für diese Form des Selbstmords gab es einen exakten Regelkatalog. Man brachte sich um bei Verdacht eines Aufstandes der Führer und Lehnsmänner gegen den Shogun, bei Erfolglosigkeit des Daimyo (Fürst) in seiner Arbeit für den Shogun, zur Ermahnung des Daimyo oder der Feudalherren im Falle zu egoistischen

Handelns oder wegen der Aussichtslosigkeit im Kampf eines Samurai-Heeres. Tsunetomos in dieser Sammlung teilweise wiedergegebener Bericht über die Verwurzelung des Samurai-Gedankens im Tod gibt einen frühen Einblick in diesen Kodex. Unter den späteren Bearbeitern des Themas sei vor allem Ueda Akinuri genannt, der eine Reihe bemerkenswerter Samurai-Erzählungen hinterließ. In den Selbstmord-Statistiken des modernen Japan spielt der Harakiritod keine wesentliche Rolle mehr. Die meisten Japaner bringen sich in unseren Tagen mit Hilfe von Barbituraten um.
Entgegen der dem Pessimismus oft zugeschriebenen Verführung zum Selbstmord beschreibt ihn Schopenhauer in der »Welt als Wille und Vorstellung« als eine Bestätigung des Lebens ex negativo. Diese Theorie hat ihre Erneuerung auch in marxistischen Reflexionen der Gegenwart gefunden: Nicht die konkreten gesellschaftlichen Bestimmungen des Lebens werden vom Selbstmörder infrage gestellt, so heißt es hier, sondern das Leben selbst. Damit bestätigt der Selbstmörder das Leben, das er sich nimmt, indem er sich gegen sich selbst und nicht gegen dieses und seine inhumanen Manifestationen richtet.
Zu Lebzeiten Goethes galten Jerusalem, Kleist und Merck als die populärsten deutschen Selbstmörder, nach Goethes Tod schaffte sich das Biedermeier im Selbstmord des Gymnasiasten Carl von Hohenhausen und im so genannten »Opfertod« der Charlotte Stieglitz exemplarische Selbstmord-Denkmäler.
Um den Selbstmord des Gymnasiasten stritten in einem von den Eltern herausgegebenen Buch Pädagogen und Angehörige, sie machten unter anderem die Literatur für Carl von Hohenhausens Tod verantwortlich. Das Buch wurde seinerseits zwischen Anhängern der geistlichen Restauration und solchen des »Jungen Deutschland« heftig diskutiert. – Charlotte Stieglitz, die sich erstach, um, wie es hieß, den poetischen Genius ihres Mannes durch Leiden zu beflügeln, wurde von

Theodor Mundt in seinem Buch »Ein Denkmal« verklärt. Eindrucksvoll erscheint hier nicht nur die Simplizität der aufgewendeten Motivationen, sondern auch deren zutiefst männliche Charakteristik.

In der zweiten Hälfte des 19. Jahrhunderts wird, präludiert von Gutzkows »Wally«, vor allem der Selbstmord der Frau zum Thema der Literatur, die in den großen epischen Liebestragödien etwa der Emma Bovary, der Anna Karenina, der Cécile Fontanes, der Tine Hermann Bangs den Selbstmord als Geschichte gestaltet. Hier ist er keine dramatische Anekdote mehr, sondern aus einer Vielzahl von Motiven setzt er sich in der Erfahrung der Frauen durch, ja er ordnet allmählich das Material dieser Erfahrungen.

Bis zur Jahrhundertwende gelangt diese Bewegung so weit, dass der Tod kaum mehr ausgesprochen, sondern vielmehr durch die direkte Darstellung der Unordnung im Bewusstsein dem Leser vermittelt wird. Andere dagegen, allen voran Hauptmann, aber auch Schnitzler, haben den Selbstmord als Deus ex Machina eingesetzt, eingestandenermaßen, wie Hauptmann sagt, aus Verlegenheit vor den Schlüssen seiner Dramen. Auch wenn es fragwürdig ist, mit dem Selbstmördertod auf dem Papier großzügiger umzugehen als im Leben, so lässt sich der Selbstmord wohl auch dort motivieren, wo das Loch in der Motivation immer größer wird und bei ausbleibender Evidenz der Leser durch eine sentimentale Anstrengung zu erahnen beginnt, wie sich der Selbstmord anfühlt. Es gibt in diesen Schlüssen, die ja auch von der Trivialliteratur bevorzugt werden, ein Element der Lüge: Das Sterben ist nicht leicht, aber die Geste des Autors ist es, der den Selbstmord über seine Figuren verhängt, als lastete keine Verbotskultur auf ihm.

Die zweite Bewegung, die den Selbstmord in der zweiten Hälfte des 19. Jahrhunderts in ein neues Licht setzt, ist die des Nihilismus, die vor allem in der russischen Literatur eine eigene theoretische Konzeption gewinnt. Turgenjews Basarow ist ein Vorläufer jener materialistischen Nihilisten, die in Dostojewskis »Dämonen« den Selbstmord als Artikulationsform revolutionären Handelns beschreiben. Sie alle gehören zur nichtadligen Intelligenz, sie orientieren sich an naturwissenschaftlichen, traditionskritischen und anti-idealistischen Ideen und erscheinen trotzdem existenziell fassbarer als in politischer Hinsicht. So ist der Wert der Freiheit, den Kirilow als den Wert seines Selbstmords bezeichnet, zwar auch der seiner politischen Utopie, er wird aber von Kirilow vor allem logisch und existenziell formuliert. »Wenn Gott nicht existiert«, sagt er, »bin ich Gott«, und zum Beweis, dass ich es bin, dass ich Grund meiner selbst zu sein vermag, so folgert er, muss ich mich umbringen.

Man erkennt, wie in diesem 1871/72 erschienenen Roman Dostojewski Ideen Friedrich Nietzsches berührt und in den poetischen Kontext stellt. (Von Nietzsche stammte übrigens die Wortschöpfung »Freitod«, die im nationalsozialistischen Deutschland wegen des ihr innewohnenden negativen Propagandawerts verboten wurde.) Man erkennt außerdem, wie in diesem gedanklichen Umkreis die Idee des philosophischen Selbstmords entstehen konnte, die Camus und Wittgenstein faszinieren sollte und die man geschichtlich mit Filippo Strozzi, Seneca oder Sokrates zu belegen suchte.

Dieser Gedanke hatte seinen Ausgang bei der Religionskritik genommen. Mit dem Tode Gottes befreit sich der Mensch zugleich zum Tode. Wenn Kierkegaard von der Verzweiflung als einer »Krankheit zum Tode« spricht, so ist damit virtuell derselbe Zusammenhang bezeichnet. Die Wendung aber hat profane Wurzeln. Es gibt eine Stelle in seiner Lebensgeschichte, an der Casanova das Ende einer Liebe beschreibt: »Aber von diesem Augenblick an«, heißt es, »wurde unsere Liebe traurig, und Traurigkeit ist eine Krankheit, die zum Tode führt.« Der Verführer entdeckt den Tod in der Lust, in ihren Ritualen wie im Eintritt ihrer Transzendenz- und Gottlosigkeit.

Casanova war vom Selbstmord fasziniert, und er schleppte in London einen Stein zum Themseufer, um sich von ihm in die Tiefe ziehen zu lassen. Allerdings kam ihm eine Frau dazwischen. Kierkegaard schrieb das »Tagebuch eines Verführers« und zeichnete in die Struktur der ästhetischen Verzweiflung die Symptome der Krankheit zum Tode ein. Und nun setzt noch einmal, mit Kirilow und Nietzsche, und aus anderer Perspektive geführt, der Streit um den Tod Gottes ein. Dieser Streit wird mit der Energie vergöttlichter Menschen und auch mit den Mitteln des Selbstmords geführt. Dieses Leben, hieß es, das nicht gut und nicht schlecht, sondern das moralisch indifferent ist, besitzt keine Qualität an sich selbst und keine außerhalb seiner selbst, es ist der Zweck, der sich selbst setzt und der nur diesseitig potenziert werden kann.

Deshalb erscheint der Selbstmord im Kreise der »Dämonen« unter doppeltem Blickwinkel als Streit gegen Gott, Moral und Jenseits und als Streit gegen die gesellschaftliche Ordnung, die aus der moralischen Bestimmung des Lebens in Gott die Richtlinien der Macht ableitet. Das haben sie gewusst, die Anarchisten bei Dostojewski, oder sie haben es gespürt wie später Jessenin und Majakowski, dass die Ordnung, die das Leben heiligt, dieselbe ist, die die Integrität einer inhumanen Gesellschaft gewährleistet.

Das Leben selbst verliert als Argument gegen den Staat sein Gewicht: das Leben, das vor dem atomaren Mord oder vor dem Erstickungstod in der Restnatur sich schützen will, ebenso wie das Leben, das sich – etwa im »Terrorismus« – selbst gegen den Staat wendet. Im offiziellen politischen Diskurs ist der Wert des Lebens ein Argument, das bestritten wird, hier ist es weder ein intelligentes noch ein schlagendes, sondern ein religiöses Argument mit Achtungsschutz.

Auf der anderen Seite aber wird das Leben zum ökonomischen Mittel, wo der »Terrorismus« die Kritik am Staat mit dem Leben selbst betreibt: mit dem, das er vernichtet, wie mit dem, das er einsetzt. Die Tatsache allein, dass der Staat das

Gewaltmonopol hält und dass er es unter anderem mit dem sittlichen Prinzip des Lebenswerts legitimiert, bringt es mit sich, dass die Gewalt gegen den Staat immer auch dessen Lebenswertideologie trifft. Die Kritik, die mit dem Leben schreibt, tritt idealistisch und mit einer Gewalt auf, die sich im Staat selbst schweigend und notwendig potenziert. Dostojewski hat gewusst, dass der Selbstmord ein Zahlungsmittel für diese kritische Haltung ist und dass er ohnmächtig ist, weil er die Realität der Staatsgewalt nie erreicht. Auch die Bildung »terroristischer« Gruppen schließt die Zustimmung zum Selbstmord ein, wenn auch dabei nicht an die eigene, sondern an die Hand des Staates gedacht ist, die nach dem Leben greift.

Die Ideen, die den Selbstmord als Zahlungsmittel der revolutionären Aktion formulierten, haben ihre Tradition nicht nur im Pamphletismus, der den Klassenkampf begleitet, nicht nur im literarischen Werk Dostojewskis und anderer, sondern auch bei jenen »fröhlichen Terroristen«, von denen Breton in den zwanziger Jahren sprach und die in Alexandre Marius Jacob ihren engagiertesten, in Jacques Rigaut ihren raffiniertesten Vertreter hatten. Selbst die Jurisprudenz hat sich zu Beginn dieses Jahrhunderts eine verwandte Betrachtung des Selbstmords zu Eigen gemacht: 1908 erschien in Wien eine Schrift von Franz Chyle mit dem Titel: »Der Selbstmord als Spekulation des modernen Verbrechertums«.

Bei der Zusammenführung einer existenzialistischen mit einer politischen Bestimmung des Nihilismus, wie sie in der zweiten Hälfte des 19. Jahrhunderts geleistet wird, tritt noch ein weiteres Element zutage. Wie Foucault von der Sexualität, so könnte man auch vom Tod sagen, dass er nicht verdrängt, sondern in ausufernder Weise zur Sprache gebracht worden ist. Der Mensch, das »Geständnistier« Foucaults, hat im Tod eine favorisierte Form des Sprechens von den letzten Dingen gefunden. Gerade das Selbstmord-Thema lässt in seinen schriftlichen Manifestationen erkennen, wie nicht das Tabu des Todes die Sprache durchglänzt, sondern vielmehr der Terror des Lebens, die Stilisierung der Existenz zum ersten Wert. Die Texte scheuen sich, die Ordnung des Lebens zu verlassen, und sei es nur für die Dauer der Rede, oder sie suchen auch ästhetisch nach bleibenden Formen: Gesundheit, Leistungsfähigkeit, Potenz – die Banalität der vitalen Ethik tritt gerade da am unverhülltesten in Erscheinung, wo Erklärungen für ihre Verneinungen gesucht werden.

Gerade aus dem Hintergrund des reibungslosen Lebens aber tritt nicht selten der Selbstmord als jene nicht-tolerierbare Empfindung, die Melville in »Moby Dick«, Paul Valéry in seinen Fragmenten literarisch präzisiert hat. Wenn man den Selbstmörder auch immer wieder »krank« genannt hat, so spiegelt sich in seiner Tat doch vor allem der Gesundheitsbegriff der Zeiten.

Vielleicht ist es deshalb kein Zufall, dass gegen Ende des Jahrhunderts, zur Zeit also, da eben auch eine Wissenschaft vom Selbstmord entstand, der Arzt in der Literatur häufig zur Assistenzfigur des Selbstmörders wird. Der Arzt bleibt aber wie die mit ihm verbundene Idee der »Heilung« ein Relikt des Bürgerlichen, und die Medizin erhält als Wissenschaft gegen das unglückliche Bewusstsein hier so groteske Züge wie zu Zeiten, da sie die Schwermut noch mit Schlammbädern und Käsebroten heilte. Sie kann die Erkenntnisse, die sich in der Verzweiflung niederschlagen, nicht revidieren, und sie kann, auch ihrer eigenen Zielsetzung nach, nicht mehr, als die gesellschaftliche Tauglichkeit wiederherstellen. Die Integration in die Gesellschaft aber erweist sich von hier aus als ein erkenntnisvereitelnder, als »unkünstlerischer« Akt.

Es ist deshalb verständlich, dass der Selbstmörder in der Literatur des beginnenden 20. Jahrhunderts immer wieder als Personifikation des Künstlers auftritt. Die Sensibilität, der Kultus der Nerven, die Zwecklosigkeit des Tuns, die Unbürgerlichkeit und moralische Radikalität – sie stiften eine ideelle Übereinkunft zwischen dem Genie und dem Selbstmörder, sie lassen den Selbstmord auch für Gestalten künstlerischen Scheiterns zum autonomen Akt, zur Geste der Befreiung werden. Auch dieser Gedanke ist bald kolportiert worden, in den Versen des Herrn von Maltitz heißt es: »Auf dem wahren Künstlergange/Lebt's hienieden sich nicht lange/Trägt in sich den Todeskern/Wahre Künstler sterben gern.« Tatsächlich werden in zahlreichen literarischen Selbstmördergestalten seit der Jahrhundertwende Künstler, mit und ohne Werk, porträtiert. Mit ihnen allen geht auch die Kunst zu Ende. Der Selbstmord erscheint unter doppelter Symbolik als Ausdrucksgebärde des Künstlers und als Fanal einer apokalyptischen künstlerischen Selbstreflexion.

Nichtsdestoweniger haftete dem Selbstmord in Texten immer etwas Absurdes an. Er ist als ein Produkt ästhetischer Gestaltung zugleich ein Lebenszeichen, ist Teil der sinnvermittelnden Aussage des ganzen Texts. Deshalb hängt die Kritik am Schreiben in der modernen Literatur häufig sehr eng mit der Kritik am Leben zusammen: Es ist ein und dieselbe Bewegung, die Schreiben und Leben sinnlos werden lässt. Zuletzt steht der Selbstmord nur noch als Bericht über diese Sinnlosigkeit im Text.

Einen Höhepunkt erreichte die Diskussion um den Zusammenhang von Genialität und Selbstmordanfälligkeit, als sich im Jahre 1903 der Student Otto Weininger im Sterbehaus Beethovens erschoss. Der Fall eignete sich sowohl zu Studien unter dem Thema »verkannter Künstler« wie zum Nachvollzug von Symbolisierungen, die Weininger selbst vorgenommen hatte, wo er seinen Selbstmord »vorherbestimmt« nannte und ihn weitläufig in seine Philosophie des Verbrechens einordnete: »Ich bin in München einmal nachts in einem Hotelzimmer gelegen«, berichtet er einem Freund, »ich konnte nicht schlafen. Da hörte ich einen Hund bellen. So furchtbar habe ich noch nie einen Hund bellen gehört. Es war sicherlich ein schwarzer Hund. Das ist der böse Geist gewesen. Ich habe um meine Seele mit ihm gekämpft. Ich habe in dieser Nacht aus Angst den Bettpolster zerbissen. Seit dieser Nacht weiß ich, dass ich ein Mörder bin. Deshalb muss ich mich töten!«

Unter denen, die sich persönlich betroffen sahen vom Selbstmord Weiningers, war auch August Strindberg, der in zwei Briefen an Artur Gerber seine tiefe Beziehung zu Weininger bekannte. »Dass er weggegangen ist, bedeutet für mich, dass er allerhöchste Erlaubnis dazu hatte«, schrieb Strindberg, »sonst geschieht so was nicht. Es war so geschrieben.« In einem seiner letzten Aphorismen hatte Weininger, ohne ausdrücklichen Bezug auf Kirilow, notiert: »Der Verbrecher will Gott töten.«

Im ersten Jahrzehnt des 20. Jahrhunderts nehmen die Veröffentlichungen zum Selbstmord sprunghaft zu. Neben Jurisprudenz, Medizin und Psychologie ist es vor allem die Lebensphilosophie – oft in ihren populären Ausläufern –, die sich des Themas bemächtigt. Noch im 19. Jahrhundert war ein Gesichtspunkt verschiedentlich herausgearbeitet worden: Es ist der Zusammenhang zwischen Selbstmord und Vitalismus, wie er vor allem durch Gedankengänge Nietzsches und Bergsons nahe gelegt wird. Der Zusammenhang zwischen Tod und Lust, der in der Literatur lange vor Bataille prägnante Formulierungen erhält, lässt nun auch die Todeserfahrung in grenzenloser Zustimmung erscheinen. Die Zustimmung zum Tod in der Entgrenzungserfahrung schlägt sich auch in der euphorischen Darstellung des Selbstmords nieder, der nun als »Sakrament des freien Todes« zitiert wird. Als einzige autonome Tat, als »acte gratuit«, als Signatur der Freiheit begleitet von hier an der Selbstmord die Überlegungen der Expressionisten, Dadaisten, Surrealisten und Existenzialisten. Einen schwachen Abglanz dieser Auseinandersetzung hat das – neben A. Alvarez' »Der grausame Gott« – populärste neuere Buch über den Selbstmord empfangen, Jean Amérys »Hand an sich legen«, ein Essay, der aber weder in seinen Irrtümern noch in seinen Paraphrasen je selbständig wird.

In den Schriften der Jahrhundertwende, bei Hofmannsthal ebenso wie in Rilkes »Malte« oder in Werken der französischen Symbolisten, war der Tod zu etwas Objektivem geworden. Er steckte in der Natur und in der modernen Stadt, er steckte in den Wahrnehmungen als ein Teil der Individuen, die sich im Spiegel ihrer angestrengten Sensibilität als Tote und Sterbende erfahren. Durch den Selbstmord wird der von außen eingreifende Tod zugleich begrenzt und bestätigt. Gerade in der Zustimmung zum Tod vollziehen die Menschen eine Bewegung zur Individuation, sie wollen zum Subjekt ihres eigenen Sterbens werden. Der latente Selbstmörder tritt nun auf, und er wird plastisch als Ästhet, als Dandy, als Trinker, Morphinist und Kokainschnupfer, als Verbrecher und Nervöser, als Liebender und als soziale Randexistenz. Er ist es auch, der aufzufahren meint, während er sich in die Tiefe stürzt, als Erlöster.

Nicht selten aber haben die Expressionisten und Dadaisten ihr Pathos vom Rate, von der scheiternden Existenz abgezogen. Ein sardonisches Lächeln, ein Gelächter begleitet seine Existenz, eine Grimasse der Heiterkeit wacht über der Absage, die nun vom Sterben der Individualschicksale, von der Antiquiertheit jener überlebensgroßen Stilistik des Selbstmörders zeugt, die noch der Existenzialismus leistet. Die asoziale Kraft des Selbstmörders liegt in der terroristischen Absage an die Lebenskonventionen – so haben die Dadaisten vor allem in Frankreich ihn zitiert –, in der Absage an Arbeit und Hygiene, die kanonischen Werte sozialen Lebens. Die Ironie, mit der sich der Selbstmord nun zum Beispiel auch in der »Révolution Surréaliste« präsentiert, begründet sich bereits teilweise in der Demontierung des ganzen Themas. Diese Ironie reagiert auf eine Mode und ebenso auf die durch sie zumindest virtuell bewerkstelligte Glorifizierung des Lebens. »Das Leben wird sehr, sehr überschätzt«, hatte in Deutschland der Christ Albert Paris Gütersloh geschrieben, während andere durch rigiden Moralismus den kreatürlichen Fortbestand vor Gott sichern helfen wollten. »Wer die Schöpfung für schlecht hält«, befand Max Brod, »hat in ihr nichts zu suchen, denn die Idee des Schöpfers ist anders.«

Mit dem Selbstmord des Künstlers, dem Ende der Kunst, ist ein Fatalismus universaler Art verbunden. Nun gesellt sich zu der Trauer um den Tod des Selbstmörders die Trauer um die menschenleere Welt, die der Dichter zurücklässt, die Welt ohne Individuen und ohne Pathos; die Plädoyers für das Leben werden antiquiert, sie gehören in die Programme von Heimatkunst und Trivialliteratur. Auch die Reden gegen den Selbstmord haben unter dieser Perspektive nichts Entsetzliches mehr. Sie beschreiben eine Anstrengung, die nicht mehr mit den Zeiterfahrungen korrespondiert und die so hoffnungslos aufklärerisch geblieben ist wie die Lebenshilfedienste oder das Periodikum »Selbstmordprophylaxe«.

Damit sei nichts gegen die Sorge um den Selbstmörder gesagt, nur teilt sich die Wirkungslosigkeit aller Kultur gegenüber dem Leben auch ihren einzelnen Anstrengungen mit, und diese Kultur ist, weit mehr, als man an der Verbreitung der Motive ablesen kann, eine Selbstmörderkultur, die in der *Zustimmung* zur Gegenwart immer auch schon die Zustimmung zum Tod einbegreift. In dieser Hinsicht ist gerade der Optimismus zu einer Artikulationsform des selbstmörderischen Bewusstseins geworden. Dieses kann den Tod, den es ringsum und an sich selbst erfährt, nur noch entweder begrüßen, oder es kann sich vom Tödlichen zurückziehen. Dabei leert es sich allmählich aus und verliert sich; sein Verhältnis zum Wirklichen ist nicht mehr von Erfahrung, sondern von Reiz und Mitbewegung bestimmt. Auch der Selbstmord erreicht in seiner Dezenz nur noch die Peripherie des öffentlichen Bewusstseins.

Wenn aber wirklich die Erkenntnis der Zeit in die Zustimmung zum Tod umschlägt, dann kann man literarisch den Selbstmord nicht mehr mit jener Hypothek auf den Schrecken zitieren, die den Schrecken der Begründungszusammenhänge eher verschleiert als sichtbar werden lässt. Das richtet die therapeutischen, oft populärpsychologischen oder theologischen Lebenshilfeversuche, die gleichwohl immer positiv auf die geretteten Menschenleben verweisen können. Sie beschreiben den Selbstmord als ein Problem des Individuums vor einem irgendwie problematisch gewordenen Hintergrund der Zeit. Ihre Methode entlastet das kollektive Bewusstsein und vereitelt die notwendige Rekonstruktion der historischen Situation aus der Sprache des Selbstmords.

Diese Sprache wird in Abschiedsbriefen ebenso gesprochen wie im Stammeln der Fini aus Roths »Der blinde Spiegel« oder in den beredten Tiraden des Leonhard Magnus aus Hamsuns »Das letzte Kapitel«. »Der Tod watet im Leben«, sagt dieser Selbstmörder, und er beschreibt eine Erkenntnis der Zeit, die in ihm existenziell geworden ist. Die Sprache der Kritik, die nur nach dem eigenen Leben greifen kann, da das Ganze zu fern ist, müsste in ihrer Authentizität erst entziffert werden. In dieser Sprache würde beides erscheinen: ein Gesellschaftsbild und ein Plädoyer für einen freien Tod. Die Hysterie aber, die das Selbstmord-Thema umgibt, imitiert einen Lebenswert, der gesellschaftlich nirgends sonst existiert, noch auch zu begründen wäre.

Solche Zusammenhänge werden positiv und negativ vor allem in der Literatur des Opfertodes transparent. Hier wird der Selbstmord sinnvoll als Ausdruck von Gesinnung. Vor allem Kriegszeiten haben vom Opfertod propagandistisch profitiert. Die Nachkriegsliteratur gibt dem Selbstmord des enttäuschten Heimkehrers eine verwandte Bedeutung. Diese Literatur hatte durch die Rolle der Geschichtsschreibung und der »Vergangenheitsbewältigung« eine Funktionsveränderung des geschriebenen Worts auf sich genommen, sie wurde formkonservativ, kehrte zu Individuen und epischen Mustern zurück. Sie hat seither in großen Teilen auch unabhängig von der »Vergangenheitsbewältigung« einen formalen Konservatismus beibehalten, der ihr grundsätzlich restaurative Züge verleiht.

Diese sind auch in der Behandlung des Selbstmord-Themas nachweisbar. Die Selbstmörder der Gegenwartsliteratur sind Protagonisten von Geschichten, sind Mütter, Väter, Brüder, Schwestern oder Freunde, sind historische Gestalten wie Kleist oder Stieglitz, wie Chatterton oder Hemingway. Es sind demonstrative Selbstmorde, die mit großer Gebärde vollzogen oder beschrieben werden, weil plötzlich das ganze Leben am Leitfaden der Selbstzerstörung nachbuchstabiert wird, oder es sind lapidare Selbstmorde, in denen das Schicksal des Individuums als einer verschwindenden Spezies noch einmal nachvollzogen wird, oder es sind destruktive Ekstasen, in denen der Körper zum Spiegel der Zerstörung wird, die sich in der Sprache fortsetzt.

Vielleicht entstehen in diesen Variationen und Vervielfältigungen des Themas doch Ansätze für eine Lesbarkeit des Selbstmords in allen seinen Erscheinungsformen, die sich auch im Ort, in der Zeit, in den gewählten Mitteln etc. ausprägen. Dostojewski führt an einer Stelle, sicher unter dem Einfluss der Kant-Schiller'schen Erhabenheitsästhetik, an, die Selbstmörder suchten gerne erhöhte oder dramatische Schauplätze, wie Klippen, Türme oder Bergspitzen, um ihrem Leben damit gleichfalls Würde und Größe zu verleihen. Tatsächlich sind Motive mit eben diesem Index bei Roth und Hofmannsthal ebenso wie bei Przybiszewski und Pilnjak nachweisbar. In der neueren Literatur – wie auch im Film – hat sich eine gegenteilige Semantik durchgesetzt. In Annährung an die moderne Kunst- und Lebenssensibilität finden die Selbstmorde nun oft an Schmutzstätten statt, in Sartres »Herostrat« ebenso wie in einer Reihe von Kreilas Texten etwa auf Toiletten.

Dagegen überlebt das existenzialistische Pathos der »Freiheit zum Tode« eigentlich in nostalgischen Formen. Den Harlekin zu lieben, das hieß in der Commedia dell'Arte: den Tod zu lieben. Die Verteidigung des Selbstmords hat inzwischen etwas ähnlich Romantisches angenommen, er ist zum Zitat geworden.

Schon zu Beginn des 19. Jahrhunderts wird der Selbstmord zu einem Thema, dessen sich die Wissenschaften verstärkt annehmen. Vor allem die Medizin, dann aber auch die Moralstatistik bieten Erklärungsmodelle für die Neigung zum Selbstmord an. Repräsentative Statistiken über den Selbstmord existieren in den meisten europäischen Ländern außer in Schweden erst seit der zweiten Hälfte des 19. Jahrhunderts. Sie schreiten sämtliche methodischen Möglichkeiten einer positivistischen Erfassung des Selbstmords als Kollektivphänomen ab. Einige der neueren Ergebnisse dieses Forschungszweiges seien hier zumindest genannt. In jüngerer Zeit hat vor allem Louis Dublin aufschlussreiche Untersuchungen zum Thema angestellt.

In keiner Kultur ist der Selbstmord auch nur annähernd so verbreitet wie in der Mitteleuropas, er besitzt deshalb auch als Thema ganz europäische Tradition. Die höchste Selbstmordrate weisen Österreich, Westdeutschland, Ungarn, Japan, Tschechoslowakei, Dänemark, Finnland, Schweden und die Schweiz auf. In allen diesen Ländern kommen auf 100.000 Einwohner mehr als 25 Selbstmörder. In den USA liegt die Quote bei zehn bis zwölf pro 100.000 Einwohner, in Italien, Spanien und Holland bei unter zehn. Die höchste Selbstmordrate der Welt hatte bis zur deutschen Vereinigung West-Berlin, sie lag hier doppelt so hoch wie im gesamten Rest von Westdeutschland. Nach neuesten Statistiken bringen sich in der Bundesrepublik im Jahr etwa 13.000 Menschen um. Die niedrigste Selbstmordrate der Welt haben Irland und Ägypten, Länder, in denen von einer großen Zahl der Einwohner der Selbstmord noch als Todsünde gewertet wird.

Während vom Anfang der Selbstmord-Statistik an bis tief ins 20. Jahrhundert hinein drei Selbstmörder auf eine Selbstmörderin kamen, hat sich das Verhältnis am Anfang der siebziger

Jahre zu einem paritätischen Ausgleich verschoben. Eine relativ gleichmäßige Verteilung zeigen die Selbstmordfälle auch im Hinblick auf die sozialen Schichten. Erwin Stengel hat anhand seiner Statistik über Selbstmordversuche das alte Gerücht widerlegt, diejenigen, die auf ihren Selbstmord hinwiesen, begingen ihn nicht. Von zehn Selbstmördern haben acht zuvor auf ihn aufmerksam gemacht, dabei sind Selbstmordversuche etwa zwanzigmal so häufig wie Selbstmorde. Erstere kommen in der Pubertät, Letztere bei Männern über siebzig Jahren am häufigsten vor.

Statistisch kaum erfasst ist der literarisch frequente Selbstmord bei Künstlern. Der oft behauptete und von Lombroso ausführlich dokumentierte Zusammenhang von »Genie und Irrsinn« ließe es plausibel erscheinen, wenn sich Künstler häufiger das Leben nähmen als auf andere Weise Werktätige. Zumindest für die bildenden Künstler und Musiker aber hat diese Annahme offensichtlich keine Geltung. Eine Statistik aus dem 19. Jahrhundert führt den Beruf des bildenden Künstlers an vorletzter Stelle auf der Liste der selbstmordgefährdeten Berufe an: gleich vor dem des Priesters. Die bekanntesten bildenden Künstler, deren Selbstmord bekannt wurde, sind Rosso Fiorentino, Francesco Bassano, Francesco Borromini, van Gogh, Utrillo, Mark Rothko, Jackson Pollock, Rudolf Schwarzkogler und Nicolas de Staël. Bei den Musikern wird allenfalls Schumann genannt. Unter dem Eindruck seines Selbstmordversuchs entstand der erste Satz von Brahms' erstem Klavierkonzert. Der Tod Schumanns ist, auch wenn dies von Gottfried Benn und anderen behauptet worden ist, nicht eindeutig als Selbstmord zu identifizieren. Bei den Dichtern ist der Selbstmord am verbreitetsten, man denke etwa an Kleist, Lenau, Merck, Chatterton, die Günderrode, Randall Jarrell, Pavese, Virginia Woolf, Reinhard Goering, Wolfenstein, Tucholsky, Sylvia Plath, Stefan Zweig, Carl Einstein, Jessenin, Majakowski, Klaus Mann, Ernst Toller, Mishima, John Berryman, Marina Zwetajewa, Hemingway, Akutagawa, Konrad

Bayer, Danielle Sarréra, Hart Crane, Lafargue, Vaché, Hugo Kersten, Robert Müller, Weinheber, Vesper, Celan, Klopstein, Kräftner, Raimund, Drieu La Rochelle, Sarah Kane, Werner Schwab und viele andere.

Der wissenschaftliche Diskurs über den Selbstmord operiert früh mit psychologischen, psychopathologischen, sozialpsychologischen, soziologischen und anthropologischen Argumenten; die Wissenschaftler sprechen vom »Geist der Revolte« (Tissot), von den »scheinbar willkürlichen menschlichen Handlungen« (Wagner), von der Selbstmord-Manie (de Boismont) oder vom »acuten und chronischen Selbstmord« (Oettingen). Von grundlegender Bedeutung sind vor allem Morsellis »Il Suicidio« – das Werk erschien im Jahre 1879 in Mailand und fand einige Verbreitung – sowie Thomas Masaryks »Der Selbstmord als sociale Erscheinung«, Wien 1881.

Auf beide Werke hat sich Emil Durkheim in seiner richtungsweisenden Schrift über den Selbstmord – sie erschien zuerst 1897 auf Französisch – verschiedentlich bezogen. Durkheims Begründung der strukturalen Soziologie hat methodischen Eigenwert; dass der Selbstmord zum Thema dieser paradigmatischen Untersuchung gemacht wurde, hat eher sekundäre Gründe.

Der Vorzug dieser von scharfsinnigen Hypothesen immer wieder beflügelten positivistischen Abhandlung liegt vor allem in der Feststellung der Formen, in denen über den Selbstmord nicht nachgedacht werden kann. Das deskriptive Verfahren fußt bei Durkheim auf einer Anerkennung des Selbstmords als Lebensform, die von Anfang an die statistische Erfassbarkeit infrage stellt. »Jede Gesellschaft hat in jedem Augenblick ihrer Geschichte jeweils eine bestimmte Neigung zum Selbstmord« – damit sind kollektive Rede und kollektive Tendenz als Schwerpunkte der Analyse bezeichnet, wonach in einem weiteren Untersuchungsschritt auch die Erklärung des Selbstmords als monomanische Wahnform oder als mögliche Phase eines Wahns abgelehnt wird. Stattdessen sieht Durkheim in

der Anomie, der sozialen Desintegration mit Orientierungsverlust, die Hauptursache für den Selbstmord. In dieser Richtung wurde seine Arbeit durch Maurice Halbwachs, Ronald W. Maris und Jack D. Douglas fortgesetzt.
Seinen Rückgriff auf die Psychologie konnte Durkheim mit Untersuchungen von Joussuet und Moreau stützen. Diese unterschieden bereits um die Mitte des 19. Jahrhunderts zwischen manischem und depressivem Selbstmord, zwischen dem Selbstmord als Zwangsvorstellung und dem impulsiven oder reflexartigen Selbstmord.
Erst verhältnismäßig spät hat sich die Psychoanalyse des Selbstmords angenommen. 1910 wird ihre Position zum ersten Mal von Wilhelm Stekel formuliert. Erst 1917 erscheint Freuds einschlägiger Aufsatz »Trauer und Melancholie«, in der der Selbstmord als Mord an einer ambivalent geliebten Person gedeutet wird. Freud statuiert insgesamt, »dass vielleicht niemand die psychische Energie sich zu töten findet, der nicht erstens dabei ein Opfer mittötet, mit dem er sich identifiziert hat, und der nicht zweitens dadurch einen Todeswunsch gegen sich selbst wendet, welcher gegen eine andere Person gerichtet war«.
1920 schließlich erscheint die umstrittene Spätschrift »Jenseits des Lustprinzips«, in der das Verhältnis von Eros und Thanatos eine wesentliche Erweiterung erhält. Der Selbstmord wird hier als Triebäußerung des Thanatos beschrieben, der auf Wiederherstellung des Lebens im Anorganischen drängt.
Größere Differenzierungen und Korrekturen erfuhr Freuds Konzeption in den beiden Arbeiten seiner Schüler Karl Abraham, der bereits 1924 den »Versuch einer Entwicklungsgeschichte der Libido auf Grund der Psychoanalyse seelischer Störungen« herausbrachte, und Karl Menninger, der mit seinem 1938 erschienenen Werk »Man against himself« (dt.: Selbstzerstörung, 1974) und seinen Überlegungen zum »Teiltod« den wohl wichtigsten Beitrag der Psychoanalyse zum Selbstmord-Thema vorlegte.

Menninger leitet den Selbstmord aus dem Wunsch ab, zu töten, getötet zu werden oder zu sterben (»chronische«, »fokale« oder »organische« Selbstzerstörung). Mit der Ausweitung des Destruktionstriebes als einer zweiten Gewalt neben der Naturgewalt gelangt Menninger, ähnlich wie Freud in »Jenseits des Lustprinzips«, zu einer Kulturtheorie mit anfechtbaren Prämissen. Menningers Theorie vom fokalen Selbstmord wurde 1958 von Marvin Wolfgang weiterentwickelt, der den Selbstmörder als Mordopfer seiner selbst beschrieb. Mit Litman und Zilboorg setzt sich die Nachfolge Freuds in der Selbstmordforschung fort, mit Jacobson, Henseler, Kernberg und Kohut wendet sie sich vor allem der Erforschung narzisstischer Persönlichkeitsstörungen zu.

Die moderne Suizidologie untersucht das selbstmörderische Verhalten unter demographischen, methodologischen, logisch-kognitiven, klinischen, philosophischen und rechtlichen Gesichtspunkten, sie arbeitet interdisziplinär in der Hoffnung auf eine perspektivische Erfassung ihres Themas. »Niemand weiß wirklich, warum menschliche Wesen Selbstmord begehen«, hat der führende amerikanische Suizidologe Edwin S. Shneidman vor einiger Zeit geäußert. Nicht zuletzt liegt das Problem dieser Wissenschaft darin, dass sie eine Verhaltensform feststellen muss, die »selbstmörderisch« genannt werden soll, bevor der Selbstmord stattgefunden hat.

Die Wissenschaften strengen um den Selbstmord einen Diskurs aus Typisierungen und Ordnungsbegriffen an. Ein Pendant solcher Ordnungsideen liegt auch der christlichen Einschätzung des Selbstmords zugrunde, die mit den Begriffen »Sittlichkeit« und »Sünde« im Moralischen ebenso kategorisch verfährt wie die Wissenschaft mit ihren Begriffen im Außermoralischen. »Wenn das gesamte menschliche Leben von der sinnstiftenden Affirmation Gottes getragen und umfangen ist«, so formuliert eine einschlägige Publikation zum Thema »Suizid«, »dann können nicht-sittliche Übel die leiblich-sittliche Existenz nicht um ihren Sinn bringen. Hier liegt das glaubensethische Proprium.« Das zugrunde liegende Modell ist einfach: Der Gottesglaube hält das Monopol der Sittlichkeit, des Glücks und des Sinns, er steht zugleich als Konjunktion zwischen diesen dreien. Der gottlose Mensch ist in seinem Unglück notwendig nicht-sittlich motiviert und gelangt nur so zur Erfahrung der Sinnlosigkeit.

Ist schon die Kategorie des Sinns in diesem Zusammenhang eine Hilfskonstruktion, so wird die Zusammenführung von Leiderfahrung und Unsittlichkeit angesichts des Selbstmords vollends zynisch. Zentral bleibt für die Position, dass der Leiderfahrung des Selbstmörders jeder authentische Wirklichkeitsbezug abgesprochen wird, wenn die christliche Ethik unterstellt, das Bewusstsein, das in einer bestimmten Situation am Leben Unwert feststelle, sei »unsittlich« oder »unfrei«. Deshalb hat sich gerade die Kirche rasch bereitgefunden, den Selbstmord als Krankheitssymptom einzustufen, und wenn dann hinzugefügt wird, das Ziel christlicher Praxis müsse es sein, »dem Suizidgefährdeten die innere Freiheit wieder zu vermitteln, selbst wenn notfalls stellvertretend Entscheidungen getroffen werden müssen«, dann wird deutlich, dass hier Freiheit eigentlich entzogen werden soll.

So verdoppelt sich im christlichen Standpunkt zum Selbstmord der Standpunkt des Staates: Staat und Kirche ringen hier um ihren Anspruch auf das Individuum. In diesen Streit schaltet sich, auf anderen Fundamenten, auch die Medizin ein. Anlässlich der Auseinandersetzungen um Bonniec/Guillons »Gebrauchsanleitung zum Selbstmord« stellte das Deutsche Ärzteblatt klar: »Das Wissen um die Methoden, mit denen man sich umbringen kann, muss den Ärzten vorbehalten bleiben.«

Es könnte in diesem Zusammenhang symptomatisch erscheinen, dass die Selbstmordrate unter Medizinern, Pharmazeuten und Angehörigen des Pflegepersonals besonders hoch ist – unter Menschen also, die sich das Sterben erleichtern können. Der Rechtsgedanke innerhalb der kirchlichen, staatlichen und

medizinischen Ethik schließt den Selbstmörder also aus, und es wird deutlich, dass das totale Verhältnis zu ihm und seiner Wirklichkeitsaneignung das ästhetische ist.
Populär sind dagegen im wissenschaftlichen und metawissenschaftlichen Umgang mit dem Selbstmord Rubrizierungen mit systematischem Anschein. Reinhold Schneider unterscheidet den Selbstmord a) als Flucht, b) als Kurzschluss und c) den theatralischen Selbstmord; v. Andics führt an, auf hundert Täter kämen zweihundertfünfzig Motive, diese seien auf Störungen zurückzuführen a) in »sachlichen Lebensbereichen«, b) in persönlichen Lebensbereichen, c) im Bereich einer »bestehenden Psychose«, und schließlich gebe es d) die »motivisch unaufgeklärten Fälle«.
Solchen Kategorisierungen entsprechen die wenigen Auslassungen aus dem Bereich der Selbstmord-Philologie. So stellten Osgood und Walker und nach ihnen Loosen bei Abschiedsbriefen von Selbstmördern fest: a) höhere Stereotypie, b) größere Desorganisation des Geschriebenen, c) besonders häufiges Vorkommen von motivierenden Wendungen und Ausdrücken, d) höhere Rate von Konflikten zwischen konkurrierenden Motiven. Morgenthaler unterscheidet in diesen Abschiedsbriefen schlicht den »knappen Stil«, den »unbeholfenen Stil«, den »verschrobenen Stil«, den »gespreizten oder manirierten Stil« und schließlich den »guten Stil«.
Es ist wohl deutlich, dass der Selbstmörder durch solche Ansätze nicht nur zum Verschwinden gebracht wird, sondern dass er zugleich motiviert werden könnte durch die Verdrängung, die seine Wirklichkeit erfährt. »Ich kann nicht mehr ein und aus.« »Ich weiß keinen Ausweg mehr … ich ertrag es nicht mehr … ich kann nicht mehr, Mutti, ich kann nicht.« »Begrabe mich an einem Platz, wo du oft denkst.« »Ich bin hier zu viel.« »Du sollst ewig denken Ich habe gelitten.« Anhand solcher Dokumente grammatisch-syntaktische Stiluntersuchungen anzustellen, die beweisen sollen, dass es der Selbstmörder in Todesnähe mit dem Satzbau nicht mehr

genau nimmt, das knüpft von ferne an jene antiaufklärerischen Maximen an, nach denen die Darstellung des Selbstmords überhaupt verboten werden sollte.

Auch eine Psychologie, die den Selbstmord als »Konstellationsdelikt« (Birnbaum), als das »Produkt aus einem unglücklichen (!) Zusammentreffen endogener und exogener Momente« versteht, blamiert die Selbstmord-Wissenschaft vor literarischen Texten, die die sinnliche Prägnanz der selbstmörderischen Wirklichkeit zeichenhaft rekonstruieren und Motivationszusammenhänge bis in die Empfindung von Temperaturen, von Geräuschen und Helligkeiten transparent werden lassen. Die Literatur befreit nicht selten die Motive des Selbstmords aus den Ritualen der Gesellschaft, der Kommunikation, der Empfindung – ist doch das Kunstwerk selbst, wie Carl Einstein gesagt hat, »in vielerlei Hinsicht eine Art Selbstmord«.

Die Literatur hat nicht selten die Sprache des Selbstmords unmittelbar und in hoher Differenzierung zu sprechen vermocht. Franz Kafka, der mit dem »Urteil« einen der programmatischen Selbstmord-Texte des 20. Jahrhunderts geschrieben hat, äußert in einem Brief an Max Brod: »Alles was ich besitze, ist gegen mich gerichtet, was nicht gegen mich gerichtet ist, ist nicht mein Besitz. (...) Von heute ab lasse ich es mir mit keiner Unterbrechung mehr ausreden: Ein Schuß wäre das Beste. Ich schieße mich einfach von dem Platz weg, auf dem ich nicht bin. Gut, es wäre feig; feig stirbt schließlich feig, selbst wenn es in einem Fall nur Feigheit gäbe. Dieser Fall ist hier, hier ist eine Situation, die um jeden Preis beseitigt werden muß, aber niemand als Feigheit beseitigt sie, Mut macht aus ihr nur Krampf. Und beim Krampf bleibt es, mach Dir keine Sorgen.«

Es wäre schließlich eine »Philologie« des unglücklichen Bewusstseins denkbar, durch die die beiden Hälften eines Redezusammenhangs zueinander geführt würden: die Formen, in denen die Alten den Selbstmord bildeten, und die, in denen

er sich selbst aussprach. Es wäre eine Anstrengung denkbar, die Strukturen und Bilder der selbstmörderischen Verzweiflung als Befunde über die Wirklichkeit, als soziale Aussageformen und als Erkenntnishaltungen lesbar machte. So wäre Bewusstheit an der Stelle zu retten, an der sie untergeht, und der Satz aus Apollinaires »Gemordetem Dichter« ließe sich revidieren, der lautet: »Leb wohl, wenn Du nicht mehr zu den Lebenden zählst, dann gibt es kein Mittel mehr, mit Dir zu reden.«
Es besteht ein heikles Verhältnis zwischen der hohen Tonlage, der Differenzierung und Detailtreue des literarischen Sprechens, und der fragmentarischen, abgewandten, quasi alogischen Sprechform selbstmörderischen Abschiednehmens. »Kunst« geht zunichte angesicht der Zerstörungen des Selbstmordes und der unglücklichen Evidenz seiner Sprache.

## *Zu dieser Sammlung*

Die erste Ausgabe dieser Sammlung erschien 1986 im Versuch, die repräsentativen Texte zum Diskurs über den Selbstmord zu versammeln, zu kommentieren und in einen Kontext zu bringen. Obwohl die Bemühung, einer fortgesetzten Inkriminierung des Selbstmordes zu begegnen, im Nachhinein als überfällig angesehen werden muss, wurde der Band unwillentlich Teil der Verbotsgeschichte, die er beklagte. Seine Rezension in der FAZ überschrieb Paul Badde damals mit »Frivole Gruselliteratur« und unterstellte dem Herausgeber Vergnügen an verspritztem Blut und Hirn: Symptomatisch für den förmlich widerrationalen Umgang mit dem Thema. Legitimität sollte ihm entzogen, vielmehr sollte es einem fatalen Schweigen überstellt werden. Überraschend hallte hier eine Jahrhunderte währende Unterdrückung nach, in der die Erfahrung des Selbstmörders verleugnet und ihre Verbreitung unterbunden werden sollte.

Knapp fünfzehn Jahre später ist eine derart antiaufklärerische Verwahrung und Anmaßung überholt. So erscheint die Sammlung heute gleichzeitig gekürzt, im Hinblick auf aktuelle Anknüpfungspunkte aber ebenso um ein paar Texte erweitert, im Übrigen in der Substanz unverändert und auch wieder unter dem Titel »Der Selbstmord« – wohl wissend, dass keine Vokabel das Phänomen im Kern erfasst: So wenig einen »Mord« begeht, wer sich umbringt, so wenig »frei« ist, wer in den Freitod geht. Doch wer, wie die Psychologie, glaubt, dem Dilemma durch Schwulstformen wie »Suizid«, »suizidieren« und »Suizidalität« zu entkommen, muss gleichzeitig einräumen, dass »Suizid« nichts anders ist als die lateinische Übersetzung von »Selbstmord«. Und obwohl die schönsten Wendungen jene sind, die der Volksmund fand – so nennt man in Österreich die Selbstmörder »die, die sich heimdrehen« –, bleibe es also für den vorliegenden Band bei der alten, nicht mehr moralisch verstandenen Wendung.

Selbstmörder schreiben mit ihrem Leben. Da alles am Selbstmord Zerstörung ist, kann er nur von außen beobachtet, aber nicht von innen mitgeteilt werden. Diejenigen Texte, in denen das dennoch am weitestgehenden geschieht, sind die authentischen Abschiedsbriefe; sie bilden das strukturierende Element in diesem Band, und auf sie beziehen sich implizit die hier versammelten Texte. Deshalb werden alle übrigen Textblöcke in den beiden Teilen des Bandes durch solche Abschiedsbriefe voneinander abgesetzt. Sie bestehen wesentlich aus Handschrift, sie sind die eigentlich unübersetzbaren Äußerungen in diesem Band.

Es geht in diesem Band nicht primär darum, die Stimmen zu versammeln, die vielleicht am treffendsten vom Selbstmord gesprochen haben, sondern es geht darum, die Rede des Selbstmörders und die unterschiedlichsten Formen der Rede über den Selbstmord zu versammeln und in möglichst repräsentativer Weise miteinander zu konfrontieren. Das Denken über den Selbstmord muss auch in seinen Kontroversen und repressiven Elementen rekonstruiert werden, damit das Bewusstsein vom Selbstmord, so wie es sich kulturell manifestiert, zur Erscheinung kommt. Und mehr noch: Mit der Sprache über den Selbstmord hängt zugleich das Sprechen der Selbstmörder zusammen, es erhellen sich die Begründungen für die spezifische Struktur des Unglücks-zum-Tode und seiner Sprachformen. Wenn dieser Band also seinerseits die Verantwortung für eine Art, über den Selbstmord zu denken, antritt, so tut er es vor allem kraft der Versammlung der unterschiedlichsten, entweder singulär bedeutsamen oder typischen Texte, die erst in ihrer perspektivischen Ergänzung das gesamte Thema erhellen.

Literarische Texte wurden grundsätzlich nicht gekürzt oder ausschnitthaft berücksichtigt. Textproben aus »Werther«, »Madame Bovary« oder der »Glasglocke« fallen deshalb fort. Philosophische oder essayistische Texte wurden verschiedentlich auch gekürzt aufgenommen. Hier schien das Vorgehen sachlich notwendig, im Hinblick auf Umfang und Programm des Bandes außerdem unerlässlich. Verschiedene Texte haben weniger exemplarische als paradigmatische Bedeutung, vor allem Irrtümer sind nicht leicht repräsentativ erfassbar. In anderen Fällen lag das Kriterium für die Aufnahme vielleicht weniger in thematischen Gesichtspunkten als vielmehr in formalen oder strukturalen. Die Sprache der Fahndung, der Darstellung des Körpers sollte zutage treten, der Zusammenhang zwischen Recht und Aberglauben auch formal evident werden.

Mit dem Programm des Bandes hängt ferner zusammen, dass keine chronologische Anordnung der Texte vorgenommen wurde und dass ebenso wenig Zwischentitel erscheinen, die eine Ordnung nur hätten imitieren und die Rezeption hätten fehlleiten oder verengen können. Den Texten fehlt de facto eine solche Ordnung. Außer der technischen und eher behelfsmäßigen Gliederung in einen Teil mit »Sachtexten« und einen anderen mit literarischen Texten wurde eine Gruppierung allenfalls nach Problemkomplexen oder motivischen Analogien vorgenommen. Als Stützpfeiler zwischen den einzelnen Blöcken fungieren die authentischen Abschiedsbriefe, die grundsätzlich weder der »theoretischen« noch der »poetischen« Sprechform zugeordnet werden sollten. In vielerlei Hinsicht bildet die so imitierte Gleichzeitigkeit der Texte das Durcheinanderwirken der Redeformen über den Selbstmord in unseren Tagen authentisch ab. In der populären Lebenshilfe wirken stoizistische Maximen ebenso fort wie in der modernen Bekenntnisliteratur die Strukturen der goethezeitlichen Viten, und die Werbung schließlich spielt mit Tabus, die aus den juristischen Phantasien Dantes sprechen. So teilt sich die Geschichte des Selbstmords nicht nur über Epochen, sondern genauso über Textarten und Stilformen mit. Es wurden deshalb die unterschiedlichsten literarischen Gattungen berücksichtigt: der Brief, das Gespräch, der Bericht, der Obduktionsbefund, der Essay, die Erzählung, die Anekdote, die Polemik, die biographische Skizze, der Zeitungsartikel, der Gesetzestext, der Nachruf, die Rede, das Interview und andere.

Die Rede vom Selbstmord ist eine Rede vom Unglück der Kapitulation, sie ist Rede von der Angst vor dem Selbstmord und dem Selbstmörder, sie ist Rede von Machtverhältnissen, sie ist Rede ... Der Selbstmord ist etwas anderes.

Roger Willemsen

# TEIL 1

*Lucius Annäus Seneca*
# Brief über den Selbstmord

Seneca seinem Lucilius Gesundheit

1 Nach langer Zeit habe ich dein Pompeji wiedergesehen: in den Anblick meiner Jugendzeit fühlte ich mich zurückversetzt. Was immer ich dort als junger Mann getan hatte, meinte ich jetzt noch tun zu können und kurz zuvor getan zu haben. 2 Vorbeigefahren, Lucilius, sind wir am Leben, und wie auf dem Meer – wie unser Vergil[1] sagt – »Länder und Städte in der Ferne verschwinden«, so verlieren wir in diesem überaus raschen Lauf der Zeit zuerst die Kindheit aus den Augen, dann das Jugendalter, dann alles, was zwischen dem Alter des jungen Mannes und des alten Mannes, an beide grenzend, liegt, dann des eigentlichen Greisenalters beste Jahre: Zuletzt beginnt sich zu zeigen die allgemeine Grenze des Menschengeschlechtes. 3 Eine Klippe sei sie, meinen wir hoffnungslosen Toren: ein Hafen ist sie, der manchmal aufzusuchen, niemals abzulehnen; wenn in ihn jemand während der ersten Jahre verschlagen worden ist, darf er sich nicht mehr beklagen als einer, der rasch gefahren ist. Mit dem einen nämlich, wie du weißt, spielen die trägen Winde, halten ihn fest und ermüden ihn mit dem Verdruß an vollkommener Flaute, den anderen treibt eine steife Brise mit äußerster Geschwindigkeit vor sich her. 4 Ebenso geht es uns, mußt du dir vorstellen: die einen hat das Leben schnellstens dorthin gebracht, wohin sie gelangen mußten, auch wenn sie zögern, die anderen mürbe gemacht und gar gekocht. Das Leben – du weißt es – braucht nicht unter allen Umständen festgehalten zu werden: Nicht nämlich ist zu leben ein Gut, sondern sittlich zu leben. Daher wird ein Weiser leben, solange er muß, nicht solange er kann: zuse-

1 Aeneis, 3,72.

hen wird er, wo er leben soll, mit wem, wie, was er tun soll. 5 Er bedenkt stets, wie das Leben beschaffen, nicht, wie lang es ist: wenn ihm viel begegnet, beschwerlich und seine Ruhe verwirrend, wird er sich freilassen. Und nicht tut er das nur in äußerster Notlage, sondern sobald ihm verdächtig zu sein beginnt das Geschick, prüft er gewissenhaft, ob nicht jetzt Schluß zu machen ist. Überhaupt nicht, meint er, sei es für ihn wichtig, ob er mache ein Ende oder finde, das langsamer geschehe oder schneller: nicht hat er davor Furcht wie vor einem großen Schaden. Niemand kann beim Vertröpfeln viel verlieren. 6 Schneller zu sterben oder langsamer ist belanglos, anständig zu sterben oder schäbig ist wesentlich: anständig zu sterben ist aber das Meiden einer Gefahr – schäbig zu leben. Daher halte ich für äußerst unmännlich den Ausspruch jenes Rhodiers[1]. Er war in einen Käfig geworfen worden von dem Gewaltherrscher und wurde wie irgendein wildes Tier gehalten; auf den Rat, er solle die Nahrung verweigern, antwortete er: »Alles muß der Mensch, solange er lebt, erhoffen.« 7 Mag das wahr sein – nicht um jeden Preis darf das Leben erkauft werden. Manches mag wichtig, manches mag gewiß sein, dennoch will ich dazu nicht für ein schändliches Geständnis der Schwäche kommen; soll ich lieber denken: an einem Menschen, der lebt, vermag alles das Schicksal, als denken: an dem, der zu sterben weiß, vermag nichts das Schicksal? 8 Manchmal jedoch, auch wenn der sichere Tod bevorsteht und er sich die Hinrichtung bestimmt weiß, wird der Weise nicht die Hand hergeben für seine Bestrafung: für sich würde er sie hergeben. Torheit ist es, aus Furcht vor dem Tode zu sterben: er kommt, der dich tötet, erwarte ihn! Was greifst du ihm vor? Warum übernimmst du die Ausführung fremder Grausamkeit? Bist du eifersüchtig auf deinen Henker oder schonst du ihn? 9 Sokrates hätte durch Hungerstreik sein Leben been-

---

1 Telesphoros aus Rhodos wurde von Lysimachos in der beschriebenen Weise mißhandelt; für Einzelheiten vgl. Über den Zorn 3,17,3.

den und an Hunger eher sterben können als durch Gift: dreißig Tage jedoch hat er im Gefängnis und mit Warten auf den Tod verbracht, nicht in der Meinung, als könne alles geschehen, als verspreche viele Hoffnungen eine so lange Frist, sondern um sich den Gesetzen zu stellen, um seinen Freunden den Umgang mit einem Sokrates an der Schwelle des Todes zu schenken. Was wäre törichter, als den Tod zu verachten, das Gift zu fürchten? 10 Scribonia[1], eine bedeutende Frau, war die Tante des Drusus Libo, eines jungen Mannes, so beschränkt wie vornehm, der Größeres erhoffte, als in jener Zeit irgend jemand hoffen konnte oder er selbst zu irgendeiner Zeit. Als er krank aus dem Senat in einer Sänfte nach Hause gebracht worden war, mit nicht gerade zahlreichem Geleit – alle Freunde nämlich hatten ihn verlassen, rücksichtslos, als sei er nicht erst angeklagt, sondern tot –, begann er Rat zu halten, ob er suchen solle den Tod oder erwarten. Zu ihm sprach Scribonia: »Was freut es dich, anderer Arbeit zu tun?« Nicht überzeugte sie ihn: Hand legte er an sich, und nicht ohne Grund. Denn wer nach dem dritten Tag oder vierten sterben soll nach des Feindes Willen – wenn er lebt, besorgt er anderer Arbeit. 11 Nicht kannst du also über das Problem eine allgemein gültige Aussage machen, ob der Tod, wenn ihn äußere Gewalt androht, vorweggenommen werden soll oder erwartet: Viele Gründe nämlich gibt es, die für die eine *und* die andere Seite den Ausschlag geben können. Wenn der eine Tod unter Qualen, der andere einfach und leicht sich vollzieht, warum sollte diesem nicht die Hand nachhelfen dürfen? Wie ich ein Schiff auswählen werde, wenn ich in See gehen, und ein Haus, wenn ich wohnen will, so den Tod, wenn ich aus dem Leben gehen will. 12 Außerdem: wie nicht in jedem Fall besser ist ein längeres Leben, so ist jedenfalls schlechter ein längerer Tod. Bei nichts müssen wir uns mehr als beim Tode nach der Seele rich-

1 Scribonia war die zweite Frau des jungen Caesar, späteren Kaisers Augustus, und Schwester von des Drusus Libo Vater.

ten. Sie wähle den Ausgang, wie sie den Anstoß dazu bekommen hat: habe sie das Schwert ergriffen oder die Schlinge oder irgendeinen Trank, die Adern durchströmend, sie lasse nicht nach und zerbreche die Fesseln der Knechtschaft. Das Leben muß ein jeder auch vor anderen rechtfertigen, den Tod vor sich: Der beste Tod ist, der gefällt. 13 Töricht denkt man folgendes: »Jemand wird sagen, ich hätte zu wenig tapfer gehandelt, jemand, zu wenig überlegt, jemand, gegeben hätte es irgendeine beherztere Todesart.« Wolle du bedenken, ein Entschluß ist in deinen Händen, an den das Gerede nicht heranreicht. Das allein beachte, dich dem Schicksal möglichst rasch zu entreißen: ohnehin werden zur Stelle sein, die über dein Handeln schlecht denken. 14 Finden wirst du auch Lehrer der Philosophie,[1] die bestreiten, man dürfe Gewalt antun dem eigenen Leben, und es für Gotteslästerung erklären, selbst sein eigener Mörder zu werden: warten müsse man auf das Ende, das die Natur bestimmt hat. Wer das sagt, sieht nicht, daß er den Weg zur Freiheit verschließt. Nichts Besseres hat das ewige Gesetz geleistet, als daß es uns einen einzigen Eingang in das Leben gegeben, Ausgänge viele. 15 Ich soll warten auf einer Krankheit Grausamkeit oder eines Menschen, obwohl ich in der Lage bin, mitten durch die Qualen ins Freie zu gehen und Widerwärtiges beiseite zu stoßen? Das ist das einzige, weswegen wir über das Leben nicht klagen können: niemanden hält es. Gut steht es mit den menschlichen Belangen, weil niemand außer durch eigenes Fehlverhalten unglücklich ist. Es gefällt – lebe; es gefällt nicht – du kannst dorthin zurückkehren, woher du gekommen bist. 16 Um Kopfschmerzen zu lindern, hast du oft Blut abnehmen lassen; um das Körpergewicht herabzusetzen, wird zur Ader gelassen. Nicht ist es nötig, mit klaffender Wunde die Brust zu spalten: mit einem kleinen Messer[2] wird der Weg

1 Sokrates und seine Schüler.
2 So starb Seneca selbst, vgl. dazu den Bericht bei Tacitus, Annalen 15,63,3.

geöffnet zu jener großen Freiheit, und einen Stich kostet die Sorgenlosigkeit. Was also ist es, das uns träge macht und entschlußlos? Niemand von uns denkt daran, daß er einmal diese Heimstatt verlassen muß: so hält alte Mieter die Gunst der Lage und die Gewöhnung auch bei Ungerechtigkeit fest. 17 Willst du gegenüber deinem Körper unabhängig sein? Als ob du auszuziehen beabsichtigst, bewohne ihn. Halte dir vor Augen, irgendwann einmal mußt du auf die Wohngemeinschaft verzichten: tapferer wirst du sein bei der Notwendigkeit auszuziehen. Aber wie wird das eigene Ende in den Sinn kommen, wenn man alles ohne Ende begehrt? 18 In keinem Punkte ist Nachdenken so notwendig: andere Dinge übt man nämlich vielleicht für nichts. Auf Armut ist vorbereitet die Seele: geblieben ist der Reichtum. Für die Verachtung des Schmerzes haben wir uns gewappnet: niemals hat von uns eine Probe dieser Fähigkeit verlangt des unverletzten und gesunden Körpers glückliches Befinden. Daß wir tapfer Sehnsucht nach verlorenen Lieben ertragen, haben wir uns vorgenommen: alle, die wir liebten, hat uns das Schicksal am Leben gelassen. Dieser einen Lebensfrage Vollzug – der Tag, der ihn fordert, wird kommen. 19 Nicht brauchst du zu meinen, große Männer nur hätten diese Kraft gehabt, menschlicher Knechtschaft Riegel zu sprengen; nicht brauchst du zu glauben, das könne nur von Cato geleistet werden,[1] der die Lebenskraft, der er mit dem Schwert nicht den Weg ins Freie gebahnt hatte, mit der Hand freiließ: Menschen einfachsten Standes sind mit großem Ungestüm in die Sicherheit ausge-

1 Catos Tod wird von Seneca immer wieder erwähnt. Als Caesar im Jahre 46 v.Chr. bei Thapsus in Afrika über die Partei des Pompeius gesiegt hatte, gab sich Cato in Utica den Tod, weil er den Untergang der Republik nicht mit ansehen wollte. Es wird berichtet, Cato habe sich nach dem Mißlingen seines Selbstmordversuches – er hatte sich das Schwert in den Leib gestoßen – die Hilfe seines Arztes zurückgewiesen und sich die Eingeweide mit eigenen Händen zerrissen: Plutarch, Cato minor 70,8-10; Appian, bella civilia 2,98,408 ff.; Dio 43,10,3 ff.

brochen, und wenn es ihnen nach Wunsch zu sterben nicht möglich war noch nach eigenem Urteil das Werkzeug des Todes auszuwählen, ergriffen sie alles, was sich bot, und was von Natur nicht schädlich war, machten sie mit ihrer eigenen Kraft zu Waffen. 20 Neulich bei einem Tierkampf trat einer von den Germanen, als man die Vormittagsspiele vorbereitete, aus, um sich zu erleichtern; keinen anderen abgeschiedenen Ort gewährte man ihm ohne Wächter. Dort stieß er sich das Holz, das zum Reinigen des Afters, mit einem Schwamm versehen, vorhanden ist, tief in die Kehle und tötete sich, indem er die Atemwege versperrte. Das hieß dem Tod Schmach antun! Weiter so: zu wenig sauber und zu wenig anständig. Was ist törichter, als wählerisch zu sterben? 21 Tapferer Mann, würdig, daß ihm die Wahl seines Geschickes eingeräumt würde! Wie tapfer hätte er das Schwert gebraucht, wie beherzt hätte er sich in die Tiefe des Meeres oder einer Felsenschlucht gestürzt! Von allem verlassen, hat er einen Weg gefunden, wie er sich den Tod verdanke *und* eine Waffe, damit du weißt, beim Sterben bedeutet nichts anderes Verzug als das Wollen. Man urteile über die Tat des entschlossenen Mannes, wie es einem jeden richtig scheint, solange nur das feststeht, vorzuziehen ist der schmutzigste Tod der saubersten Knechtschaft. 22 Da ich begonnen habe, unansehnliche Beispiele zu verwenden, fahre ich damit fort: Mehr nämlich wird jeder von sich verlangen, wenn er sieht, daß diese Frage auch von den Verachtetsten verachtet werden kann. Männer wie Cato, Scipio und andere, von denen wir mit Bewunderung zu hören pflegen, halten wir für der Nachahmung überhoben; nun werde ich zeigen, daß diese sittliche Vollkommenheit so viele Beispiele beim Tierkampf aufzuweisen hat wie bei den Feldherren des Bürgerkrieges. 23 Als neulich jemand unter Bewachung herbeigefahren wurde, zum Vormittagsschauspiel geschickt, ließ er, als ob er schläfrig einnicke, den Kopf so weit sinken, bis er in die Radspeichen geriet, und so lange hielt er sich auf seinem Sitz, bis das Genick durch die Umdrehung des

Rades brach: auf demselben Fahrzeug, das ihn zur Bestrafung brachte, floh er. 24 Nichts steht im Wege, auszubrechen und wegzugehen, wenn man will: in offenem Gefängnis bewacht uns die Natur. Wem es seine Situation gestattet, sehe sich nach einem sanften Ende um; wem mehr zur Hand ist, sich damit in Freiheit zu setzen, der wähle und überlege, wie er sich am besten befreie: wer schwer Gelegenheit findet, der ergreife gerade die nächste Gelegenheit anstelle der besten, sei sie unerhört, sei sie noch nie dagewesen. Nicht wird ein Einfall zum Tode fehlen, wem nicht fehlt der Mut. 25 Siehst du, wie auch die niedrigsten Sklaven, wenn ihnen Stachel eintreibt der Schmerz, sich aufbäumen und die aufmerksamsten Wachen täuschen? Der ist ein großer Mann, der sich den Tod nicht nur befiehlt, sondern erfindet. Aus demselben Beruf habe ich dir mehr Beispiele versprochen. 26 Bei der zweiten Aufführung einer Seeschlacht stieß einer der Barbaren die Lanze, die er gegen die Gegner erhalten hatte, sich tief in die Kehle. »Warum, warum«, sagte er sich, »entfliehe ich nicht schon längst jeder Qual, jedem Spott? Warum erwarte ich den Tod, obwohl bewaffnet?« Desto sehenswürdiger war dieses Schauspiel, je sittlicher die Menschen zu sterben lernen als zu töten. 27 Was also? Den Mut, den auch verkommene und gefährliche Menschen haben, werden jene nicht besitzen, die auf diese Ereignisse vorbereitet hat langes Nachdenken und die Lehrmeisterin aller Dinge, die Vernunft? Sie lehrt uns: Verschiedenartig ist der Zugang zum Schicksal, das Ende dasselbe, nichts aber macht es aus, wo beginnt, was kommt. 28 Diese selbe Vernunft lehrt, du sollst selbstverständlich sterben, wie du kannst, und was immer sich bietet, dir Gewalt anzutun, sollst du nutzen. Unrecht ist es, von Raub zu leben, dagegen sehr schön, zu sterben durch »Raub«. Leb wohl.

## *Denis Diderot* Erhaltung

Das Gesetz der *Erhaltung* ist eines der Hauptgesetze der Natur; es verhält sich zu den anderen Gesetzen wie die Existenz zu den anderen Eigenschaften. Hört die Existenz auf, so hören alle anderen Eigenschaften auf; wird das Gesetz der *Erhaltung* übertreten, so wird die Grundlage der anderen Gesetze erschüttert. Sich selbst auf irgendeine beliebige Weise vernichten, heißt sich des Selbstmords schuldig machen. Man muß so lange wie möglich existieren – nämlich für sich, für seine Freunde, für seine Verwandten, für die Gesellschaft, für die Menschheit; alle Beziehungen, die ehrbar und erfreulich sind, bestimmen uns dazu. Wer gegen das Gesetz der *Erhaltung* verstößt, tritt diese Beziehungen mit Füßen: »Ich will nicht mehr dein Vater, dein Bruder, dein Gatte, dein Freund, dein Sohn, dein Mitbürger, dein Mitmensch sein.« Freiwillig sind wir einige dieser Verhältnisse eingegangen; es hängt nicht mehr von uns ab, sie ohne Ungerechtigkeit zu lösen. Das ist ein Pakt, bei dem wir weder genötigt noch überlistet worden sind; wir können ihn nicht eigenmächtig brechen; wir bedürfen der Zustimmung derer, mit denen wir ihn geschlossen haben. Die Bedingungen dieses Vertrages sind uns lästig geworden; doch hätten wir dies sehr wohl voraussehen können. Lästig konnten sie auch anderen und der ganzen Gesellschaft werden; in diesem Fall hätte man uns nicht im Stich gelassen. Bleiben wir also da! Es gibt auf der Erdoberfläche – moralisch gesehen – niemanden, der so unnütz und so allein wäre, daß er scheiden könnte, ohne Abschied von einem anderen als sich selbst zu nehmen; die Ungerechtigkeit einer solchen Handlungsweise wird mehr oder weniger groß sein; doch wird darin immer Ungerechtigkeit liegen. Handle so, daß alle deine Handlungen auf deine *Selbsterhaltung* und auf die *Erhaltung* der anderen abzielen: das ist der Ruf der Natur; aber sei vor allem ein rechtschaffener Mensch. Es gibt keine Wahl zwischen der Existenz und der Tugend.

## *August Strindberg* Über Selbstmord

Selbstmord gilt im allgemeinen als Todsünde, und ist es wohl auch. Eine entehrende Strafe trifft den Toten, und erreicht ihn jenseits des Grabes. Diese Rache sollten Menschen nicht an einem Unglücklichen nehmen, dessen letzte Augenblicke sie nicht kennen können.

In den meisten Fällen folgt der Unselige einer unbezwingbaren Aufforderung und begeht die Handlung, um einem größeren Übel auszuweichen.

Dante rechnet Cato den Älteren und Lucretia nicht zu den Selbstmördern, sondern rückt sie an eine besondere Stelle, wo sie allgemeine Achtung genießen. Und der Dichter entschuldigt ihre Handlung mit der Erklärung, Lucretia sei lieber gestorben, als daß sie entehrt gelebt habe; und daß Cato aus der Welt der Sünde ging, um nicht tiefer zu sinken.

Der dieses schreibt, ist seit seinem neunten Jahr versucht gewesen, freiwillig aus dem Elend zu gehen, viele Male. Auch als religiöser Mensch hat er die Mahnung empfunden; und er hat Gott um Erlaubnis gebeten, es tun zu dürfen. Ja, er hat schließlich eine lobenswerte Handlung darin gesehen, die Gott als einen Beweis des Vertrauens forderte! Daß er nach einem höheren, reineren Leben in Gott sich sehne, ihm entgegeneile, mit voller Zuversicht, daß Gott ihn gerufen habe und bereit sei, sein Kind mit Verzeihung und offenen Armen zu empfangen.

Aber ich will Selbstmord nicht verteidigen, wenn ich auch so vermessen bin, zu glauben, daß die geglückten Selbstmorde erlaubt sind, die mißglückten nicht.

Ist die Mahnung unwiderstehlich, nun, dann erübrigt sich alles Reden von freiwillig oder unfreiwillig. Es war eine unfreie Handlung und der Unglückliche also moralisch nicht verantwortlich.

Darum müßte man alles gedankenlose Reden, es sei mutiger, zu leben, als den Tod zu suchen, einstellen. Die Frage nach dem Mut bewegt sich nicht auf dieser Ebene, gehört nicht zum Thema; es ist nur so oder so; aber weder mutig noch nicht mutig, sondern etwas ganz anderes. Bezeichne den Selbstmörder immer nur als einen Unglücklichen, dann tust du recht; und damit ist alles gesagt!

## *N. N.* Abschiedsbrief

»Liebe Erna und Fritz. Danke Euch beiden für Eure Güte, Geduld und Sorge. Ich stehe meine Nervosität nicht mehr aus. Thut mir leid Euch wo so gut sind zu mir so zu plagen. Alle Leute mit denen ich in Berührung kam waren net. Bitte verzeiht mir, was ich Euch allen getan habe. Telegraphie P. und M., so daß niemand ans Schiff geht. Behaltet mich nicht todt im Hause thut mich sogleich in eine Morgue oder wo Ihr wollt. Grämt Euch nicht ich bins nicht wert.
Gott möge mir vergeben ich kann es nicht mehr ausstehen. Auf Wiedersehen im Jenseitigen. Marie
Ich habe keinen Grund habe nichts Böses getan, nur habe ich mich in diese Nervosität gearbeitet; kann nicht mehr leben. Bitte schicke der Frau M. die Sache in der schwarzen Tasche. Ich bin im Estrich.«

## Selbstmörder

1. Der Selbstmord wird bei verschiedenen Völkern verschieden beurteilt, daher wird auch der S. verschieden behandelt, verschieden sind auch die Vorstellungen über sein Fortleben[1]. In heidnischer Zeit galt offenbar bei den Deutschen der Selbstmord nicht als tadelnswert, manchmal, als Selbstopferung, sogar als ehrenwert. Die christliche Kirche, besonders Augustin, bekämpften ihn, stellen ihn dem Morde gleich und stempeln ihn so zur Todsünde. Der Einfluß der Kirche machte sich nach und nach sowohl im Recht als auch in der Auffassung des Volkes geltend: Der S. wird als Verbrecher behandelt, die Strafe wird am Leichnam vollzogen; er gerät in die Klasse der vorzeitig oder auf gewaltsame Art Verstorbenen, wird zum bösartigen Wiedergänger und darum mit allerlei Abwehrriten umgeben. Diese Auffassung der katholischen Kirche wird von der protestantischen übernommen, und erst der Rationalismus des 18. Jh. drängt auf eine Änderung. Die Ausnahmebräuche verschwinden aus dem Recht; im Volk haben sie sich teilweise bis heute erhalten können[2].

2. Die Veranlassung zum Selbstmord wird schon von Augustin und Luther dem Teufel zugeschrieben[3]. Auch nach dem heutigen Volksglauben hilft der Teufel dabei[4]; teuflisch ist auch wohl die schöne Musik, die einer zu hören glaubt, wenn er

---

1 Lasch in Globus 74, 37 ff.; 75, 69 ff.; 76, 63 ff.; 77, 110 ff.; Westermarck *Urspr. d. Moralbegr.* 2, 196 ff. mit Lit; Hirzel in ARw. 11, 75 ff. (im Altertum); Steinmetz *Rechtsverhältn.* 421; Jobbé *Les morts malfaisants* 586 f.

2 SAVk. 26, 145 ff. mit Lit.

3 SAVk. 26, 148, 166.

4 Schuller, Progr. Schäßburg 1863, 66; Gander *Niederlausitz* 89; Kühnau *Sagen* 3, 246; Unoth. 1, 27; vgl. Mschles-Vk. 8. Heft 16, 103 f.: Krähen beim Begräbnis; Schönwerth *Oberpfalz* 3, III.

sich umbringen will[1]. Gewisse Leute sind zum Selbstmord prädestiniert: wer zwei Haarwirbel hat[2]; S. sind an einem verwünschten Tag geboren[3].

Der Teufel soll manchmal auch den Sturm erregen, der bei einem Selbstmord eintritt: er reißt den S. in der Luft hin und her, oder er fährt mit der Seele durch die Luft[4]. Gewöhnlich heißt es, ohne daß der Teufel genannt wird, wenn sich einer erhängt habe, entstehe ein dreitägiger Sturm[5], »die Bäume läuten aus«[6]. In Schwaben sagt man, die reine Luft empöre sich über die Verunreinigung durch den Leichnam[7]. Zur Erklärung werden das Hängen als Opfer an den Windgott Wodan herangezogen[8] und die im Sturm herumziehenden Seelen[9]. Doch wird auch behauptet, wenn einer ertrunken sei, entstehe Sturm[10], oder es regne 3 Tage lang[11]. Trübes Wetter soll Folge eines Selbstmords sein[12], ebenso Hagelwetter[13]. Etwas anderes ist es, wenn es heißt, ein S. dürfe nicht auf dem Friedhof oder

---

1 Lütolf *Sagen* 185; Schweiz VK. 14, 36; Sooder *Rohrbach* 113.

2 SAVk. 24, 66.

3 Vernaleken *Alpensagen* 420.

4 Vernaleken a. a. O. 415; Drechsler *Schlesien* 2, 151; Köhler *Voigtland* 386; Sooder *Rohrbach 68;* Landsteiner *Niederösterr.* 28; Baumgarten *Aus d. Heimat* 3, 125; Haltrich *Siebenb.* 301; vgl. Rochholz *Glaube* 1, 213.

5 SAVk. 2, 218; 25, 63; Aargau, Bern mündl.; Köhler *Voigtland* 386; Urquell 3, 108; Andree *Braunschweig* 404; Birlinger *Volksth.* 1, 193; MSchönhVk. 8, 102; Mschles Vk. 7 Heft 14, 75; Laube *Teplitz* 50; Wittstock *Siebenb.* 60; Schmitt *Hettingen* 17; Baumgarten *Aus d. Heimat* 1, 39; Kuhn *Märk. Sagen* 387; Müllenhoff *Sagen* 109; Rockenphilosophie 648 No. 27; Wirth *Beiträge* 2/3, 47; Keller *Grab d. Abergl.* 5, 73; Germania 29, 104; 17, 79; ZföVk. II, 193.

6 John *Westbömen* 180 u. 238; MschlesVk. 27, 232; Schulenburg 236.

7 Meier *Schwaben* 257.

8 Amira *Todesstrafe* 202; Helm *Rel. gesch.* 1, 262 f.

9 Kuhn *Mythol. Studien*, 2, 40; Mannhardt *Germ. Myth.* 270; vgl. Eitrem *Opferritus* 253.

10 Gaßner *Mettersdorf* 80.

11 Drechsler *Schlesien* 2, 150.

12 SAVk. 21, 51; vgl. SAVk. 25, 54.

13 Fossel *Volksmedizin* 171; Höhn *Tod* 356.

ehrlich bestattet werden, sonst verhagelt es im nächsten Jahr oder 3 Jahre lang die Feldflur[1]; oder es heißt, die Markung, wo ein S. begraben liegt, wird 3 Jahre nacheinander vom Wetter getroffen[2]. Ebenso halten Russen, Bulgaren und Rumänen die S. für Urheber von Dürre oder Gewittern[3].

3. Groß ist die Scheu vor der Leiche eines S.s. Früher wurde, wer einen Erhängten vom Strick losmachte, unehrlich[4]. Man wagt die Leiche nicht zu berühren[5]. Man gibt dem Gehängten eine Ohrfeige, bevor man ihn abschneidet, sonst dreht er einem den Hals um[6]. Auch die Gegenstände, die zum Selbstmord dienten oder zum Begräbnis gebraucht werden, erhalten etwas Gefährliches, müssen beseitigt werden. Der Baum, woran sich einer hängte, verdorrt, der Balken muß ersetzt oder vernichtet werden[7]. Bahre und Grabladen werden entzweigesägt und aufs Grab gelegt[8]. Strick, Messer, ein Stück vom Balken müssen ihm mitgegeben werden[9]. Auch Geld erhält er mit, damit er nicht zurückkehre[10].

Seine Habe behält etwas Unheimliches an sich; wer in seinem Bett schläft, wird geplagt[11]; sein Bild schwitzt am Tage des Selbstmords[12].

---

1 Alemannia 8, 129; Höhn *Tod* 346; John *Westböhmen* 180; Hartmann *Dachau u. Bruck* 227; Baumgarten *Aus d. Heimat* 3, 125; Keller *Grab d. Abergl.* 1, 7; 4, 251; 2,145; Lammert 109; Pollinger *Landshut* 299; Panzer *Beitrag* 2, 294.

2 Grimm *Myth.* 3, 457 Alemannia 10, 11; Meier *Schwaben* 2, 490.

3 ARw. 13, 627; Löwenstimm *Aberglaube* 102 f.; Globus 76, 64.

4 Keller *Grab d. Abergl.* 3, 77; vgl. Krünitz *Encycl.* 73, 257; Globus 76, 64.

5 SAVk. 26, 150 Anm. 3; LeBraz *Légende* 2, 14; Urquell 5, 88; vgl. Müller *Isergebirge* 25; Nicht nachsehen: Peuckert *Schlesien* 229.

6 Drechsler *Schlesien* 1, 312; vgl. Schönwerth *Oberpfalz* 3, 111.

7 SAVk. 26, 165; Hartmann *Dachau u. Bruck* 228.

8 Messikommer *Aus alter Zeit I,* 182; vgl. Mélusine 4, 12; Feilberg *Dansk Bondeliv* 2, 134.

9 MschlesVk. II, 89; Müller *Isergebirge* 24; Feilberg *Dansk Bondeliv* 2, 134.

10 Feilberg a. a. O.; Höhn *Tod* 333.

11 MschlesVk. 8, Heft 16, 88.

12 Meiche *Sagen* 253.

4. Weil der S. als Wiedergänger gefürchtet wird, werden allerlei Abwehrmittel angewandt. In früherer Zeit suchte man den Toten durch Vernichtung, Entfernung oder andere an oder mit der Leiche vollzogene Maßnahmen unschädlich zu machen. Meist wurde es von Gerichts wegen als Strafe dem Toten auferlegt und mit der Zeit als bloße Entehrung ausgelegt.

Im 16. Jh. wurden S. verbrannt, wie beim Nachzehrer (s. d.) auch etwa erst, wenn es spukte[1]. Früher, schon im 24. Jh., ließ man die Leiche »rinnen«, d. h. sie wurde in ein Faß verschlossen und in ein fließendes Wasser geworfen. Die Gefahr wurde dadurch weggeschwemmt. Zum erstenmal wird es 1384 (Stadtrecht von Baden) erwähnt, kam dann auch sonst in Süd- und Mitteldeutschland öfters bis in den Anfang des 9. Jh.s vor[2]. Seltener war Versenken in einen Sumpf (Schlesien 1385) oder Begraben an der Flutgrenze am Strande[3]. Der Tote wurde auch unschädlich gemacht durch Pfählen oder Köpfen[4]. Beim Wegschaffen der Leiche war oft üblich, sie auf einer Kuhhaut zu schleifen; Brunner leitet es von einem alten Opferbrauch ab[5]. Die Leichen wurden bis in neuere Zeiten nicht durch die Tür hinausgetragen, sondern durch ein Loch in der Wand, durchs Fenster, durchs Dach oder unter der Schwelle durch hinausgeschafft (vgl. Leichenzug VB I)[6]. Sie dürfen nicht durchs Friedhofstor geführt werden, sondern müssen verkehrt über die Mauer gehoben wer-

---

1 SAVk. 26, 153 f.

2 SAVk. 26, 154 f.; Lavater *Von Gespansten* (1569) 41 a.

3 SAVk. 26, 158.

4 SAVk. 26, 157 f.; Löwenstimm *Aberglaube* 98 (Rußland i. J. 1892); Mschles Vk. II, 77; Fielding *Tom Jones* Book 7 chap. 7.

5 SAVk. 26, 157.

6 SAVk. 26, 158 f.; Urquell 3, 50; ZfVk. II, 268; Kühnau *Sagen* 3, 213; MittSchlesVk. 8 Heft 16, 87; Wittstock *Siebenbürgen* 60, 62; Bodemeyer *Rechtsalterl.* 180; Le Braz *Légende* I, 335; MsächsVk. 6, 253; Feilberg *Dansk Bondeliv* 2, 134; Müller *Urner Sagen* I, 61; Rosén *Dödsrike* 195; SudetZVk. I, 104.

den[1]. Man führt sie auf Nebenwegen[2]. Sie werden mit dem Gesicht nach unten in den Sarg gelegt[3]; man trägt die Leiche mit dem Kopf voraus[4]. Türschlösser werden verändert, Schwellen entfernt, Türen versetzt[5]. Die Leiche wird nicht gewaschen und bekommt keine besonderen Kleider[6].

5. Die Kirche strafte den Selbstmörder, indem sie ihre Teilnahme am Begräbnis verweigerte; Glockenläuten und Gesang fielen weg[7]. Werden S. mit kirchlichen Ehren bestattet, so kommen sie wieder[8]. Begräbniszeiten waren Nacht, früher Morgen oder später Abend[9].

Kirchlicher Einfluß bestimmte auch den Begräbnisort; die Kirche verweigerte das Begräbnis in geweihter Erde, der weltliche Richter gebot Verscharren unter dem Galgen oder auf dem Schindanger, »Eselsbegräbnis«[10]. Als gefährliche Wiedergänger wurden sie auch auf Kreuzwegen (mit einem Pfahl durch den Leib) verscharrt oder auch an der Gemeindegrenze[11], oder man wählte einen abgelegenen, wüsten Ort[12]. Auf dem Friedhof duldete man sie nur ungern und ge-

---

1 SAVk. 26, 159; Rosén *Död och begravning* II; Wirth *Beiträge* 2/3, 64; Becker *Pfalz* 142; Köhler *Voigtland* 258; HmtK. 33, 210.

2 Urquell 3, 50.

3 SAVk. 26, 159; MschlesVk. 10 Heft 19, 21; Grimm *RA*² 727; vgl. Wirth *Beiträge* 2/3, 64; FL. 18, 370.

4 SAVk. 26, 559; mit d. linken Händen getragen: Wien ZfVk. 34, 29.

5 Höhn *Tod* 356.

6 Gassner *Mettersdorf* 85.

7 SAVk. 26, 163. 167 f.; Gassner *Mettersdorf* 92; Meiche *Sagen* 524.

8 Drechsler *Schlesien* I, 311; vgl. Bohnenberger Nr. 1, 21.

9 SAVk, 26, 164; Rosén *Död och begravning* II; Feilberg *Dansk Bondeliv* 2, 133.

10 SAVk. 26, 163 Bodemeyer *Rechtsaltert.* 181; Fontaine *Luxemburg* 185; Rosén *Dödsrike* 51 ff.

11 SAVk. 26, 163; FL. 14, 73; Feilberg *Dansk Bondeliv* 2, 135; Ackermann *Shakespeare* 25; Mélusine 4, 11 ff.; Peter *Österr. Schlesien*, 2, 55 f.; Köhler *Voigtland* 525.

12 SAVk. 26, 163; Kühnau *Sagen* 3, 209; Urquell 3, 50; Argovia 5, 250; Kuoni *St. Galler Sagen* 263.

zwungen; man glaubte, die andern Toten würfen sie wieder hinaus[1]. Und wenn man sie aufnahm, so wies man ihnen eine besondere Ecke an der Mauer oder unter der Dachtraufe an[2]. In Schottland gab man ihnen einen Platz, von wo sie nicht aufs Meer sehen konnten, weil das dem Fischfang geschadet hätte[3], ein Glaube, ähnlich dem obengenannten, wonach sie den Feldern Schaden bringen könnten. Man will nicht neben einem S. begraben werden[4]; sein Grab wird nicht gepflegt[5], und es spukt an diesen Orten[6]. Auch die Stelle, wo der Selbstmord geschehen, ist verflucht, bleibt unfruchtbar[7].

6. Der S. wird zum Wiedergänger, meist gefährlicher Art. Drum heißt es, die Leiche oder nur die Schuhe bleiben lange unverwest[8]. Er muß »schweben«, als Spuk umgehen bis zur Zeit, wo sein natürlicher Tod erfolgt wäre[9]. Die Seele eines Erhängten kommt weder in den Himmel noch in die Hölle; der Teufel erwischt sie nämlich nicht, weil er beim Munde auf sie lauert und sie durch den After entweicht[10]. Der S. schaut auch seinem eigenen Begräbnis zu (s. Leichenzug [II])[11]; er muß Friedhofwache halten (s. Friedhof), bis der nächste kommt[12].

---

1 SAVk. 26, 164; TroelsLund 14, 236 f.; Brückner *Reuß* 195; Künzig *Schwarzwald* 53; Waibel u. Flamm 2, 138 f.; ZfVk. 21, 401; Köhler *Voigtland* 257 f.; Sooder *Rohrbach* 65.

2 SAVk. 26, 164, 167 f.; Becker *Pfalz* 142; Wirth *Beiträge* 2/3, 64; Meiche *Sagen* 188; FL. 18, 369; SchweizId. 2, 433.

3 FL. 14, 369 ff.; Mélusine 4, 12; Le Braz *Légende* I, 335.

4 Höhn *Tod* 346.

5 Sartori *Sitte u. Brauch* 3, 261[10]; Wirth *Beiträge* 2/3, 64.

6 John *Westböhmen* 180.

7 Schambach u. Müller 18; Urquell 3, 52 f.; ZfVk. 18, 373.

8 SAVk. 26, 150.

9 SAVk. 26, 151 f.; Bohnenberger Nr. I, 6; Feilberg *Dansk Bondeliv* 2, 132; vgl. ZfVk. 14, 31; Singer *Schweiz. Märchen* 2, 153.

10 Le Braz *Légende* 2, 9.

11 Meiche *Sagen* 524.

12 Drechsler *Schlesien* I, 311.

Er spukt in seinem Hause[1], am Ort, wo man ihn verscharrt hat[2], oder am Ort, wo er die Tat begangen hat[3]. Er verlegt anderen Toten den Weg zum Friedhof[4]. Er muß wandern, ohne Ruhe zu finden; nur wenn er mit dem ewigen Juden zusammentrifft, darf er mit ihm unter zwei aufgestellten Eggen eine Zeitlang ruhen[5]. Der S. als Wiedergänger kann die Angehörigen plagen, ihnen Unglück schicken[6]. Oft verwandeln sie sich in gespenstische Tiere oder andere Wesen; in Pommern gelten sie als die Hunde des Wôd[7]; sie gehen als kopflose Gespenster, als Hunde, Ziegenböcke oder als Irrlichter um[8]. Sie spuken besonders in der Adventszeit[9].

7. Die Leiche des S.s und alles, was mit ihr in Berührung kommt, gilt als besonders zauberkräftig; der Glaube ist wohl von den Hingerichteten (als Opfer) auf die S. übertragen worden[10]. Das Eisen, woran sich einer erhängt hat, dient dazu, Ringe, die Heilkraft haben, oder sogen. Nothaken (s. d.) zu schmieden[11]. Mit Kleiderfetzen eines S.s soll man das Vieh rei-

---

1 SAVk. 26, 150 (mit Lit.); Haupt *Lausitz* I, 140; Heyl *Tirol* 72; Corre von *Gespenstergesch.* 25 f.; Eisel *Voigtland* 85 f.; Künzig *Schwarzwald* 51, 55; Schell *Berg. Sagen* 405, 476; Kühnau *Sagen* 3, 214; Kuoni *St. Galler Sagen* 296.

2 Eisel *Voigtland* 192; Baumgarten *Aus d. Heimat* 3, 132.

3 Witzschel *Thüringen* 2, 131; Meiche *Sagen* 180; Pollinger *Landshut* 96; Eisel *Voigtland* 244; Hofmann *Bad. Franken* 19; Gander *Niederlausitz* 89, 91; MSchlesVk. 8 Heft 16, 88; SAVk. 25, 54; 26, 150.

4 Meiche, *Sagen* 135.

5 Strackerjan I, 222.

6 Strackerjan I, 122; vgl. Thurston *Southern India* 218; Kühnau *Sagen* I, 162 ff.

7 Mannhardt *Germ. Myth.* 301.

8 Eisel, *Voigtland* 63, Meiche *Sagen* 50, 53, 70 f., 273; Strackerjan I, 122; Urquell 3, 52; Grohmann *Sagen* 207; Müllenhoff *Sagen* 188; Graber *Kärnten* 435; Kuoni *St. Galler Sagen* 297.

9 Gander *Niederlausitz* 88 f.; Meyer *Baden* 597.

10 SAVk. 26, 165 Sartori *Speisung 38.*

11 HessBl. 6, 103; Heckenbach *de nuditate* 92 ff.; Schell *Berg. Sagen* 302.

ben, damit es gedeiht[1]. Besonders zauber- und heilkräftig ist der Strick, womit sich einer erhängt hat[2]. Die Hand eines S.s dient zum Diebs- und Heilzauber[3]. In Schottland will man Epilepsie heilen, indem man aus dem Schädel eines S.s trinkt[4]. Am Grab eines S.s holt sich der Zauberer vom Teufel Zauberkraft[5].

## *Anton Klingler* Greuel der Selbst-Mörderey

Wir sind hier durch die Gnade Gottes zu handlen gesinnet von dem verdächtlichem Selbstmord/ der auß freyem aber boßhafftem Wissen und Willen/ auß eigenem Antrieb/ von eigener Hand/ auf eine verzweiflete weise verübet wird: Und zwar eintweders *partialiter, indirectè, mediatè*, zum theil mittelbar! auf eine umschweiffende verzögerende Weise/ oder *totaliter, directè* und *immediatè*, gänzlich/ unmittelbar/ schnurschlichtig/ und auf eine grausame geschwinde Weise.
Halb und zum Theil/ auf eine umschweifende und verzögerende Weise begehen den unnatürlichen/unmenschlichen Selbstmord an ihrem eigenen Leben die jenige/ die ihren Leib entweders aus unmässiger Begierd üppiger Lust/ oder aus *Superstition* und Aberglauben also schwächen/ daß sie ihnen ihr eigen Leben augenscheinlich ab-kürzen: Oder sich in äusserste Gefahr ohne Noth und Beruff stürzen/ daß sie nothwendig darinn umkommen müssen. Dann wer sich in Gefahr begibt/ der komt in Gefahr um: Sagt Syrach.

---

1 Haltrich *Siebenb.* 309; Gaßner *Mettersdorf* 84; Globus 76, 65.
2 Seyfarth *Sachsen* 286; Urquell 4, 99; Panzer *Beitrag* 2, 279 (auch das Messer eines S.); MSchönhVk. 8, 102; Fogel *Pennsylvania* 333 Nr. 1772; Strack *Blut* 47; SudetendZfVk. I, 104 f.
3 Gross Handbuch I, 537; Black *Folk Medicine* 101.
4 FL. 14, 370; Mélusine 4, 13.
5 Urquell 3, 201. Geiger.

Aus unmässiger Begierd/ begehen zum Theil und mittelbar den ungeheuren Selbstmord/ die jenige/ die durch Unmaß/ Füllerey und Trunkenheit durch stätes debauchiren und banquetiren ihre sonst geringe Lebens-Zeit abkürzen/ und sich selbst um ihr Leben bringen: Oder ist nicht der Wollüstler sein eigener Henker/ sind nicht seine wollüste so vil eimer wasser/ die das feur seines eigenen Lebens außlöschen? Ist nicht wahr/ daß die Zähne des Fressers und Prassers eben an der Gruben arbeiten/ darein er endlich muß geworffen werden? überladet er nicht das Schiff seines Leibs/ daß es nothwendig zu grund gehe muß? Ist nicht wahr daß der Trunkenbold durch sein Unmaß/ Füllerey und Trunkenheit/ in ihme selbsten erwekt eine solche Glut/ die ihn frühzeitig auffrißt? oder durch unzalbare überflüssige Flüß/ Schlück und Güsse sich selbsten ersäuft und erstekt? Ist nicht wahr daß aller solcher Wollüstlerer tisch ihnen zum Strik werde/ und zur widergeltung und Fahl: Psalm. 69. v. 23. Versuchte Martyrer *Bacchi* und *Cereris*, ja Teufels-Martyrer!

Ist nicht wahr/ daß alle die jenige/ die durch geile/ üppige Lustsucht/ Leichtfertigkeit/ Hurey/ Ehebruch/ ihre leibliche Kräfte verzehren/ und wieder ihren eigenen Leibe sündigen/ i. Cor. 6. v. 18. sich selbst nach und nach ihres eigenen Lebens berauben? Verzweiflete Martyrer *Veneris*, die die Glieder Christi zu Huren-Gliederen machen/ und Leib Gut verzehren/ Prov. 5. v. 11.

Und was thut nicht der geizige Schacherer und Wucherer/ ist der nicht offtmals so närrisch/ daß er sein Leben verkürzt/ damit er reich sterben könne? Ist nicht allezeit in ihme ein durst nach grossem Hab und Gut/ der ihn zuletzt ersteckt? Ist nicht offtmals sein Gold und Silber eben das Instrument/ damit er sich frühzeitig aufreibet?

Eine gleiche Bewandnuß hat es mit dem Ehrgeizigen und unruhigen Kopf: wie offtmal ist sein Ehrgeiz ein Vorbott seines frühzeitigen Fahls?

Wie offt verbindet er sich mit einem Achab zu einem gottlosen

Werck/ dessen Außgang ihne mit Core/ Datham und Abiram in die Hölle stürzt? Wie vielmalen ist sein Ehrgeiz eine feurige Flamme in seinem Gemüth/ die ihm das Marg im Bein nach und nach verzehret? Ja Schlangen und Otteren/ die ihn ohne unterlaß reisen und beissen/ nagen und plagen/ biß sie seine unselige Seele von dem Leib abgetrieben?

Ein gleicher Selbstmörder/ ist auch der Hässige/ Neidige/ Zornmütige/ Mißgünstige; oder ist nicht wahr/ daß der Mißgunst und die Eifersucht/ ein scharfbeissendes inwendiges gift ist/ welches den Hasser und Neidhard auffrisset? Ist nicht der Neid und Zorn ein giftiger Mord-stilet/ den der Mensch in seinem eigenen Busem tragt/ und ihme damit seine Kähle absticht? Er ist ja gleich dem Rost/ der das Kupfer zerfrißt/ er zerfrißt Lungen und Leberen/ ja gar das Gebein Prov. 14. v. 30. O zorn du wilde Bestie/ du scheuzliches/ rasendes Ungeheur! wie manchen Menschen hastu frühzeitig auf eine klägliche Weise zerrissen und erwürget? Ja um Leib und Seele gebracht? daß durch den Zorn wird man des ewigen Grichts schuldig/ Matth. 5. vers. 22.

Und ach wie mancher kürzt und ermördet sein Leben bald durch unnütze Sorg/ durch Forcht/ durch Schrecken/ insonderheit durch schwere heimliche/ verborgene Sünden und Gottlosigkeiten! dann jemehr einer die Zahl seiner Mißthaten vermehret/ je mehr er seine Tage verringert:

Der Gottlose komt nicht an die Helfte seiner Tagen. Ps. 55. v. 23. O der schändlichen Verschwenderey des eigenen Lebens! O der mörderischen Begierden/ die ich erzellet hab! Ach der schweren leidigen Sünd/ dardurch man den Tempel Gottes darnider reißt/ das Werck seiner Allmacht zerstört; sein eigen Leben ermordet/ sein Schwerdt in seinen eigenen Leib stoßt/ sein eigen Gifft verschluckt; Gottes Fürsehung versucht/ die Hinterlassenen in den Witwen- und Wäisenstand/ ja ins Elend versezt! mit einem Wort zum Meister wird seines eigenen Unglücks/ und seine kurze Tage/ sein kurzes Leben schmiedet auf seinem eigenen Amboß.

Auß *Superstition* und Aberglauben verkürzten und ermördeten zum theil ihr eigen Leben die alten Baaliter/ denen heut zu tag ganz gleich unter den Türcken die *Servisen* und die *Bramini* in Ost-Indien/ die sich mit Messern Pfriemen/ und andern stechlichen Instrumenten über den ganzen Leib rizen/ hauen/ stechen/ und im kalten Winter ganz nakend und bloß wandlen.

## *Emil Weber/Robert Friese*
## Der Selbstmörder im Geisterreich

Die vielen körperlichen Selbstvernichtungen (Selbstmorde) der Neuzeit und die schweren Strafen dafür im Jenseits geben mir Veranlassung, auf das Verkehrte hinzuweisen, etwa zu glauben, mit dem sogenannten Selbstmorde könne man die Leiden begraben, die uns umgeben. Nichts törichter als das. Durch den modernen Verkehr mit den Geistern ist den Menschen die Botschaft geworden, daß der Mensch nicht sterben kann, und auf der ganzen Erde ist in spiritistischen Zirkeln bewiesen worden, daß dies *absolute* Wahrheit ist. Wir streifen nur unsere irdische Hülle ab, und das sogenannte Sterben ist nur ein kurzer Schlummer, aus welchem wir in einem neuen feinstofflichen Leibe in 1 bis 3 Stunden, höchstens 72 Stunden nach unserem Einschlafen auf dem letzten irdischen Lager in einer anderen Welt wieder erwachen.
Das Erwachen des Guten ist ein unaussprechlich schönes in einer glänzenden Welt, das Erwachen des Bösen je nach dem Grade und der Häufigkeit seiner Sünden (unser Glück im Jenseits richtet sich peinlich genau nach unserem irdischen Verhalten) ein schreckliches niederes Geistleben auf der Erde und in der der Erde nächsten niederen Sphäre. Der Selbstmörder kommt dabei mit am schlechtesten weg. Er erwacht in finsterer Einöde, kann sich an nichts erfreuen, sieht keine Sonne, kein Licht, nichts von Gottes schöner Natur. Zu spät wünscht

er sein früheres Erdenschicksal zurück. Wenn wir in den Zeitungen die kurzen Selbstmordberichte lesen, so ahnen wir nicht, welch große Zeitperioden erforderlich sind und welch unerhörte Leiden solche arme Geister zu überwinden haben, um solche üble Taten zu sühnen. Hätten sie das als Menschen im Erdenleben gewußt, sie würden im Falle der Arbeitslosigkeit und Existenzlosigkeit lieber Hungers gestorben sein, als sich zu entleiben. Geschah dies aus anderen Gründen, vielleicht aus Ehrgeiz, Schande oder verunglückter Liebe, dann hätten sie solche kleine Erdenübel gewiß freudig ertragen. Aus Mangel an Aufklärung und mangels Erkenntnis ist das Selbstentleiben modern geworden und wird von anderen nachgeahmt, und wenn nicht ein kräftiges »Halt ein!« zwischen gerufen wird, wozu ich die Schulen auf spritistischer Grundlage für verpflichtet erachte, dann können wir noch schlimme Zeiten erleben. Diese schwere Sünde wird in der Neuzeit so flachköpfig und leichtsinnig beurteilt, daß manchmal die geringste Veranlassung dazu ausreicht, die körperliche Selbstvernichtung herbeizuführen. Viele denken auch, sie besitzen Mut und es sei männlich, wenn sie eine solche »Heldentat« vollbringen. Wüßten solche Personen, manchmal ganz ehrenwerte Leute, daß sie durch ihren verhängnisvollen Schritt die Last nicht los werden, sondern die Leiden tausendfach vergrößern, dann würden sie gewiß von solchen abscheulichen Plänen ablassen. Und im höchsten Grade feige ist die Tat der körperlichen Selbstvernichtung auf alle Fälle, mag der Grund heißen wie er wolle. Wohl muß zugegeben werden, daß es Situationen gibt, namentlich bei Familienvätern, die manchmal fast unerträglich sind: man hofft von Stunde zu Stunde auf Hilfe, auf Arbeitsgelegenheit, Tage und Wochen vergehen in Angst und Kummer, man geht das Zimmer händeringend auf und ab, alles vergebens. Das sind Lagen, die weit eher die körperliche Selbstvernichtung entschuldigen könnten, als die aus fast nichtigen Anlässen verübten. Aber auch hier, wenn wir in größten Nöten sind, müssen wir aushalten, überwinden, lieber die allerhärtesten Zeiten durchmachen, als sich so vergessen oder gar die Familie mit in den entsetzlichen Strudel hineinzerren. Es kommen auch wieder andere Zeiten, und wenn man jene fast erdrückende Lebenslage hinter sich hat, sieht man, daß der Mutigste und Männlichste *der* war, der sich damals *nicht* entleibte. Groß ist nur der, der leiden kann; klein der, welcher sich der Leiden durch Selbstmord entzieht. Es ist unsere Pflicht, daß wir uns am Leben erhalten, denn bei Gott gibt es keine Entschuldigung. Entleibung zieht ganz von selbst die gesetzliche Strafe nach sich und Gott ändert seine Gesetze nicht. Wir dürfen uns darauf verlassen, daß im Geisterreich überall Gerechtigkeit herrscht.

[Robert Friese berichtet den folgenden Fall]
»Am 20. Juni 1879 erschoß sich in seiner Wohnung zu Breslau ein Freund eines meiner Schreibmedien. Am dritten Tage, acht Stunden vor der Beerdigung, hatte das Medium Gelegenheit, neben der Leiche ungehindert zu schreiben und erhielt von dem unglücklichen Geiste die traurige Schilderung seiner verzweifelten Lage, der ich Folgendes entnehme. Das Medium forderte den Freund im Namen des Höchsten auf, sein Gewissen durch ein offenes Bekenntnis seiner Schuld zu erleichtern und seinen Gefühlen aufrichtiger Reue Ausdruck zu geben.«
»Oh! wie groß bist Du, heiliger Gott! Was habe ich gethan! Wie grenzenlos unglücklich bin ich hier! Mir ist, als sollte ich jeden Augenblick zerspringen vor Angst und Verzweiflung. O mein Gott, rette mich aus meiner Not, laß mich nicht umkommen. Mein Gott, ich flehe zu Dir, hilf mir noch einmal. Ach könnte ich das ganze irdische Leben ungeschehen machen, wie wollte ich von Neuem anfangen. Aber ach! mein Verständnis für den Geist war ja schwach. Wie soll ich es hier anfangen. Ach lieber Freund, guter X, hilf mir jetzt, wo ich als ein gebrochener Sünder an Deiner Seite stehe, denn Du bist der einzige, der mir raten kann, sonst muß ich vollends ver-

zweifeln. Kein Mensch hat je empfunden diese Angst und Qual, in der ich schmachte. O! der trockene Bissen Brod gibt dem Hungernden Kraft, ein Tropfen Wasser löscht seinen brennenden Durst ich habe Nichts, was meine schrecklichen Qualen lindert. Wie glücklich ist der Mensch, der dies Elend nicht kennt und empfindet. O Menschen! glaubt mir, daß nichts dazu gehört, um glücklich zu sein, als das Bewußtsein gegen Gott, seinen Nebenmenschen und sich seine Pflichten erfüllt zu haben. O! dann ist der trockene Bissen gewürzt, und das bloße Wasser duftet labend und erquickend. Und nun sage, o sage, was fange ich an in meiner Verzweiflung?«

»Nachdem der Freund ihm in einer langen Anrede die Ursache seiner Qualen auseinander gesetzt hatte und dieselben als die unausbleiblichen Folgen seiner kaltblütigen, mit raffinierter Berechnung ausgeführten Missetat hingestellt, riet er ihm, sich in inbrünstigem Gebet an Gottes Barmherzigkeit zu wenden und sich für die Zukunft die Aufgabe zu stellen, Unglückselige, die, wie er, Hand an sich legen wollen, aufzusuchen und von diesem schrecklichen Vorhaben, so weit seine Macht geht, abzubringen. ›Bete zu Gott, daß er Dir dazu Kraft verleihe, und Du wirst Vielen einen Liebesdienst erweisen, wenn es Dir gelingt, sie vor den Qualen zu bewahren, die Dich jetzt verzehren. Dann wirst Du Gott noch als ein nützliches Werkzeug dienen können und im Lauf der Zeiten Deine schwere Schuld sühnen.‹«

*Antwort des Geistes:* Mein lieber Freund, tausend Dank für Deine Worte. Nimm Dich meiner an, sei mir ein Ratgeber in meiner Angst und Not. Nimm Dich meiner armen Frau und meines Kindes an. Wir scheiden jetzt auf lange, ich fühle das.

Frage: Warum gingst Du nicht gleich nach Deinem Tode fort von hier?

*Antwort:* Ich bin wie gelähmt, habe keine Kraft, mich fortzubewegen.

Frage: Befindest Du Dich in Deiner früheren Kleidung?

*Antwort:* Ja!

Frage: Wie kamst Du zu derselben?
*Antwort:* Ich weiß es nicht.
Frage: Wie sieht es um Dich aus?
*Antwort:* Grau.
Frage: Sind noch andere Geister bei Dir?
*Antwort:* Nein, ich bin ganz allein.
Frage: Welches war Deine erste Empfindung, als Du wieder zu Dir kamst?
*Antwort:* Ich schrak zusammen, als ich, wie aus einem schrecklichen Traum erwachend, mich wieder fühlte. Ich habe nicht an ein Weiterleben nach dem Tode geglaubt. Wie sollte ich das können; ich hatte ja keine Gelegenheit, Etwas zu lernen.
Frage: Wirst Du mit auf den Kirchhof kommen?
*Antwort:* O, ich kann das nicht. Ich bin ja nicht frei. Laß mich jetzt gehen, ich werde gedrängt.
Frage: Von wem?
*Antwort:* Ich weiß nicht. O! laß mich jetzt, ich zittre vor meiner Zukunft. Bete für mich.

## Gesetzestext von 1787

Selbstmord ist, wenn jemand sich durch eine gewaltsame, und den Tod befördernde Handlung das Leben raubet, zu einer Zeit, da an ihm kein Merkmal einer Sinnenverrückung, oder einer schweren Krankheit, die den Gebrauch der Vernunft hemmete, wahrzunehmen gewesen. Der Körper des Selbstmörders, wenn er entweder sogleich todt geblieben, oder ohne bezeigte Reue gestorben, ist durch den Schinder einzuscharren. Hat er zwischen der That, und dem erfolgten Tod Reue gezeiget, so ist dem Körper nur die ordentliche Grabstätte zu versagen, und er ohne alle Begleitung, und Gepräng einzugraben.

## Paragraph einer Gerichtsordnung von 1534

Von Verzweiflung oder selbst ableibung.
Da sich Jemandts auß Verzweiflung oder wie das geschehe, selbsten mit willen und vorsatz ableibig machen wurde, so solle solches alßbalden von den Schöpfen oder Schultheisen eines Jeden Dorfs angezeigt werden, der dann alsbalden mit zweyen Schöpfen erscheinen, den augenschein einnemen, dann des abgeleibtenn nechsten Verwandenn, Freundt oder wer umb diesselben Person gewesen fragen und verhoren soll, aus was Ursachen und Bewegung und was gestalt solche ableibung geschehen, auch was für reden beschwernus oder anders vonn den abgeleibtenn Personen gehort und vermerckt wordenn. Inmittels aber des abgeleibten ehegenossenn, erben unnd freundten anzeigen, das durch solche ableibung alle desselbenn abgeleibten Verlassenen haab und guetter uns und unserm Stiefft vermog habender Key- unnd Königlicher Privilegien unnd herkommens heimgefallen. Daher sollen auch die Zenthgraffen des abgeleibten verlassene haab und guetter inventiren lassen und das Inventarium uns überschiecken. Wann nun die Verzweifelte Personn durch unsern nachrichter hinweg zu schaffen bevolhenn wurde, so solle von des Verzweifelten guettern Ime unserm nachrichter geburendte billiche belohnung unnd was sonstenn darauf gehen möchte, bezahlet werden.

## Selbstmörderbestattung 1608

Im Faß in den Main geworfen.
1608 erhangt sich zu Knetzgau (Ellmann, Utfr.) auf bambergischem Leben eine 60jährige Witwe. Amtmann auf Ebers- u. Schmachtenberg (dgl.) läßt die Erhenkte durch den Knecht des Bamberger Nachrichters abschneiden u. oben vom Boden heraus auf die gemeine Gasse werfen, wo sie vom Donnerstag

früh bis Samstag gar spät gegen den Abend liegen blieb (im November). Hat der würzburgische Zentgraf ein Grab im Zwinger neben der Kirchenmauer machen und sie begraben lassen wollen; aber von Bambergs wegen nicht verstattet worden. Hernach der würzburg. Zentgraf die Erhenkte durch den Landknecht besichtigen, ein Leibzeichen nehmen u. hinaus zu der Siechenkapell zwischen Knetzgau und Sand (beide Ellmann Utfr.) begraben lassen. Hunde haben sie hernach ausgescharrt. Der Tochtermann nach Bamberg gelaufen und gebeten, den Nachrichtersknecht hinauszuschicken, die Tote an einen andern Ort zu begraben. Weil auch die aus der Gemeind sich beschwert u. nochmaliges Begräbnis an diesem Ort nicht gestatten wollten, haben der Erhenkten Freund ein Faß hergeben, des Nachrichters (Henkers) Knecht die Erhenkte darein geschlagen, auf einem Ziehkärrlein zum Main geführt u. in das Wasser geworfen. Bernhard Dietz, Herzogenaurach.

## Paragraph des Kirchenrechts

Der *Selbstmörder* wird bestraft mit dem Entzug des kirchlichen Begräbnisses gemäß c. 1240 § 1 n. 3; es ist dabei vorausgesetzt, daß die Tat mit voller Überlegung und mit klarem Bewußtsein ausgeführt wurde und daß der Tod infolge der Tat eingetreten ist. Das Begräbnis ist zu gewähren, wenn der Selbstmörder vor dem Tode noch ein Zeichen der Reue gegeben hat. Im Zweifel ist zugunsten des Verstorbenen zu entscheiden. Der *Selbstmordversuch* wird mit dem Ausschluß von den kirchlichen Ehrendiensten bestraft, und Geistliche, die sich eines Selbstmordversuches schuldig gemacht haben, sind einstweilen des geistlichen Dienstes zu entheben sowie von Benefizien und Ämtern, mit denen Seelsorge im inneren oder im äußeren Bereich verbunden ist, zu entfernen. Der Selbstmordversuch macht irregulär (c. 985 n. 5).

## *N. N.* Abschiedsbrief

»Mein Trost und mein Resultat zur Erlösung ist das Verschwinden in meine ewige Ruhe. Darum möchte ich Dir, I. P. heute adio sagen, – Bedaure meiner nicht, sondern freue Dich wie ich mich freue. Ein Kopfschuß, der nachher vom offenen Wasser überspült wird, soll mein Ende sein. Adio alle meine lieben Bekannten. Dein I. Papa.«

Ein wichtiger Gewinn, welcher aus der Philosophie kommt, besteht darin, dass sie das wirksamste Gegengift gegen Aberglauben und falsche Religion liefert. Alle übrigen Heilmittel gegen diese verderbliche Krankheit sind vergeblich oder wenigstens unsicher. Schlichter gesunder Verstand und Weltkenntnis, welche für die meisten Vorfälle des Lebens ausreichen, erweisen sich hier als unwirksam: Geschichte und tägliche Erfahrung bieten Beispiele von Männern, welche, mit den grössten Fähigkeiten für Geschäft und Leben ausgestattet, ihr Leben lang dem gröbsten Aberglauben knechtisch unterworfen geblieben sind. Selbst Heiterkeit und Milde des Temperaments, welche Balsam in jede andere Wunde giessen, bieten kein Heilmittel gegen ein so bösartiges Gift, wie besonders daraus hervorgeht, dass das schöne Geschlecht, welches gewöhnlich mit diesen reichen Gaben von der Natur ausgestattet ist, so manchen Tag von jenem lästigen Eindringling verkümmert sieht. Hat aber gesunde Philosophie einmal die Herrschaft über den Geist gewonnen, dann ist Aberglaube thatsächlich ausgeschlossen; und man kann zuversichtlich behaupten, dass ihr Sieg über diesen Feind vollständiger ist als über die meisten Laster oder Unvollkommenheiten, denen die menschliche Natur unterworfen ist. Liebe oder Zorn, Ehrgeiz oder Habsucht haben ihre Wurzel in dem Temperament und den Empfindungen, welche auch die gesundeste Vernunft kaum jemals im Stande ist, ganz in's Rechte zu bringen; der Aberglaube hingegen, welcher auf falscher Meinung beruht, muss unmittelbar verschwinden, sobald wahre Philosophie richtigere Ansichten über höhere Mächte eingeflösst hat. Hier ist der Kampf zwischen Krankheit und Heilmittel mehr ein gleicher, und das letztere kann sich wirksam zu erweisen durch nichts verhindert werden als durch seine eigne Unwahrheit und Verfälschtheit.

Es würde überflüssig sein, die Verdienste der Philosophie durch Entwicklung des verderblichen Einflusses jenes Fehlers, von welchem sie den menschlichen Geist heilt, zu erheben. Der Abergläubische, sagt Tullius[1], ist in jeder Lage, in jedem Vorfall des Lebens elend; selbst der Schlaf, welcher den unglücklichen Sterblichen alle andern Sorgen abnimmt, bietet ihm neuen Anlass zum Schrecken, wenn er seine Träume befragt und in den Nachtgesichtern zukünftiges Unglück vorbedeutet findet. Ich füge hinzu, dass er, obwohl der Tod allein seinem Elend eine Grenze zu setzen vermag, an diesen Zufluchtsort zu fliehen nicht wagt, sondern ein elendes Dasein fortschleppt, aus leerer Furcht, dass er durch Gebrauch einer Kraft, welche ihm sein Schöpfer gab, jenes gütige Wesen beleidige. Die Gaben Gottes und der Natur werden uns durch diesen grausamen Feind geraubt, und wo uns ein Schritt aus dem Ort des Schmerzes und der Sorge herausführen würde, ketten uns seine Drohungen an ein verhasstes Dasein, welches elend zu machen derselbe in erster Reihe beiträgt.

Es ist bemerkt worden, dass diejenigen, welche durch die Unglücksfälle des Lebens zur Anwendung dieses letzten Heilmittels sich genöthigt sahen, wenn sie durch die unzeitige Fürsorge ihrer Freunde der erwählten Todesart beraubt waren, selten eine andere wagten oder zum zweiten Mal so viel Entschluss zu Wege brachten, um ihr Vorhaben auszuführen. So gross ist unser Schauder vor dem Tode, dass derselbe, wenn er sich in einer andern Gestalt darbietet, als derjenigen, mit welcher man seine Einbildungskraft auszusöhnen sich bemüht hat, neue Schrecken erhält und den schwachen Muth eines Mannes überwältigt. Kommen zu dieser natürlichen Furchtsamkeit noch die Drohungen des Aberglaubens, so ist es kein Wunder, dass die Menschen alle Gewalt über ihr Leben verlieren, da selbst manche Lust und Freude, zu der wir durch eine starke Neigung hingezogen werden, uns durch diesen grausamen Tyrannen entrissen werden. Wir wollen hier versuchen, den Menschen in seine natürliche Freiheit wieder einzusetzen,

1 De Divinat. lib. II.

indem wir alle Argumente gegen den Selbstmord prüfen und zeigen, dass diese Handlung ohne irgend welche Schuld oder Tadel begangen werden mag, wie dies auch die gemeinsame Ansicht aller alten Philosophen ist.

Wenn Selbstmord ein Verbrechen ist, so muss er eine Uebertretung unserer Pflicht gegen Gott, gegen unsere Nächsten oder gegen uns selbst sein. Um zu beweisen, dass Selbstmord keine Uebertretung unserer Pflicht gegen Gott ist, genügt vielleicht die folgende Ueberlegung. Um die materielle Welt zu regieren, hat der allmächtige Schöpfer allgemeine und unveränderliche Gesetze aufgestellt, durch welche alle Körper, vom grössten Planeten bis zum kleinsten Theilchen der Materie, in der ihnen angewiesenen Bahn und Verrichtung erhalten werden. Die thierische Welt zu regieren, hat er alle lebenden Wesen mit körperlichen und geistigen Fähigkeiten ausgestattet: mit Sinnen, Gefühlen, Begierden, Gedächtniss und Urtheil, durch welche sie in dem ihnen bestimmten Lebenslauf angetrieben und geleitet werden. Diese beiden verschiedenen Principien der materiellen und der thierischen Welt suchen einander beständig einzuschränken und hemmen oder fördern gegenseitig ihre Wirksamkeit. Die Kräfte des Menschen und der andern Thiere werden durch die Natur und Eigenschaften der umgebenden Körper beständig eingeschränkt und geleitet, und die Modificationen und Bewegungen dieser Körper werden durch die Thätigkeit aller Thiere fortwährend verändert. Der Mensch wird in seiner Wanderung über die Oberfläche der Erde durch Flüsse aufgehalten, und Flüsse leihen, richtig geleitet, ihre Kraft zur Bewegung von Maschinen, welche dem Menschen dienen. Aber obwohl die Gebiete der materiellen und thierischen Kräfte nicht gänzlich getrennt sind, so entspringt doch daraus kein Zwiespalt und keine Unordnung in der Schöpfung; im Gegentheil, aus der Vermischung, Einigung und Gegensätzlichkeit all der verschiedenen Kräfte lebloser Körper und lebender Wesen entspringt jene Sympathie, Einstimmigkeit und Verhältnissmässigkeit, welche den sichersten Beweis für eine oberste Weisheit bietet. Die Vorsehung Gottes erscheint nicht unmittelbar in irgend einer Handlung, sondern sie lenkt alle Dinge durch jene allgemeinen und unveränderlichen Gesetze, welche vom Anfang der Zeit an errichtet sind. Alle Ereignisse können in einem gewissen Sinne Handlungen des Allmächtigen genannt werden; sie entspringen alle aus jenen Kräften, mit welchen er die Creaturen begabt hat. Ein Haus, welches durch sein eigenes Gewicht fällt, ist nicht mehr durch seine Vorsehung zu Fall gebracht als ein anderes, welches durch Menschenhände zerstört wird; noch sind die menschlichen Fähigkeiten weniger sein Werk, als die Gesetze der Bewegung und Gravitation. Wenn die Gefühle sich entfalten, wenn der Wille befiehlt, wenn die Glieder gehorchen, so ist das alles Gottes Handlung; und sowohl über diese belebten als über die unbelebten Principien hat er die Weltregierung aufgerichtet. Jedes Ereigniss ist in den Augen des unendlichen Wesens, welches in einem Augenblick die entferntesten Orte des Raumes und die entlegensten Zeiträume umfasst, gleich wichtig. Es giebt kein Ereigniss, wie wichtig es für uns sein mag, das er von den allgemeinen weltbeherrschenden Gesetzen ausgenommen und im Besonderen seiner eigenen unmittelbaren Handlung und Einwirkung vorbehalten hätte. Die Umwälzung von Staaten und Reichen beruht auf der kleinsten Laune oder Gemüthsbewegung eines einzigen Mannes; und das Leben der Menschen wird durch den kleinsten Zufall der Luft oder der Lebensweise, Sonnenschein oder Unwetter, verkürzt oder verlängert. Die Natur hält ihren Lauf und ihre Wirkungsweise ein, und wenn jemals die allgemeinen Gesetze durch besondere Willensacte der Gottheit durchbrochen werden, so geschieht dies auf eine Weise, welche der menschlichen Beobachtung durchaus entgeht. Wie auf der einen Seite die Elemente und die andern leblosen Theile der Schöpfung ohne Rücksicht auf die besonderen Interessen und Umstände der Menschen wirken, so sind die Menschen bei den mannichfachen Zusammenstössen mit der Materie auf eigenes Urtheil und eigenes Belieben angewiesen und mögen jede Fähigkeit, mit welcher sie ausgestattet sind, anwenden, um sich Wohlsein, Glück und Erhaltung zu verschaffen. Was bedeutet nun jener Grundsatz, dass ein Mensch, welcher des Lebens müde und gehetzt von Schmerz und Elend die natürlichen Schrecken des Todes mannhaft überwindet und sich jenem grausamen Schauspiel entzieht, dass, sage ich, ein solcher Mann durch einen Eingriff in das Geschäft der göttlichen Vorsehung und durch Störung der Weltordnung den Zorn des Schöpfers auf sich geladen haben soll? Sollen wir sagen, dass der Allmächtige die Verfügung über das Leben der Menschen in einer besonderen Weise sich vorbehalten und dieses Ereigniss nicht in gleicher Weise, wie alle anderen, den allgemeinen Gesetzen des Weltlaufs unterstellt hat? Das ist offenbar falsch; das Leben der Menschen hängt von denselben Gesetzen ab, wie das Leben aller andern Thiere, und diese sind den allgemeinen Gesetzen der Materie und der Bewegung unterworfen. Der Fall eines Thurmes oder die Beibringung eines Giftes zerstört einen Menschen ebenso, wie die gemeinste Creatur; eine Ueberschwemmung fegt alles, was in dem Bereich ihrer Wuth ist, ohne Unterschied hinweg. Wenn demnach das Leben der Menschen von den allgemeinen Gesetzen der Materie und der Bewegung für immer abhängig ist, ist die Verfügung über dasselbe deshalb verbrecherisch, weil es in jedem Fall verbrecherisch ist, in diese Gesetze Eingriff zu machen oder ihre Wirkung zu durchkreuzen? Aber das erscheint unsinnig: alle Thiere sind rücksichtlich ihrer Lebensführung der eigenen Klugheit und Geschicklichkeit überlassen, und haben volles Recht, so weit ihre Kraft reicht, die Wirkungen der Natur abzuändern. Ohne die Uebung dieses Rechtes könnten sie nicht einen Augenblick leben; jede Handlung, jede Bewegung eines Menschen verändert die Ordnung der materiellen Theile und lenkt die allgemeinen Gesetze der Bewegung von ihrem gewöhnlichen Lauf ab. Fassen wir diese Folgerungen zusammen, so finden wir, dass das menschliche Leben von den allgemeinen Gesetzen der Materie und Bewegung abhängt, und dass es kein Eingriff in das Geschäft der Vorsehung ist, diese allgemeinen Gesetze zu durchkreuzen oder zu ändern: hat folglich nicht jeder die freie Verfügung über sein Leben? Und kann er nicht mit vollem Recht von der Macht, welche ihm die Natur verliehen hat, Gebrauch machen? Um die Beweiskraft dieses Schlusses zu vernichten, müsste ein Grund aufgezeigt werden, weshalb dieser specielle Fall ausgenommen ist. Ist es deshalb, dass menschliches Leben so grosse Bedeutung hat, dass es für menschliche Einsicht zu anmassend ist, darüber zu verfügen? Aber das Leben eines Menschen hat für das Weltall nicht grössere Bedeutung als das einer Auster; und wäre es von wie grosser Bedeutung immer, so hat die Ordnung der menschlichen Natur es thatsächlich doch menschlicher Einsicht unterworfen und nöthigt uns in jedem Augenblick bezüglich desselben Beschlüsse zu fassen.

Wäre die Verfügung über das menschliche Leben dem Allmächtigen als besonderer Wirkungsbereich vorbehalten, so dass es ein Eingriff in sein Recht wäre, wenn Menschen selbst über ihr Leben verfügten, so würde es in gleicher Weise verbrecherisch sein für die Erhaltung des Lebens thätig zu sein als für die Zerstörung. Wenn ich einen Stein, der auf meinen Kopf fallen will, abwende, durchkreuze ich den Lauf der Natur und überschreite die Grenzen des vorbehaltenen göttlichen Wirkungsbereichs, indem ich mein Leben über die Zeitspanne, welche ihm nach den allgemeinen Gesetzen der Materie und Bewegung zugemessen ist, hinaus verlängere.

Ein Haar, eine Fliege, ein Insect ist im Stande das mächtige Wesen, dessen Leben von solcher Bedeutung ist, zu zerstören. Ist die Annahme absurd, dass menschliche Einsicht verfügen darf über das, was von so richtigen Ursachen abhängig ist? Den Nil oder die Donau aus ihrem Lauf abzulenken wäre kein Verbrechen, wenn ich es vermöchte. Wo ist denn das Verbrechen, einige wenige Unzen Blut aus ihrem natürlichen Kanal abzulenken? Meint ihr, dass ich gegen die Vorsehung murre oder meine Erschaffung verwünsche, weil ich aus dem Leben gehe und einem Dasein ein Ende mache, das mich elend machte, wenn ich es fortsetzte? Fern seien solche Gedanken von mir! Ich bin bloss von einer Thatsache überzeugt, welche ihr selbst für eine mögliche anseht, dass nämlich das menschliche Leben unglücklich sein kann, und dass mein Dasein, wenn weiter ausgedehnt, unwünschenswerth sein würde, aber ich danke der Vorsehung sowohl für das Gute, das ich genossen, als für die Macht, womit sie mich ausgestattet, den drohenden Uebeln mich zu entziehen.[1] Euch kommt es zu, gegen die Vorsehung zu murren, die ihr euch thörichter Weise einbildet, solche Macht nicht zu besitzen, und die ihr ein verhasstes Leben, mit Schmerz und Krankheit, mit Schande und Armuth beladen, fortsetzen müsst. – Lehrt ihr nicht, dass ich, wenn ein Uebel mich befällt, sei es auch durch die Bosheit meiner Feinde, es mit Ergebung gegen die Vorsehung tragen müsse, und dass die Handlungen der Menschen Handlungen des Allmächtigen sind, so gut wie die Handlungen der leblosen Dinge? Wenn ich daher in mein eigenes Schwert falle, so empfange ich ebenso den Tod aus der Hand der Gottheit, als wenn derselbe von einem Löwen, einem Sturz, einem Fieber herkäme. Die Ergebung in den Willen der Vorsehung, welche ihr in jedem Unglück, das mich befällt, verlangt, schliesst menschliche Geschicklichkeit und Sorgfalt nicht aus, wenn ich dadurch dem Unglück entgehen kann. Und warum sollte ich nicht ein Heilmittel so gut wie das andere gebrauchen? Ist mein Leben nicht mein eigenes, so wäre es ebensowohl ein Verbrechen, es in Gefahr zu bringen, als darüber zu verfügen; und es könnte ein Mann, den Ruhmliebe oder Freundschaft in die grössten Gefahren treibt, nicht den Namen eines *Helden* verdienen, wenn ein Anderer, der

---

1 Agamus Deo gratias, quod nemo in vita teneri potest (Danken wir Gott, dass niemand im Leben festgehalten werden kann). Seneca Epist. XII.

seinem Leben aus denselben oder ähnlichen Ursachen ein Ende macht, mit Recht ein *schlechter Mensch* oder Bösewicht genannt würde. – Es giebt kein Wesen, das ein Vermögen oder eine Kraft besitzt, welche es nicht von seinem Schöpfer empfangen hat; noch giebt es eines, welches durch eine noch so sehr von der Regel abweichende Handlung in den Plan der Vorsehung eingreifen oder den Weltlauf in Unordnung bringen kann. Seine Wirkungen sind ihr Werk ebenso wie die Kette von Ereignissen, welche sie durchkreuzen; und welches Princip immer überwiegt, wir dürfen eben hieraus schliessen, dass es von der Vorsehung begünstigt ist. Mag es lebend oder unbelebt, vernunftbegabt oder vernunftlos sein, es bleibt dabei: seine Macht ist von dem höchsten Schöpfer abgeleitet und in der Ordnung seiner Vorsehung einbegriffen. Wenn die Angst vor Schmerz die Liebe zum Leben überwiegt, wenn eine absichtliche Handlung die Wirkungen blinder Ursachen vorwegnimmt, so geschieht es einzig in Folge der Kräfte und Anlagen, welche er seinen Geschöpfen eingepflanzt hat. Die göttliche Vorsehung bleibt unverletzt und liegt hoch über dem Bereich menschlicher Eingriffe.[1] Es ist gottlos, sagt der alte römische Aberglaube, Ströme aus ihrem Lauf abzulenken und in die Rechte der Natur einzugreifen. Es ist gottlos, sagt der französische Aberglaube, die Pocken einzuimpfen und das Geschäft der Vorsehung sich anzumassen durch absichtliche Hervorbringung von Krankheiten. Es ist gottlos, sagt der moderne europäische Aberglaube, dem eigenen Leben eine Grenze zu setzen und dadurch gegen den Schöpfer sich aufzulehnen. Und warum, frage ich, ist es nicht gottlos, ein Haus zu bauen, das Feld zu bestellen, den Ocean zu befahren? In allen diesen Handlungen wenden wir unsere geistigen und körperlichen Kräfte an, um in dem Lauf der Natur eine Veränderung hervorzubringen; und etwas anderes thun wir auch dort nicht. Sie sind deshalb alle gleich unschuldig oder gleich verbreche-

---

1 Tacit. Ann. lib. I.

risch. »Aber du bist durch die Vorsehung wie eine Schildwache auf deinen besonderen Posten gestellt; und wenn du diesen unabgerufen verlässt, so bist du der Auflehnung gegen deinen allmächtigen Herrn schuldig und hast sein Missfallen auf dich geladen.« – Ich frage: Woraus folgerst du, dass mich die Vorsehung auf diesen Posten gestellt hat? Was mich betrifft, so finde ich, dass ich meine Geburt einer langen Kette von Ursachen verdanke, von welchen viele auf willkürlichen Handlungen von Menschen beruhten. »Aber die Vorsehung überwachte alle diese Ursachen und es geschieht nichts in der Welt ohne ihre Zustimmung und Mitwirkung.« Wenn dies, so erfolgt auch mein Tod, wie freiwillig immer, nicht ohne ihre Zustimmung; und wenn Schmerz oder Sorge meine Geduld überwältigt und mich des Lebens müde macht, so darf ich schliessen, dass ich in den klarsten und ausdrücklichsten Worten von meinem Posten abgerufen bin. Es ist die Vorsehung, sicherlich, welche mich in diesem Augenblick in dieses Zimmer gesetzt hat; darf ich dasselbe, wenn es mir gut scheint, nicht verlassen, ohne den Vorwurf auf mich zu laden, dass ich meinen Posten verlassen habe? Wenn ich todt sein werde, werden die Elemente, aus welchen ich zusammengesetzt bin, noch ihren Dienst in der Welt thun und in der grossen Werkstatt von gleichem Nutzen sein, als da sie dieses individuelle Geschöpf bildeten. Für das Ganze wird der Unterschied nicht grösser sein als zwischen meinem Aufenthalt im Zimmer oder im Freien. Die eine Veränderung hat für mich grössere Wichtigkeit, für das Weltall nicht.

Es ist eine Art von Gotteslästerung, sich einzubilden, dass ein geschaffenes Wesen die Ordnung der Welt stören oder das Geschäft der Vorsehung sich anmaassen kann. Es setzt voraus, dass dieses Wesen Kräfte und Fähigkeiten besitzt, welche es nicht von dem Schöpfer empfing und welche seiner Herrschaft und Gewalt nicht unterthan sind. Ein Mann kann ohne Zweifel die Gesellschaft stören und dadurch das Missfallen des Allmächtigen auf sich laden; aber die Regierung der Welt ist weit über den Bereich seiner Eingriffe erhaben. Und wie wird es sichtbar, dass der Allmächtige mit jenen Handlungen, welche die Gesellschaft stören, unzufrieden ist? Durch die Grundsätze, welche er der menschlichen Natur eingepflanzt hat und welche uns mit einem Gefühl der Reue erfüllen, wenn wir uns selbst solcher Handlungen schuldig gemacht haben, und mit einem Gefühl der Missbilligung und des Tadels, wenn wir sie an Anderen wahrnehmen. – Wir wollen nun, unserer vorgesetzten Methode folgend, untersuchen, ob Selbstmord zu dieser Art von Handlungen gehört und ein Bruch unserer Pflicht gegen den Nächsten oder die Gesellschaft ist.

Ein Mensch, welcher sich aus dem Leben zurückzieht, fügt der Gesellschaft kein Leid zu; er hört bloss auf, ihr Gutes zu thun, welches, wenn es ein Unrecht ist, ein Unrecht von der geringsten Art ist. – Alle unsere Verpflichtungen, der Gesellschaft Gutes zu thun, scheinen eine Art von Gegenseitigkeit einzuschliessen. Ich empfange die Wohlthaten der Gesellschaft und daher bin ich verpflichtet, ihre Interessen zu fördern; wenn ich mich aber aus der Gesellschaft überhaupt entferne, bin ich dann noch gebunden? Doch zugestanden, dass unsere Verpflichtung Gutes zu thun, beständig dauerte, so hat sie doch Grenzen: ich bin nicht verpflichtet, der Gesellschaft ein geringfügiges Gutes zu thun auf Kosten eines grossen Schmerzes meinerseits: weshalb sollte ich also wegen eines nichtigen Nutzens, den die Gesellschaft vielleicht von mir erlangen möchte, ein elendes Dasein verlängern? Wenn ich auf Grund von Alter und Krankheit einen Beruf aufgeben und meine ganze Zeit darauf verwenden darf, mich gegen diese unglücklichen Umstände zu schützen und so viel als möglich das Elend meines künftigen Lebens zu erleichtern, warum darf ich nicht durch eine Handlung, welche für die Gesellschaft nicht nachtheiliger ist, auf einmal all dieses Elend abschneiden? – Aber man setze den Fall, dass es nicht mehr in meiner Macht steht, das Interesse der Gesellschaft zu fördern, dass ich ihr eine Last bin, dass mein Leben eine andere Person verhindert, der Gesellschaft viel mehr zu nützen: in solchem Fall muss mein Verzicht auf das Leben nicht blos schuldlos, sondern löblich sein. Und die meisten Menschen, welche in die Versuchung kommen, das Dasein zu verlassen, sind in solcher Lage; diejenigen, welche Gesundheit und Kraft und Ansehen haben, neigen gewöhnlich zur Zufriedenheit mit der Welt.

Es ist jemand an einer Verschwörung für das öffentliche Wohl betheiligt, wird auf Verdacht ergriffen, mit der Folter bedroht; er kennt seine Schwäche und weiss, dass das Geheimnis von ihm erpresst werden wird: könnte ein solcher für das öffentliche Wohl besser sorgen als durch schleuniges Beenden eines elenden Lebens? Dies war der Fall des berühmten und tapferen Strozzi von Florenz. – Oder man setze den Fall, dass ein Verbrecher mit Recht zu einem schmachvollen Tode verurtheilt ist, lässt sich irgend ein Grund finden, weshalb er nicht seine Bestrafung vorwegnehmen und sich all der Angst des Denkens an ihr grässliches Nahen entziehen soll? Er greift in das Geschäft der Vorsehung nicht mehr ein als der Magistrat, der seine Hinrichtung befahl, und sein freiwilliger Tod ist der Gesellschaft durch Befreiung von einem verderblichen Mitglied gleich nützlich.

Dass Selbstmord oft mit dem Interesse und mit der Pflicht gegen uns selbst verträglich ist, kann niemand bezweifeln, der zugiebt, dass Alter, Krankheit oder Unglück das Leben zu einer Last und selbst schlimmer als seine Vernichtung machen können. Ich glaube, dass noch niemand ein Leben wegwarf, dass zu erhalten der Mühe werth war. Denn unsere natürliche Furcht vor dem Tode ist so gross, dass kleine Beweggründe nie im Stande sein werden uns mit ihm auszusöhnen; und wenn vielleicht jemandes Gesundheits- oder Glücksumstände dieses Mittel nicht zu erfordern scheinen, so dürfen wir wenigstens dessen sicher sein, dass derjenige, der ohne augenscheinlichen Grund es anwendete, an so unheilbarer Verkehrtheit oder Düsterheit des Temperamentes litt, dass dieselbe alle

Lust vergiftete und ihn ebenso elend machte, als wenn er mit dem schwersten Missgeschick beladen gewesen wäre. Wenn Selbstmord ein Verbrechen ist, so ist es Feigheit allein, die uns dazu antreiben kann. Wenn er kein Verbrechen ist, so sollten sowohl Einsicht als Tapferkeit uns anhalten uns auf einmal von dem Dasein zu befreien, wenn es eine Last wird. Dies ist dann der einzige Weg, auf welchem wir der Gesellschaft nützlich sein können, indem wir ein Beispiel geben, dessen Nachahmung jedermann seine Chance für glückliches Leben erhält und ihn von aller Gefahr des Elends wirksam befreit.[1]

---

1 Es würde sich leicht beweisen lassen, dass Selbstmord für Christen ebenso rechtmässig ist als für die Heiden. Es giebt nicht ein einziges Schriftwort, das ihn verbietet. Diese grosse und unfehlbare Richtschnur des Glaubens und Lebens, an welcher alle Philosophie und menschliche Ueberlegung zu prüfen ist, hat uns in diesem Punkte unsere natürliche Freiheit gelassen. Ergebung gegen die Vorsehung wird allerdings in der Schrift empfohlen; aber diese befasst allein Unterwerfung unter diejenigen Uebel, welche unvermeidlich sind, nicht unter die, welchen durch Klugheit oder Tapferkeit abgeholfen werden kann. »Du sollst nicht tödten«, hat offenbar den Sinn, das Tödten Anderer, über deren Leben uns kein Recht zusteht, auszuschliessen. Dass diese Vorschrift, wie die meisten Schriftstellen, durch Ueberlegung und gesunden Menschenverstand modificirt werden muss, geht aus dem Verfahren der Obrigkeiten klar hervor, welche Verbrechen am Leben strafen, trotz des Buchstabens des Gesetzes. Aber ginge dies Verbot auch ganz ausdrücklich auf Selbstmord, so würde es jetzt doch keine Geltung haben, denn das Gesetz Moses' ist abgeschafft, soweit es nicht durch das Gesetz der Natur aufrecht erhalten wird. Und wir haben schon zu beweisen versucht, dass Selbstmord nicht gegen dies Gesetz ist. In allen Fällen sind Christen und Heiden genau auf demselben Fuss, Cato und Brutus, Arria und Portia handelten heldenmüthig; diejenigen welche ihr Beispiel heute nachahmen verdienen bei der Nachwelt dasselbe Lob. Die Macht, einen Selbstmord zu begehen, wird von Plinius als ein Vorzug angesehen, welchen der Mensch vor der Gottheit selbst hat. *Deus non sibi potest mortem consciscere si velit, quod homini dedit optimum in tantis vitae poenis.* (Gott kann sich, auch wenn er wollte, nicht den Tod geben, was er den Menschen als bestes Geschenk in so grossem Leid des Lebens verlieh). Lib. II. c. 7.

*Giacomo Casanova*

## Kurze Betrachtung eines Philosophen, der in die Lage kommt, an Selbstmord zu denken

*»In Dux, als ich am 13. Oktober 1793 mein Bett verließ, an einem Tage, der der Heiligen Lucia geweiht und in meinem viel zu langen Leben bemerkenswert ist.«*

Das Leben ist mir zur Last. Welches ist das metaphysische Wesen, das mir verbietet, mich zu töten? Es ist die Natur! Welches ist das andere Wesen, das mir befiehlt, mich der Bürde des Lebens zu entledigen, dessen Freuden ich nur noch schwach, dessen Leiden aber ich um so stärker empfinde? Es ist die Vernunft!

Die Natur ist ein Feigling, der nur an Selbsterhaltung denkt, und will, daß ich seiner Existenz alles zum Opfer bringe. Die Vernunft ist das Wesen, das mich Gott ähnlich macht, das den Instinkt unter seinem Fuß zertritt und das mich lehrt, einen festen Entschluß zu fassen, nachdem ich alle Gründe wohl erwogen habe. Es zeigt mir, daß ich nur Mann bin, wenn ich der Natur Schweigen gebiete, sobald sie sich einer Handlung widersetzt, die allein alle meine Leiden heilen kann. Es hat mich überzeugt, daß der freie Wille, mich zu töten, ein Vorrecht ist, das Gott mir verliehen hat, um mich zu lehren, daß ich allen Tieren überlegen bin, die er auf Erden geschaffen hat. Denn es gibt kein Tier, das sich selbst tötet, oder an Selbstmord denkt, mit Ausnahme des Skorpions, der sich aber nur vergiftet, wenn er vom Feuer eingeschlossen ist und weiß, daß seine Rettung nur mit Brandwunden zu erkaufen ist. Dieses Tier tötet sich, weil es das Feuer mehr fürchtet, als den Tod. Endlich sagt mir die Vernunft, daß ich mich nach dem göttlichen Orakelspruch töten muß, der lautet:

*Qui non potest vivere bene non vivat male.*

Diese acht Worte haben eine solche Kraft, daß ein Mensch, dem das Leben zur Last ist, unmöglich aufschieben kann, sich selbst zu töten, sobald er sie vernommen hat. Amen. – – –

Soviel ich sehe, sind es allein die monotheistischen, also jüdischen Religionen, deren Bekenner die Selbsttötung als ein Verbrechen betrachten. Dies ist um so auffallender, als weder im Alten noch im Neuen Testament irgendein Verbot oder auch nur eine entschiedene Mißbilligung derselben zu finden ist; daher denn die Religionslehrer ihre Verpönung des Selbstmordes auf ihre eigenen philosophischen Gründe zu stützen haben, um welche es aber so schlecht steht, daß sie, was den Argumenten an Stärke abgeht, durch die Stärke der Ausdrücke ihres Abscheues, also durch Schimpfen zu ersetzen suchen. Da müssen wir denn hören, Selbstmord sei die größte Feigheit, sei nur im Wahnsinn möglich und dergleichen Abgeschmacktheiten mehr oder auch die ganz sinnlose Phrase, der Selbstmord sei »unrecht«; während doch offenbar jeder auf nichts in der Welt ein so unbestreitbares *Recht* hat wie auf seine eigene Person und [sein] Leben. Sogar den Verbrechen wird, wie gesagt, der Selbstmord beigezählt, und daran knüpft sich, zumal im pöbelhaft bigotten England, ein schimpfliches Begräbnis und die Einziehung des Nachlasses – weshalb die Jury fast immer auf Wahnsinn erkennt. Man lasse hierüber zunächst einmal das moralische Gefühl entscheiden und vergleiche den Eindruck, welchen die Nachricht, daß ein Bekannter ein Verbrechen, also einen Mord, eine Grausamkeit, einen Betrug, einen Diebstahl begangen habe, auf uns macht, mit dem der Nachricht von seinem freiwilligen Tode. Während die erstere lebhafte Indignation, höchsten Unwillen, Aufruf zur Bestrafung oder zur Rache hervorruft, wird die letztere Wehmut und Mitleid erregen, denen sich wohl öfter eine gewisse Bewunderung seines Mutes als die moralische Mißbilligung, welche eine schlechte Handlung begleitet, beimischt. Wer hat nicht Bekannte, Freunde, Verwandte gehabt, die freiwillig aus der Welt geschieden sind? – Und an diese sollte jeder mit Abscheu denken als an Verbrecher?

»Ich sage nein und abermals nein!« Vielmehr bin ich der Meinung, daß die Geistlichkeit einmal aufgefordert werden sollte, Rede zu stehn, mit welcher Befugnis sie, ohne irgendeine biblische Autorität aufweisen zu können, ja auch nur irgendwelche stichhaltige[n] philosophische[n] Argumente zu haben, von der Kanzel und in Schriften eine Handlung, die viele von uns geehrte und geliebte Menschen begangen haben, zum *Verbrechen* stempelt und denen, die freiwillig aus der Welt gehn, das ehrliche Begräbnis verweigert; wobei aber festzustellen, daß man *Gründe* verlangt, nicht aber leere Redensarten oder Schimpfworte dafür annehmen wird. – Wenn die Kriminaljustiz den Selbstmord verpönt, so ist dies kein kirchlich gültiger Grund und überdies entschieden lächerlich: denn welche Strafe kann den abschrecken, der den Tod sucht? – Bestraft man den *Versuch* zum Selbstmord, so ist es die Ungeschicklichkeit, durch welche er mißlang, die man bestraft.

Auch waren die Alten weit davon entfernt, die Sache in jenem Lichte zu betrachten. *Plinius* sagt (»Historia naturalis« vol. 4 p. 351): »Wir sind der Meinung, daß man das Leben nicht so sehr lieben darf, daß man es auf alle Weise verlängert. Wer du auch seist, der du dies wünschst, du wirst gleicherweise sterben, magst du nun (gut oder) lasterhaft oder verbrecherisch gelebt haben. Darum möge jeder dies vor allem als Heilmittel seiner Seele festhalten, daß unter allen Gütern, welche die Natur dem Menschen verliehen hat, keines besser sei als ein früher Tod, und dies ist dabei das beste, daß ihn sich jeder selbst verschaffen kann.« Auch sagt derselbe (lib. 2, cap. 7; vol. I, p. 125), »daß auch Gott nicht alles vermag; denn er kann, auch wenn er wollte, nicht den Tod über sich beschließen, was er doch dem Menschen als beste Gabe bei so vielen Leiden des Lebens verliehen hat« usw. – wurde doch in Massilia und auf der Insel Keos der Schierlingstrank sogar öffentlich vom Magistrat demjenigen überreicht, der triftige Gründe, das Leben zu verlassen anführen konnte (Valerius Maximus, lib. 2, cap. 6,

§ 7 et 8)[1]. Und wie viele Helden und Weise des Altertums haben nicht ihr Leben durch freiwilligen Tod geendet! Zwar sagt Aristoteles (»Ethica ad Nicomachum« 5, 15), der Selbstmord sei ein Unrecht gegen den Staat, wiewohl nicht gegen die eigene Person: jedoch führt Stobaios in seiner Darstellung der Ethik der *Peripatetiker* (»Eclogae ethica« 2, cap. 7; vol. 3, p. 286) den Satz an: »Gute Menschen müssen in allzu großem Unglück, schlechte aber auch in allzu großem Glück das Leben hinter sich lassen.« Und auf ähnliche Weise p. 312: »Deshalb muß man heiraten, Kinder zeugen, sich dem Staatsdienst widmen ... und überhaupt in der Pflege der Tüchtigkeit bald das Leben bewahren, bald wiederum unter dem Zwang der Notwendigkeit es hinter sich lassen usw.« Nun gar von den Stoikern finden wir den Selbstmord als eine edele und heldenmütige Handlung gepriesen; was sich durch Hunderte von Stellen, die stärksten aus dem Seneca, belegen ließe. Bei den Hindu ferner kommt bekanntlich die Selbsttötung oft als religiöse Handlung vor, namentlich als Witwenverbrennung, auch als Hinwerfen unter die Räder des Götterwagens zu Jaggernaut[2], als Sichpreisgeben den Krokodilen des Ganges oder heiliger Tempelteiche und sonst. Ebenso auf dem Theater, diesem Spiegel des Lebens: da sehn wir z. B. in dem berühmten chinesischen Stück »L'orphelin de la Chine« (traduit par St. Julien 1834) fast alle edeln Charaktere durch Selbstmord enden, ohne daß irgend angedeutet wäre oder es dem Zuschauer einfiele, sie begingen ein Verbrechen. Ja auf unsrer eigenen Bühne ist es im Grunde nicht anders: z. B. Palmira im »Mahomet«, Mortimer in »Maria Stuart«, Othello, Gräfin Terzky. Und Sophokles[3]: »... freigeben wird der Gott mich, wenn ich selbst es will.« (»Bacchae« 498]

---

1 Auf der Insel *Keos* war es Sitte, daß die *Greise* sich *freiwillig den Tod* gaben (darüber Valerius Maximus lib. 2, cap. 6 – Herakleides Ponticos, »Fragments de rebus publicis« 9 – Aelianus: »Variae historiae« 3, 37 – Strabon: [»Geographica«] lib. 10, cap. 5, § 6 [editio Kramer]).

2 *[Vgl. Bd. 1, S. 528].*

3 [Nicht Sophokles, sondern Euripides].

Ist Hamlets Monolog [3, I] die Meditation eines Verbrechens? Er besagt bloß, daß, wenn wir gewiß wären, durch den Tod absolut vernichtet zu werden, er, angesehn die Beschaffenheit der Welt, unbedingt zu wählen sein würde. »But there lies the rub.« [Aber da liegt die Schwierigkeit.] – Die Gründe aber gegen den Selbstmord, welche von der Geistlichen der monotheistischen, d. i. jüdischen Religionen und den ihnen sich anbequemenden Philosophen aufgestellt werden, sind schwache, leicht zu widerlegende Sophismen (siehe meine Abhandlung »Über das Fundament der Moral« § 5). Die gründlichste Widerlegung derselben hat *Hume* geliefert in seinem »Essay on suicide«, der erst nach seinem Tode erschienen ist und von der schimpflichen Bigotterie und schmählichen Pfaffenherrschaft in England sogleich unterdrückt wurde; daher nur sehr wenige Exemplare heimlich und zu teurem Preise verkauft wurden und wir die Erhaltung dieser und einer andern Abhandlung des großen Mannes dem Baseler Nachdruck verdanken: »Essays on suicide and the immortality of the soul by the late David Hume« (Basilia 1799, sold by James Decker, 124 S., 8°). Daß aber eine rein philosophische, mit kalter Vernunft die gangbaren Gründe gegen den Selbstmord widerlegende und von einem der ersten Denker und Schriftsteller Englands herrührende Abhandlung sich hat daselbst heimlich wie ein Bubenstück durchschleichen müssen, bis sie im Auslande Schutz fand, gereicht der englischen Nation zu großer Schande. Zugleich zeigt es, was für ein gutes Gewissen in diesem Punkte die Kirche hat. – Den allein triftigen moralischen Grund gegen den Selbstmord habe ich dargelegt in meinem Hauptwerk (Bd. I, § 69). Er liegt darin, daß der Selbstmord der Erreichung des höchsten moralischen Zieles entgegensteht, indem er der wirklichen Erlösung aus dieser Welt des Jammers eine bloß scheinbare unterschiebt. Allein von dieser Verirrung bis zu einem Verbrechen, wozu ihn die christliche Geistlichkeit stempeln will, ist noch ein sehr weiter Weg.

Das Christentum trägt in seinem Innersten die Wahrheit, daß das Leiden (Kreuz) der eigentliche Zweck des Lebens ist: daher verwirft es, als diesem entgegenstehend, den Selbstmord, welchen hingegen das Altertum von einem niedrigen Standpunkt aus billigte, ja ehrte. Jener Grund gegen den Selbstmord ist jedoch ein asketischer, gilt also nur von einem viel höheren ethischen Standpunkt aus als der, den europäische Moralphilosophen jemals eingenommen haben. Steigen wir aber von jenem sehr hohen Standpunkt herab, so gibt es keinen haltbaren moralischen Grund mehr, den Selbstmord zu verdammen. Der außerordentlich lebhafte und doch weder durch die Bibel noch durch triftige Gründe unterstützte Eifer der Geistlichkeit monotheistischer Religionen gegen denselben[1] scheint daher auf einem verhehlten Grunde beruhen zu müssen; sollte es nicht dieser sein, daß das freiwillige Aufgeben des Lebens ein schlechtes Kompliment ist für den, welcher gesagt hat: Πάντα καλὰ λίαν. – So wäre es denn abermals der obligate Optimismus dieser Religionen, welcher die Selbsttötung anklagt, um nicht von ihr angeklagt zu werden.

Im ganzen wird man finden, sobald es dahin gekommen ist, daß die Schrecknisse des Lebens die Schrecknisse des Todes überwiegen, der Mensch seinem Leben ein Ende macht. Der Widerstand der letzteren ist jedoch bedeutend: sie stehn gleichsam als Wächter vor der Ausgangspforte. Vielleicht lebt keiner, der nicht schon seinem Leben ein Ende gemacht hätte, wenn dies Ende etwas rein Negatives wäre, ein plötzliches Aufhören des Daseins. –

1 Hierüber sind alle einstimmig. Nach Rousseau (»Œuvres« vol. 4. p. 275) haben Augustin und Laktanz zuerst den Selbstmord für Sünde erklärt, aber ihr Argument aus dem »Phaedo« Platons genommen (p. 39 »Phaedonis«), nämlich das seitdem so abgedroschene wie ganz aus der Luft gegriffene Argument, wir befänden uns auf einer Wache oder wären Sklaven der Götter.

Allein es ist etwas Positives dabei: die Zerstörung des Leibes. Diese scheucht zurück; eben weil der Leib die Erscheinung des Willens zum Leben ist.
Inzwischen ist der Kampf mit jenen Wächtern in der Regel nicht *so* schwer, wie es uns von weitem scheinen mag; und zwar infolge des Antagonismus zwischen geistigen und körperlichen Leiden. Nämlich wenn wir körperlich sehr schwer oder anhaltend leiden, werden wir gegen allen andern Kummer gleichgültig; unsere Herstellung allein liegt uns am Herzen. Ebenso nun machen starke geistige Leiden uns gegen körperliche unempfindlich: wir verachten sie. Ja wenn sie etwa das Übergewicht erlangen, so ist uns dies eine wohltuende Zerstreuung, eine Pause der geistigen Leiden. Dies eben ist es, was den Selbstmord erleichtert, indem der mit demselben verknüpfte körperliche Schmerz in den Augen des von übergroßen geistigen Leiden Gepeinigten alle Wichtigkeit verliert. Besonders sichtbar wird dies an denen, welche durch rein krankhafte tiefe Mißstimmung zum Selbstmord getrieben werden. Diesen kostet er gar keine Selbstüberwindung: sie brauchen gar keinen Anlauf zu nehmen, sondern, sobald der ihnen beigegebene Hüter sie auf zwei Minuten allein läßt, machen sie rasch ihrem Leben ein Ende.

Wenn in schweren, grausenhaften Träumen die Beängstigung den höchsten Grad erreicht, so bringt eben sie selbst uns zum Erwachen, durch welches alle jene Ungeheuer der Nacht verschwinden. Dasselbe geschieht im Traume des Lebens, wann der höchste Grad der Beängstigung uns nötigt, ihn abzubrechen.

Der Selbstmord kann auch angesehn werden als ein Experiment, eine Frage, die man der Natur stellt und die Antwort darauf erzwingen will: nämlich, welche Änderung das Dasein und die Erkenntnis des Menschen durch den Tod erfahre. Aber es ist ein ungeschicktes: denn es hebt die Identität des Bewußtseins, welches die Antwort zu vernehmen hätte, auf.

## *N. N.* Zwei Abschiedsbriefe

»Keine Todesanzeige Keine Leichenfeier Keine Blumen, und nicht Leid tragen Der traurigen Lump.«

»Du ich versuche also, tapfer zu sein, ob es mir gelingen wird? Es wird mir so schwer, es Dir zu sagen, aber ich habe seit meiner Jugendzeit immer ein Bedürfnis nach der großen Ruhe in mir herumgetr ...«

*Giacomo Leopardi*
# Fragment über den Selbstmord

Welchen Sinn hat es, von einer Veränderung des Menschen zu sprechen, wenn selbst die Natur weder altert noch sich verändern kann ec.? Das Glück, das uns von der Natur bestimmt wurde, wandelt sich nicht, und auch die Wege, auf denen es zu erreichen wäre, bleiben immer dieselben. Nachdem wir diese aber ec. verlassen haben, fragt es sich da nicht, wohin uns das noch führen soll? Wenn dann Unzählige sich freiwillig töten ec., zeigt sich etwa nicht deutlich, wie sterbensmatt die Menschen schon sind und wie sehr an dieser Existenz verzweifelt?

Wer in der Antike sich tötete, der handelte heroisch, der ließ sich von Illusionen blenden oder hinreißen von sinnlicher Leidenschaft ec., aber sein Tod hatte den Glanz von Legenden. ec. Heute haben Heroismus und alle Illusion sich verflüchtigt, die Auszehrung der Sinnlichkeit ist beispiellos. Dabei hat die Zahl der Selbstmorde in allerdings beispielloser Weise zugenommen, man frage einmal, was das besagt! Denn es vermehren sich keineswegs nur solche Fälle, die wirklich von sich reden machen, das heißt Selbstmorde, wie sie früher einmal begangen wurden, von Menschen, über die Unglück mit Gewalt hereinbrach und denen selbst dabei die Gewalt einer Vorstellung Nahrung lieferte; die Zahl der Selbstmorde hat derart unmäßig vielmehr in allen Klassen zugenommen, so daß diese Tode jetzt zusätzlich stumm bleiben. Was besagt es, daß der Selbstmord seit je reicher als in anderen Ländern in England gedeiht? Es besagt, daß die Gewohnheit der Reflexion in England verbreiteter ist als andernorts und immer wird, wo gegen Vorstellungskraft und Enthusiasmus Reflexion sich durchsetzt, das Leben verabscheut; es besagt, daß der exakten Erkenntnis Todessehnsucht auf dem Fuß folgt. ec. Auffallen müssen heute die ganz kalt ausgeführten Selbsttötungen. Und ziehen wir einmal die Furcht vor der Zukunft und alle Hoffnungen ab, wird keiner sein, der so spinnenfingrig und Buchhalter genug wäre, mit den Partikeln dieses nichtigen und toten Lebens noch zu rechnen, welches restlos dem Schmerz und der sicheren und unvermeidlichen Langeweile verfallen ist ec. ec. ec.

Und doch ist der Selbstmord, im Sinne der Natur, eine absurde Monstrosität ec. ec.

Selbsttäuschung, gleichviel ob Illusionismus oder Dissimulation, ist nicht länger möglich. Zu dieser Erkenntnis hat uns die Philosophie verholfen, und so leicht uns einmal jenes Vergessen unserer selbst wurde, so unmöglich ist es uns Heutigen. Entweder es regeneriert sich die Vorstellungskraft; entweder eignet in einem Leben, das ganz Energie und Mobilität ist, dem Illusionären wieder Gestalt- und Wesenhaftigkeit, dieses Leben meint aber ein Lebendiges, nicht Totes; entweder es wird in ihrer Erhabenheit und Schönheit wieder das Wesentliche der Dinge sichtbar, und die Religion erlangt ihre Glaubwürdigkeit wieder. Oder aber diese Welt wird zum Zwinger, Zwinger der Verzweifelten, sogar ihre völlige Verödung ist denkbar. Ich träume nicht, und ich weiß gut, daß was ich sage verschroben wirken kann, so gut wie ich weiß, daß wer immer noch vor dreißig Jahren diese ungeheuerliche Revolution der Verhältnisse und der Meinungen prophezeit hätte, deren Zuschauer und Darsteller in einem wir waren und sind, daß der keinen gefunden hätte, der sich auch nur dazu vergessen hätte, über solche Vision seinen Spott auszuleeren ec. Leid und Sinnverlassenheit dieses Lebens haben wir erkannt, jetzt ohne lebhafte Zerstreuungen, und ohne solche Illusionen, wie sie von Natur den Halt unseres Lebens bilden, darin fortzufahren, ist also schlicht unmöglich.

Überall versucht die Politik, statt philosophisch, nahezu rein mathematisch zu sein. Demnach hält man es offenbar für unangemessen, wenn die Philosophie, die ja zuerst alles in Trümmer gelegt hatte, nun rekonstruktiv tätig würde (dabei muß vielmehr gerade das gegenwärtig ihre wahre Aufgabe sein. Das Gegenteil gilt für die Zeiten der Ignoranz), gerade als hätten die Menschen deshalb nichts maßgeblich Gutes mehr von ihr zu erwarten, weil bisher nichts weiter für sie einging als Unerhebliches im Guten und Schäden, die jedes Maß übersteigen.

Erste Aufgabe der Natur bei der Gestaltung der Vielfalt der Verhältnisse ist: den Menschen zu zerstreuen und ihn bei keinem Gegenstande lange verweilen zu lassen, auch da nicht, wo es ihm gefällt, der Genuß nämlich zerrinnt uns zwischen den Fingern; sobald er aufgespürt, so daß, ist es wieder soweit, wie jene Hebräer, die sprechen »haec est illa Noemis?«, wir immer und unvermeidlich sagen »dieses ist jener große Genuß«? Die gesamten Vorkehrungen der Natur für das menschliche Leben zentrieren das mächtige Gesetz der Zerstreuung, der Illusion, des Vergessens. Je hinfälliger dieses Gesetz wird, desto weiter treibt die Welt ins Verderben.

Nur eine winzige Minorität teilt die Ansicht, daß wirklich die Verhältnisse des Altertums das Glück weit mehr begünstigten als die modernen, und diese Minorität sieht keinen Grund, solchen Verhältnissen noch länger nachzudenken, weil doch die Umstände sich verändert haben. Aber die Natur hat sich nicht verändert, und einen Ersatz für das Glück gibt es nicht, und drittens hat die moderne Philosophie durchaus keinen Grund, sich auf die Schulter zu klopfen, solange sie nicht fähig ist, uns in einen Zustand zurückzuführen, in dem wir glücklich sein können. Ob es sich um altertümliche oder nicht-altertümliche Verhältnisse handelt, fest steht, daß jene dem Menschen angemessen waren, was diese nicht sind; fest steht, daß damals noch wer starb, dem Leben, heute aber jeder Lebende dem Tode angehört, und endlich, daß es andere Mittel als jene alten nicht gibt, um das Leben wieder zu lieben und zu empfinden.

## *Anne Louise Germaine de Staël-Holstein*
# Betrachtungen über den Selbstmord

Für die Unglücklichen muß man schreiben; diejenigen, die im Besitz des Glückes dieser Welt sind, unterrichten sich nur durch eigene Erfahrung und die allgemeinen Ideen in allen Dingen, erscheinen ihnen als eitler Zeitverlust. Nicht also ist es mit den Leidenden: Für sie ist das Nachdenken der sicherste Zufluchtsort, und getrennt durch das Unglück von den Zerstreuungen der Gesellschaft, prüfen sie sich selbst und suchen wie der Kranke auf dem Bette der Schmerzen, welches die am wenigsten drückende Lage ist, die sie sich verschaffen können.
Durch das Uebermaß des Unglücks entsteht der Gedanke zum Selbstmord und nicht genug wird diese Frage können ergründet werden, da sie auf das innigste mit der sittlichen Organisation des Menschen verwebt ist. [...]

*Welche Wirkung bringt das Leiden auf die menschliche Seele hervor?*

Man wird es sich nicht verhehlen können, daß es, in Bezug der Eindrücke, verursacht durch den Schmerz, eine eben solche Verschiedenheit giebt, als nur irgend in Bezug des Geistes und Karakters bestehen kann; nicht allein die Umstände, aber die Art sie zu empfinden, weicht so von einander ab, daß übrigens höchst schätzenswerthe Menschen sich nur in diesem Punkt öfters nicht vereinigen können; und doch ist von allen, den Geist eingränzenden, Schranken, die unerträglichste die, die uns verhindert Andere zu verstehen.
Mir scheint es, das Glück bestehe darinn: im Besitz einer Lage zu seyn, die unsern Eigenschaften (natürlichen Kräften) angemessen ist. Unsere Wünsche sind nur leicht und vergänglich, oft traurig für uns selbst, aber unsere Eigenschaften sind fort-

dauernd und ihre Bedürfnisse enden niemals; und es mag wohl seyn, daß die Eroberung der Welt Alexandern so nöthig war, wie der Besitz einer Hütte dem armen Hirten es ist. Hieraus folgt zwar keineswegs, daß das Menschengeschlecht deswegen verbunden ist, sich hinzugeben der ungeheuren Kraft Alexanders, aber man kann sagen: daß nach seiner Art, er nur auf diesem Wege glücklich zu seyn wußte.

Die Kraft zu lieben, die Thätigkeit der Gedanken, der Werth den man auf die Meinung legt, bilden von dieser oder jener Art zu leben ein Daseyn, süß für den Einen und durchaus schmerzlich für den Andern. Das unwandelbare Gesetz der Pflicht bleibt dasselbe für Alle, aber die moralischen Kräfte sind rein, individuell und die tiefe Kenntniß des menschlichen Herzens kann allein unserem Urtheil über das Glück oder Unglück derjenigen, die uns nicht gleichen, eine philosophische Billigkeit geben.

Ich glaube daher, man muß niemals über das was jeder empfindet, streiten; nur über das Betragen und die Festigkeit der Seele, für die Tugend und Religion ein in allen Lagen ewig gleiches Gesetz bilden, kann das Urtheil sich erstrecken; die Ursache aber des Unglücks und sein höchster Grad, wechseln so sehr als die Umstände und die Individuen. Es hieße die Wogen des Meeres zählen, wollte man die Verknüpfungen des Schicksals und des Karakters zergliedern. Nur von dem Bewußtseyn, das in uns als ein einfaches, unwandelbares Wesen ruht, können wir alles erhalten was wir bedürfen – die Ruhe der Seele. – Der größte Theil der Menschen gleicht sich, nicht in dem was sie thun, aber in dem was sie thun können, und es wird kein des Nachdenkens fähiges Wesen verneinen, daß, indem man einen Fehler gegen die Moral begeht, man stets fühlt man hätte ihn vermeiden können. Wenn man den anerkennt, daß es den Menschen auferlegt ist, die Schmerzen auf dieser Erde zu ertragen, so wird man sich nicht entschuldigen können, weder durch die Heftigkeit dieser Schmerzen, noch durch die Lebhaftigkeit des Gefühls, welches sie verursachen. Jeder Einzelne besitzt in sich selbst das Mittel seine Pflicht zu erfüllen, und, was bewundernswürdig ist in der moralischen Natur wie in der physischen, ist, bis auf welchen Punkt das Nothwendige gleich und allgemein vertheilt, während daß der Ueberfluß auf tausend Arten abgeändert ist.

Der physische und der moralische Schmerz sind ein und dieselbe Sache in ihrer Wirkung auf die Seele; denn die Krankheit ist so gut ein Leiden als der Kummer; aber der physische Schmerz vernichtet gewöhnlich den Körper, während daß die moralischen Schmerzen dienen die Seele zu verbessern.

Es ist nicht hinreichend mit den Stoikern zu glauben, *daß der Schmerz kein Uebel ist*, man muß überzeugt seyn, daß er ein Gut ist, um sich darinn zu ergeben. Das kleinste Uebel wurde unerträglich seyn, wenn man es als rein zufällig betrachten wollte; räumte man der individuellen Reizbarkeit ein, Einfluß zu haben auf die Art zu empfinden, so würde man nicht mehr das Recht haben einen Menschen zu tadeln, der sich das Leben nimmt um eines Nadelstiches willen, oder um einen Anfall von Gicht; um eine Widerwärtigkeit oder um einen Kummer. Das geringste Gefühl des Schmerzes vermag die Seele zu empören, wenn er nicht dahin abzweckt sie zu verbessern; denn es liegt mehr Ungerechtigkeit in einem kleinen Uebel sobald es ohne Nutzen ist, als in dem größten Leiden wenn es zu einem edlen Ziele führt. [...]

Der Schmerz ist eine nothwendige Bedingung zu der Gabe glücklich zu seyn, und wir können das Eine ohne das Andere nicht begreifen. Die Lebhaftigkeit unserer Wünsche gleicht den Schwierigkeiten die sie begegnen; die Unbeständigkeit unserer Genüsse, der Furcht sie zu verlieren; das lebendige Gefühl unserer Zuneigung der Gefahr, welche die Gegenstände unserer Liebe bedroht. Mit einem Wort: kein Sterblicher hat können den gordischen Knoten der Freude und des Schmerzes lösen, als durch den Stahl der das Leben zugleich endet. [...]

Die größten Eigenschaften der Seele werden nur durch das Leiden enthüllt, und diese Vervollkommnung unserer selbst giebt uns, nach gewisser Zeit, das Glück wieder; denn der Zirkel schließt sich und führt uns zurück in die Tage der Unschuld, die unsern Fehltritten vorangingen. Es heißt also der Tugend sich entziehen, sich das Leben nehmen im Unglück, es heißt den Freuden sich entziehen, die diese Tugend uns würde gegeben haben, wenn wir durch ihre Hülfe über unsere Mühen gesiegt hätten. Die Platoniker behaupten, *die Seele bedürfe einer gewissen Zeit des Aufenthaltes auf dieser Erde, um sich zu reinigen von strafbaren Leidenschaften.* Man sollte in der That glauben, der Zweck des Lebens sey, dem Leben zu entsagen. In der physischen Natur erfüllt sich dieses Werk durch die Vernichtung, in der moralischen durch das Opfer. Das wohlbegriffene menschliche Daseyn ist nichts anders als die Aufgebung der Persönlichkeit um einzugehen in die allgemeine Ordnung. Nur sich verstehen Kinder, nur sich die Jugend und die Freunde, welche einen Theil ihres Selbst ausmachen; aber sobald die Vorboten des Alters nahen, so muß man sich entweder durch allgemeine Begriffe trösten, oder sich allen Schrecken hingeben, die die letzte Hälfte des Lebens darstellt; denn nichts ist unbedeutender als die glücklichen oder traurigen Begebenheiten des Einzelnen, im Vergleich mit den unwandelbaren Gesetzen der Natur. Alter und Tod sollten jeden Menschen weit eher als sein eigenthümlicher Kummer zur Verzweiflung bringen; aber der Mensch unterwirft sich leicht den allgemeinen Gesetzen und empört sich gegen das besonders ihm zugetheilte, ohne nachzudenken, daß die allgemeinen Gesetze sich in jedem Loose wieder finden und daß die Verschiedenheiten mehr scheinbar als wirklich sind. [. . .]

Es giebt eine Ursache des Selbstmordes, die für die Herzen beynahe aller Frauen ein großes Interesse hat: dies ist die Liebe. Das reizende dieser Leidenschaft ist gewiß der vornehmste Grund des Irthums den man in der Beurtheilung des Selbst-

mörders begeht. Man verlangt, daß die Liebe die höchsten Kräfte der Seele unterjoche und daß nichts über ihre Herrschaft gehe. Nachdem alle Arten des Enthusiasmus von der spöttelnden Ungläubigkeit erreicht worden sind, haben die Romane das Blendwerk der Gesinnungen unterstüzt, in welchen Winkel der Erde auch der Glaube sich zurückzog; aber von allem Unglück in der Liebe ist nur eines, wie es mir scheint, an dem die Kraft der Seele bricht: dies ist der Tod des Gegenstandes den man liebt und von den man wieder geliebt wird. Ein innerer Schauder trübt die ganze Natur, wenn das Herz, mit welchem unser Daseyn auf das innigste sich verband, erstarrt im Grabe liegt. Dennoch ist dieser Schmerz, der einzige vielleicht, der die Kräfte, die Gott uns zur Ertragung des Leidens gab, übertrift, von verschiedenen Moralisten als weniger unerträglich betrachtet worden, als der, in welchem der beleidigte Stolz auf irgend eine Art sich mischt. [...]
Man leidet auf tausend Arten, man leidet durch verschiedene entgegengesezte und wiedersprechende Gefühle, und Keiner hat das Recht des Andern, sey er auch wer er will, Schmerzen zu verachten. Aber in jedem Seelenleiden, sobald die Eigenliebe sich damit verbinden kann, ist der Vorsatz sich zu tödten eben so unsinnig als strafbar; denn alles was von der Eitelkeit entspringt, ist nothwendig vorübergehend, und man darf dem was vergänglich ist nicht das Recht einräumen uns in die Ewigkeit hinüber zu treiben.
Ein Unglück, gänzlich befreyt von jeder Beimischung des Stolzes, würde also das einzige seyn, daß den Selbstmord lindert, aber eben dadurch, daß ein solches Unglück gänzlich in der Empfindsamkeit besteht, mildert die Religion seine Bitterkeit. [...]
Die häufigsten Ursachen des Selbstmordes in neuem Zeiten sind der Verlust des Vermögens und der Ehre. So wie die Gesellschaft gestaltet ist, verursachen die Unfälle der Glücksumstände einen sehr lebhaften Kummer der sich in tausend verschiedenen Formen vermannigfaltigt; der grausamste von

allen jedoch ist der Verlust des Ansehens das man in der Welt besaß. Die Einbildungskraft erstreckt sich sowohl auf das Vergangene als auf die Zukunft und macht mit dem gegenwärtigen Gute eine Verbindung, deren Bruch grausam ist; aber nach einer gewissen Zeit führt eine neue Lage bey beynahe allen Menschen auch neue Aussichten auf. Das Glück ist dermaßen aus unter sich Bezug habenden Empfindungen zusammengesetzt, daß es nicht die Sachen selbst sind, sondern ihre Beziehungen auf die Zukunft und Vergangenheit, die auf die Einbildungskraft wirken. [...]

Der Mensch, blos beschränkt auf das Interesse dieser Erde, kann Reue empfinden, Gewissensunruhe aber nur der Fromme; nun aber reicht es hin zu fühlen, daß die Büßung die erste Pflicht ist und daß das Bewustseyn uns befiehlt die Folgen unserer Fehler zu tragen, und sie, wenn es seyn kann, zu verbessern indem man Gutes thut. Die verdiente Entehrung ist daher für den religiösen Menschen eine gerechte Strafe, der er sich nicht berechtigt glaubt, zu entziehen: denn obgleich unter den menschlichen Handlungen eine große Menge noch lasterhafterer wie der Selbstmord sind, so ist doch keine die uns so gänzlich dem Schutze der Gottheit zu entziehen scheint.

Die Leidenschaften können zu lasterhaften Handlungen hinreißen, deren Ziel das Glück ist, aber im Selbstmord liegt ein Entsagen jeder höhern Hülfe, das man nie mit einer frommen Ansicht wird versöhnen können. [...]

Was die Unglücklichen betrift, die nicht an ein künftiges Leben glauben und bey denen die Betrachtung dieser Welt verloren ist, so hat der Selbstmord, nach ihrer Art zu denken, keine andere Unannehmlichkeit für sie, als daß er sie einer ihnen vielleicht noch bleibenden glücklichen Veränderung beraubt, und jeder kann so wie er will, diesen Wechsel nach der Berechnung der Wahrscheinlichkeit schätzen. [...]

Die physischen Schmerzen, die unheilbare Gebrechlichkeit, alles das Elend endlich welches das körperliche Daseyn mit sich führt, scheint eine scheinbare Ursache zum Selbstmorde zu geben; und dennoch geschieht es beynahe niemals besonders unter den Neueren, daß diese Art des Unglücks der Menschen dahin bringt. Die Schmerzen die in dem gewöhnlichen Lauf der Dinge liegen, schlagen nieder, aber empören nicht. Es muß sich Erbitterung zu dem was man empfindet mischen, um gegen das Daseyn zu zürnen und man sich entschließt, entweder sich davon zu befreyen oder sich daran zu rächen wie an einem Unterdrücker. Es liegt eine merkwürdige Art von Irthum in der Ansicht die sich die mehrsten Menschen von ihrer Bestimmung machen und man kann diesen Irthum unter seinen verschiedenen Gestalten nicht genug darstellen, so vielen Einfluß hat er auf die Eindrücke der Seele; man könnte sagen, es reicht hin um sich in die Begebenheiten, welche sie auch seyen, zu ergeben, eine Anzahl Mitunglücklicher zu haben, und daß man nur in dem Unglück Ungerechtigkeit finde, das uns ausschließend trift. [...]

Man muß nie, in welcher Tiefe man sich auch befinde, die vornehmsten Gaben des Schöpfers gering achten: das Leben und die Natur. Der Mensch im gesellschaftlichen Verhältnisse legt zu viel Wichtigkeit auf das Gewebe der Umstände, aus denen sich seine persönliche Geschichte bildet. Das Daseyn ist in sich selbst eine bewunderungswürdige Sache. Oft sieht man Kranke die nichts begehren als dieß. Der Wilde ist glücklich nur zu leben, der Gefangene stellt sich ein befreytes Dasein als das höchste Gut vor, der Blinde würde alles was er besitzt hingeben, um die äußern Gegenstände wieder zu erblicken; die mittäglichen Klimate, die die Farben beleben und die Wohlgerüche entfalten, bringen unerklärbare Eindrücke hervor, und weniger Macht haben alle philosophischen Tröstungen als die durch den Anblick des Himmels und der Erde gegebenen Genüsse. Was wir daher am meisten unter den Mitteln zum Glück bewahren müssen, ist die Macht der Betrachtung. Man ist so arm in sich selbst, es bewegen und verwunden uns so viele Dinge, daß es uns Noth thut uns ohne Aufhören in

dieses gränzenlose Meer der Gedanken zu stürzen; – man muß darinn, wie in den Wellen des Styxes, sich unverwundbar machen, oder wenigstens sich mit Ergebung waffnen. [...]
Das Erbarmen des Himmels, die Ruhe des Todes, eine gewisse Schönheit des Alls, die nicht da seyn kann um den Menschen irre zu führen, wohl aber ihm bessere Tage zu verkünden – einige große, immer gleichbleibende Ideen, sind die Accorde der Schöpfung und geben uns die Ruhe wieder wenn wir uns gewöhnen sie zu verstehen. Aus dieser Quelle ist es, daß Helden und Dichter ihre Begeisterung schöpfen, und warum sollten einige Tropfen aus der Schale die jene über die Menschheit erhebt, nicht heilsam für Alle seyn? –

*Sören Kierkegaard*

## Frage, ob es psychologisch richtig sei, ob es bloß, psychologisch, sich denken ließe

Eine wesentlich schwermütige Individualität, die sonst niemals von dem Gedanken des Selbstmords geplagt oder versucht worden ist.
Er ergeht sich eines Tages in einer lieblichen Waldgegend. Es hat am Vortage geregnet: alles atmet Frische und Wohlgeruch; es dünkt ihn, er habe sich niemals oder nur selten so unbeschreiblich, so unaussagbar wohl befunden. Wie er geht, fällt ihm ganz von ungefähr ein: wie wenn du dich selbst umbrächtest – und er tut es.
Hier ist nichts an vorausliegender Überlegung in bezug auf einen solchen Schritt, keine allmähliche Annäherung, auch nichts an Krampfhaftem. Jener Gedanke fällt ihm ungefähr so ein wie dies: »Schau, dort steht eine hübsche kleine Blume«; er tut den Schritt ungefähr in der gleichen Art Gemütszustand wie wenn man sich bückt und eine kleine Blume abpflückt. Der Tod sollte also hier eine Art gesteigertes Wohlbefinden sein.

Läßt dergleichen sich denken?

Die Berührungslinie der Schwermut mit dem Wahnsinn ist übrigens wie in so vielen Fällen die, daß man sich selbst objektiv wird. Das Besondere und Ungewöhnliche ist die beinahe idyllische Objektivität, daß man sich idyllisch mit einer kleinen Blume und ähnlichem verwechselt. Es wäre ein starkes Beispiel dafür, daß man mit dünnem Faden am Leben hängt.

## *N.N.* Zwei Abschiedsbriefe

»An M. und alle anderen, noch rasch eine liebe Zeile an M., wenn's mir gelingt auf Wiedersehn und viel Glück in Deinem weitern Leben, es wird mir langsam sturm, ferner, Max, ich wünsche Dir einen guten Arbeits-Kolleg. P.«

»Es wird ein Zettel zum Vorschein kommen da Sie es lesen können wo ich zu finden bin. Bin in der Aare zu finden.«

*Friedrich Benjamin Osiander*
# Von den Ursachen des Selbstmordes

Der Hauptgrund eines jeden Selbstmordes ist Mangel an richtigem Verstande; diesen Mangel aber führt sehr oft eine Kränklichkeit oder organische Zerrüttung des Körpers herbei. »Der Selbstmord«, schrieb unser seel. Meiners, »ist der Regel nach das Zeichen einer schwachen und zerrütteten Natur, und wenn auch nicht die Wirkung eines verdorbenen Herzens, doch eines schwachen und zerrütteten Kopfes. Hang zum Selbstmord ist nie bei starken und tapfern[1], sondern bei feigen und schwachen Völkern gewesen, bei den weichlichen, entkräfteten Römern, in Städten, nicht auf dem Lande. Alle Völker Mongolischen Ursprungs sind äusserst feig, und doch gegen den größten Martertod gleichgültig; ehr-, empfindungs- und schamlos und doch empfindlich bis zum Selbstmord gegen die geringste Beleidigung; endlich furchtsam vor dem Tod, und doch bei der geringsten Ursache Selbstmörder[2].« Manche entnervte und kindische Völker, wie die Chinesen, haben freilich aus mehrern von ihrem Körper auf den Geist zurückwirkenden Ursachen eine große Neigung zum Selbstmord; aber bei andern geht die Ursache von der Krankheit der Seele, von verkehrten Ansichten und Religionsbegriffen, von Aberglauben und Vorurtheilen aus. So erzählt ein Oberkaufmann von der Küste von Guinea, daß in der Schlacht der Völkerschaft von Akim mit dem Könige von Assiante die vornehmsten und alten Krieger sich haufenweise während des

1 Dieß ist einer von den halbwahren Sätzen, deren so mancher in den Schriften dieses Gelehrten vorkommt. Ich möchte die Negervölker, die einen so entschiedenen Hang zum Selbstmord haben, so wenig feig und schwach nennen, als die englische Nation, unter der bekanntlich die Neigung zum Selbstmord aus Gründen, die in der Folge angeführt werden, so häufig sich äussert.

2 Götting. histor. Magazin von Meiners und Spittler. 2. Bd. I St. Hannov. 1787. S. 204.

Gefechts selbst erschossen haben, nachdem ihre Könige gefallen waren[1]. Gewiß war bei diesen alten Kriegern weder Schwäche noch Feigheit die Ursache ihres Selbstmords, sondern verkehrte Begriffe von Ehre und Pflicht. Wenn die in Sclaverei geführten Neger auf den Westindischen Colonien sich manchmal Truppweise das Leben nehmen, so ist es nicht Feigheit und Schwäche, sondern Heimweh und Aberglauben, daß sie nach dem Entleiben in ihrem Vaterlande auferstehen, was sie zum Selbstmord antreibt.

Der vollkommen gesunde und vollkommen vernünftige Mensch hat eine heftige Liebe zum Leben, und lässet, wie der Satan zu Hiob sagte, Haut für Haut, und alles, was ein Mensch hat, für sein Leben[2]. In gesunden und kranken Tagen, wo der Kopf frei bleibt, geht dem Menschen der Wunsch zu leben über alles. Unter Qualen und Leiden, im Gefängnisse[3] und im freien Herumwandeln, auf dem Schlachtfelde und im Seesturm ist der Wunsch eines Menschen mit gesundem Verstande, daß er lebend bleiben möge, sein höchster. Wenn alles

1 L. F. Römers Nachrichten von der Küste von Guinea. a. d. Dän. Kopenhag. 1769.

2 Hiob cap. 2. v. 4. Und Cicero: Omne animal, simulac ortum est, et se ipsum et omnes suas partes diligit ac conservare studet.

3 Wenn das Schreckliche der Gefängnisse allein im Stande wäre, den Menschen zum Selbstmord zu bringen, so müßte es keine Beispiele geben, daß Menschen zwanzig, dreißig bis fünfzig Jahre lang in den abscheulichsten Kerkern verlebten. – Noch im Jahre 1807 existirten die scheußlichen Gefängnisse zu Venedig, unterirdische Gewölbe von schwarzem Marmor 9 Fuß im Viereck und 6 bis 7 Fuß hoch, mit eisernen Thüren, die ein Loch von 8 Zoll hatten, das einzige, wodurch Luft, aber kein Sonnenlicht eindrang. Kein Licht wurde dem Gefangenen gestattet, nur Stroh, und ein Faß, das durch die Thüre geleert wurde, täglich 12 Unzen Brodt und ein Topf mit Wasser. Dennoch verlebten einige 9 bis 12 Jahre, einer sogar 30 Jahre in diesen Leichengewölben. Manche baten um den Tod, und freuten sich dessen, und doch konnten sie nicht zu dem Entschluß kommen, sich selbst das Leben zu nehmen. So mächtig ist die Liebe zum Leben!

über Bort geworfen, wenn alles hingegeben ist, nackt und blos sucht der Mensch sein Leben noch zu retten.
Dieser hohe Grad von Liebe zum Leben ist eine der größten Wohlthaten für den Menschen und die menschliche Gesellschaft. Was würde aus beiden werden, wenn jene nicht wäre? Ist nicht der Mensch, der sein Leben für Nichts, und keine Gesetze der Religion und Moral achtet, fürchterlicher als ein reissendes Thier? Welche Grausamkeit, welches Verbrechen und welches Laster giebt es denn, das er nicht jeden Augenblick auszuüben im Stande ist?
Diese Liebe zum Leben aber dauert so lange, als wir an Geist und Körper gesund sind. Wenn hingegen Kränklichkeit des Körpers die Seele trübt, oder eine hypochondrische Plage ein lästiges Gefühl unsers Leibes erregt, dann entsteht Unzufriedenheit mit uns selbst, und mit der ganzen Natur, dann Gleichgültigkeit gegen Dinge und Personen, die uns lieb und werth waren, und der Wunsch, lieber todt als lebend zu seyn, entfährt unserer düstern Seele und unserm beklommenen Herzen. Krankheit, Trübsinn, verrückter Verstand, Lebensüberdruß, Lebenshaß und Selbstmord folgen zuweilen langsam, zuweilen schnell auf einander. Ein andermal tritt mit einer heftigen Gemüthsaffection erst Trübsinn ein, welcher eine körperliche Krankheit erzeugt und Selbstmord zur Folge hat. Die Krankheiten, welche Verstandes-Verwirrung und einen Entschluß zum Selbstmord herbeiführen können, sind der Erfahrung zu Folge diese:
1. Alle Arten von Kopf-Affectionen, acute und chronische Gehirn-Entzündungen, Verletzungen, anhaltende Blutcongestionen, Pressungen und mechanische Reitzungen des Gehirns und der nahen Nerven.
Nach hitzigen Fiebern, bei welchen das Gehirn sehr afficirt wird, wie bei Nerven- und Faulfiebern, bleibt zuweilen eine periodische Verstandes-Zerrüttung geraume Zeit zurück, der plötzlich zu Mord und Selbstmord verleitet. In Ungarn schnitt vor einigen Jahren eine Frau ihrem dreijährigen Kinde

erst den Hals ab, und erstach sich gleich darauf selbst, ohne alle andere Veranlassung, als weil sie nach einem Faulfieber eine periodische Melancholie und Manie behalten hatte. Beim eintretenden Vollmond war sie immer 2 bis 3 Tage ungewöhnlich stille, nachdenkend, mürrisch, in sich selbst gekehrt, schwächlich, und brachte diese Tage meist im Bette liegend zu, während sie dieses ihr sehr liebe Kind neben sich liegend hatte. In einer solchen Periode stieg sie mit dem Kinde auf den Heuboden und verrichtete die Mordthaten. [...]
Kopfwunden, Hirnschädeleindrücke, Knochenauswüchse im Gehirn, die manchmal sehr klein und oft kaum bemerklich sind, aber gerade eine bedeutende Stelle unaufhörlich reizen, sind gleichfalls im Stande, die Lust zum Selbstmord zu erwekken. Ich habe die Hälfte des Schädels eines alten Mannes in meinem anatomischen Cabinet aufbewahrt, und bereits beschrieben[1], der sich nach langen Kopfschmerzen erhenkte. In diesem Schädel sitzt ein kleiner, zahnförmiger spitzer Knochenauswuchs nahe an dem Canalis caroticus, der bei jedem Pulsschlag der carotis Gehirn und Nerven reizte, Kopfschmerzen, Verstandeszerrüttung und endlich Selbstmord veranlaßte.

Eben so können widernatürliche Gewächse in dein Gehirn, Hydatiden, Blasenwürmer, Geschwüre und Eitersäcke in demselben, Milchversetzungen nach dem Gehirn in den Wochenbetten, Verknöcherungen in den Gehirnmembranen und Gefäßen, gichtischer Gesichtsschmerz und venerischer nächtlicher Kopfschmerz von Knochenfraß des Schädels, Verstandeszerrüttung und den Hang zum Selbstmord hervorbringen. In der Niederlausitz erschoß sich im Sept. 1809 ein rechtschaffener Prediger, der in den letzten drei Wochen seines Lebens über den heftigsten Kopfschmerz klagte. Man öffnete

1 Meine Beobacht., Abhandl. und Nachrichten, Frauenzimmer- und Kinder-Krankheiten betr. Tüb. 1787. S. 136., und meine Epigrammata in complur. musei Osiandrini res etc. Gött. 1807. S. 13.

seinen Kopf, und fand über dem großen Gehirne einen verschlossenen Eitersack[1]. Gesichtskrebs, Augen-, Ohren- und Zahnschmerz und Knochenfraß in den Nasenbeinen, Stirnhöhlen usw. haben manchmal langsam, manchmal schnell Verstandeszerrüttung und Lebensüberdruß zur Folge.
Schmerzen an entfernten Theilen vom Kopfe leidet mancher Mensch Jahre lang mit der größten Geduld, ohne je daran zu denken, sich das Leben zu nehmen; ja, dabei besteht oft noch eine bewundernswürdige Heiterkeit und Thätigkeit des Geistes. [...]
Aber wenn ein anhaltender Schmerz das Gehirn erschüttert und seine Organe zerrüttet, dann erwacht leicht die Lust zum Sterben. Am 15. Febr. 1806 erschoß sich zu Prag ein O. General ..., ein sonst rechtschaffener Mann, dem ein fressender Gesichtsschmerz das Leben verbitterte und den Verstand verwirrte. – Selbst der unaufhörlich quälende Gedanke, nie wiederhergestellt zu werden, ist schon im Stande, den Verstand eines Menschen völlig zu zerrütten. So ersäufte sich am 8. Juni 1812 zu Breslau ein 65jähriger, mit einem unheilbaren Krebsschaden behafteter Hospitalit in dem nahen Stadtgraben.
Es giebt zwar auch Leiden an entfernten Theilen des Körpers, die bei jedem Anfall mächtig auf das Gehirn wirken, und endlich Verstandesschwächung und Verwirrung, so wie Schwächung der Sinnwerkzeuge, und damit auch Lebensüberdruß und Verlangen nach dem Tode hervorbringen. – Eine junge Dame hatte ein kleines Gewächs auf einem Schenkelnerven, ein sogenanntes Ganglion morbosum, das von Zeit zu Zeit Schmerzen erregte, die bis zu Zuckungen und cataleptischen Anfällen stiegen. Von diesem kleinen, einer halben Bohne großen Körper erstreckte sich die Wirkung mit solcher Heftigkeit auf ihr Gehirn, daß sie mir sagte, sie sey oft Willens gewesen, sich im Bade, das sie gebrauchte, zu ertrinken; nur der

1 Nat. Zeit. d. Deutsch. 1809. S. 909.

Gedanke, einen sie über alles liebenden Vater aufs äusserste dadurch zu kränken, habe sie von diesem Schritt, ihren Leiden ein Ende zu machen, abgehalten. Ich schnitt ihr das Ganglion aus, in 12 Tagen war sie vollkommen heil, und auf immer von diesen Schmerzen befreiet. – Ein österreichischer Baron Franz v. G. aus Wien, ein Mann von gutem Herzen und liebenswürdigen Eigenschaften, litt lange an heftigen Magenschmerzen und erschoß sich endlich zu Triest am 13. März 1811 mit einer in den Mund gehaltenen Pistole.
Anhaltende Blutcongestionen nach dem Gehirn, die entweder durch anhaltendes Denken und Geistesanstrengungen, oder durch hitzige Getränke, oder durch beides zugleich hervorgebracht werden, erwecken gleichfalls die Lust zum Sterben, und sind oft die Hauptursachen des Selbstmordes. – Einer meiner fleißigen Zuhörer und geliebten Freunde klagte oft, wenn ich ihm pravatissime unterrichtete, über die heftigsten Kopfschmerzen. »Heute Nacht, sagte er manchmal, habe ich wieder zum Todtschießen Kopfschmerzen gehabt.« »Wissen Sie, woher das kommt? antwortete ich. – Von Ihrem verkehrten Studiren. Oft studiren und arbeiten Sie, wie ich höre, drei, vier Nächte hindurch ohne zu Bett zu gehen, und nehmen erhitzende Getränke[1], um sich wachsam zu erhalten. Dann setzen Sie wieder etliche Tage aus, und leben allzulustig. Dieß taugt nichts. Sie müssen vor Mitternacht schlafen, frühe aufstehen, und nie in Baccho einen Exceß machen. Denn dieß verträgt sich nicht mit Ihrer Vollblütigkeit, die aus Ihrer rothen Gesichtsfarbe leuchtet.« Er gab mir Recht, versprach seine Lebensart zu ändern, und folgte auch eine Zeitlang meinem Rath. Von hier aber gieng er nach L., setzte dort seine Studien und wahrscheinlich auch die längstgewohnte erste Lebensart fort, und erneuerte seinen Kopfschmerz. Er war dabei von sehr lebhaftem und heftigem Temperament, voll nützlicher

1 Er nahm bald starken Caffee, bald Wein, bald Opiattinctur. Alles in starker Gabe.

Kenntnisse und eines glühenden Eifers für sein Studium. Auf einmal erschütterte ihn eine betrübliche Nachricht eines Umstandes, der auf seine künftigen Verhältnisse einen großen und unabänderlichen Einfluß hatte; dadurch ward sein Verstand mit einem Male so zerrüttet, daß er den Entschluß faßte, sich das Leben zu nehmen, und ihn mit einer schauderhaften Kälte, ja mit einem abscheulichen Spott gegen das Leben ausführte. Um des Todes gewiß zu seyn, hatte er Opium genommen, (das er schon zuvor in so großer Dosis zu nehmen gewohnt war, daß es ihn wach erhielt, wenn er Nächte hindurch studiren wollte,) und darauf sich durch eine in den Mund gehaltene Pistole den Kopf zerschmettert. – Kurz vor seinem Weggehen aus dem Hause, wo er wohnte, vor die Stadt, wo er seinen schrecklichen Vorsatz ausführte, hatte er unter andern nach seinem Tode zu machenden Bestellungen ein Päckchen mit französischen Büchern als Geschenk an mich addressirt, deren Inhalt nichts weniger als von der Art war, daß man die Lust zum Leben darüber verlieren konnte.

Ich weiß es keiner andern Ursache, als den anhaltenden Blutanhäufungen nach dem Gehirn zuzuschreiben, die sich reisende Botaniker durch beständiges Bücken und Augenanstrengungen zuziehen, warum mehrere von solchen sich unter einem so angenehmen Geschäfte, welches vielmehr an dieses Erdenleben fesseln als davon abschrecken sollte, das Leben genommen haben. Von verschiedenen z. B. in Rußland reisenden Botanikern hat man in neuen Zeiten diese Bemerkung gemacht. Ein trefflicher junger Mann, Freund und Schüler von mir, Botaniker des um die Pflanzenkunde hochverdienten Grafen Rasumowsky, schnitt sich im Jahr 1806 zu Georgiewska mit einem tartarischen Dolch die Kehle ab, nachdem er am Caucasus botanische Excursionen mit Eifer unternommen hatte, und so eben aus einer muntern Gesellschaft in ein Nebenzimmer gegangen war. Ein anderer nahm, da er eben aus Sibirien nach Kamtschatka reisen wollte, und unterwegs die besten Zusicherungen von Petersburg erhalten hatte, Sublimat aus seiner Reiseapotheke, und starb eines qualvollen Todes. Ein französischer Bauer, ein redlicher und fleißiger Mann von 40 Jahren, klagte im Jahr 1778 über Magendrükken, Reiz zum Erbrechen, das Blut stieg ihm sehr zu Kopf und er wurde nach und nach verwirrt. Am 7ten October 1782 in der Nacht ward er wüthend, tödtete und verwundete in weniger als 3/4 Stunden 15 Personen, entsprang und stürzte sich ins Wasser[1].

Eben so können mechanische Hindernisse, welche den Rückfluß des Blutes aus den Venen des Gehirns zum Herzen hemmen, wie Verengerungen der Oeffnungen im Schädel, wodurch die Venen herabsteigen, Verstandeszerrüttung und Lebensüberdruß zur Folge haben. So trug gewiß ehedem bei manchem jungen und vollblütigen Soldaten neben der erduldeten harten Behandlung das feste Umlegen steifer Halsbinden viel dazu bei, daß manche sich das Leben nahmen; andere während angestrengter Waffenübungen am Schlagfluß starben.

2. Eine andere häufige Krankheitsursache, welche den Verstand zerrüttet und Lebensüberdruß herbeiführet, ist jede Gehirn- und Nervenschwächung durch öftere Berauschung, Trunkfälligkeit, epileptische Zufälle, heftigen Schrecken, allzuhäufigen Saamenverlust und zu heftige und häufige Reizungen der Zeugungsglieder. *Spartian* erzählt von einem der größten Saufaus, der je gelebt haben, Namens Bonosus, daß er sich zuletzt erhenkt habe, und als man ihn so da hängen gesehen habe, haben die Leute gesagt, da hänge ein Weinfaß[2]. – Ich habe gesehen, daß ein sehr gutmüthiger und wohlhabender Mann bei täglichem Genuß von Branntwein, in welchem er sich doch selten berauschte, allmählig bei der Zunahme der

---

1 D. Freimüth. 1808. Nr. 207.

2 »Habuit praeterea rem mirabilem, ut quantum bibisset, tantum mingeret, neque unquam aut ejus pectus, aut venter, aut vesica gravaretur. Is ipse, cum victus a Probo, laqueo vitam finisset, joco locum dedit, amphoram pendere, non hominem.« Just. Lipsii Epist. select. Chilias. 1613. 8. p. 507.

Muskel-, Nerven- und Verstandesschwäche alle Lust zum Leben verlor, und sich nicht nur Einmal den Tod wünschte, ob ihm gleich seine äussern Glückumstände das Leben recht angenehm hätten machen können, und daß ihn der Tod endlich nach einem kurzen Entzündungsfieber dahin raffte. – Vor einigen Jahren stürzte sich zu G. ein dem Trunk sehr ergebenes Weib am hellen Mittage in den Fluß, nachdem sie noch den letzten Zug aus ihrer Branntweinsflasche gethan hatte. Sie vergaß nicht, das geliebte Fläschgen zu der Reise über den Styx mitzunehmen; und das treue Butelchen tanzte auch neben der Alten auf den Wellen einher, und gab zu vielem Spott des herbeigeeilten muthwilligen Pöbels Anlaß.

3. Unbefriedigter Zeugungstrieb bei genährter Zeugungslust, wovon selbst Thiere, besonders die lasciven Hunde, wüthend werden, vereinigt sich oft mit häufigen Reitzungen der Geschlechtstheile und mit gewaltsam erpreßtem und häufigem Saamenverlust, und wird die Ursache von Trübsinn und Wahnsinn, von Lebensüberdruß und Selbstmord. – Die schmachtenden Weiber in dem Harem des letztverstorbenen Großherrn zu Konstantinopel, der die griechische Liebe der natürlichen Liebe seiner eingesperrten Schönheiten vorzog, wurden, wie Pouqueville erzählt, Liebende ihrer Gespielinnen, und oft bemächtigte sich bei der gänzlichen Unmöglichkeit der natürlichen Stillung ihrer flammenden Begierden, die Verzweiflung ihres Herzens, und schnelle Abzehrung oder Selbstmord endigten ein von ihnen oft verfluchtes glänzendes Elend[1]. Eben so hat manche religiöse Klosterfrau, welche ein ihrer Natur gänzlich widersprechendes Gelübde früher ablegte, als sie ihre Natur kannte, ihrem oft verwünschten Leben gewaltsam ein Ende gemacht[2].

1 Hr. von Archenholz Minerva. Jul. 1805. Pouqueville's Reise usw.

2 G. Die Geschichte einer gewaltsamen Uebergabe einer jungen Gräfinn von Brevil als Nonne in das Kloster, wo sie sich sodann aus Verzweiflung erhenkte. In dem Freimüthigen von 1809. Nr. 156–160.

4. Eine vierte körperliche Ursache zum Selbstmord wird oft eine schwarzgallichte, sogenannte atrabilarische Constitution, gestörte Gallenabsonderung oder Anhäufung des Kohlenstoffes im Blut und in der Galle, besonders bei gehemmten Menstruations- und Hämorrhoidal-Ausleerungen. Mit dieser Anhäufung wird die Sensibilität gemindert, Gleichgültigkeit, übertriebene Furcht und Muthlosigkeit und damit Lebensüberdruß erzeugt. Daher sind auch die Negervölker vor allen andern bei ihrem beständigen Uebermaaß von Kohlenstoff in ihrem venösen Blute so sehr zum Selbstmorde geneigt. Und daher findet man auch bei melancholischen, an Lebenshaß leidenden Menschen gewöhnlich das Blut so dunkel oder schwarzroth.

Welche Veränderung in der Gemüthsstimmung durch eine Anhäufung von schwarzem venösen Blute hervorgebracht werden kann, habe ich an mir selbst erfahren. Nach mehrern körperlichen und geistigen Anstrengungen fühlte ich vor einigen Jahren eine Mattigkeit des Körpers und eine Niedergeschlagenheit des Geistes, bei welcher ein Rothlauf des Gesichtes und ein drückender Schmerz am Hinterhaupte entstand, die mir nach und nach meine Besinnungskraft des Vergangenen ungemein schwächten. Dieser Zustand dauerte vier Wochen lang bei nasser und kalter Witterung unter täglich zunehmender Gleichgültigkeit gegen das Leben und gegen alles, was mich theures und liebes umgab. Nie zuvor hatte ich es gefühlt, wie gleichgültig man unter gewissen Umständen dem Tode entgegen sehen kann, als damals. Auf einmal mit dem Eintritte des ersten schönen Herbsttages bei schnell zunehmendem hohen Stande des Barometers befiel mich eine heftige Kolik, ähnlich der, welche die Ruhr begleitet, und die ich in meinem Leben schon zweimal gehabt hatte, und daher durch den Schmerz an diese erinnert wurde. Nun, glaubte ich, da diese mich vollends befallen, so nahe mein Ende gewiß, und war dabei ziemlich gleichgültig. Aber die Kolikschmerzen endigten mit einer wiederholten so copiosen Ausleerung schwarzen Blutes nach unten, daß ich das in einer Stunde ausgeleerte Blut auf ungefähr zwei Pfund schätzte. Unmittelbar auf diese Ausleerung befand ich mich in meiner Gemüthsstimmung völlig verändert. Verschwunden war mit einem Male die Gleichgültigkeit gegen Leben und Tod, verschwunden der Kopf- und Bauchschmerz, und Gedächtnißkraft und Liebe zum Leben kehrten mit den körperlichen Kräften wieder zurück.

5. Langsam entstehende und heimlich und tückisch fortdauernde sogenannte chronische Entzündung der dünnen Gedärme veranlaßt zuweilen auch einen unwiderstehlichen Ueberdruß des Lebens. Ein ungenannter Arzt schreibt[1], er habe fast bei allen, die ein Opfer der chronischen und periodischen Anwandlung von der Krankheit des Lebenshasses und des damit verbundenen Selbstmordes geworden waren, die dünnen Gedärme, besonders den Leerdarm, Intestinum jejunum, in einem mehr oder weniger entzündlichen Zustande bei Leichenöffnungen gefunden, und daher diesen Zustand für die Ursache der unbeschreiblichen Angst, über welche diese Menschen klagen, und des verworrenen Auges, mit dem sie blickten, gehalten und seine Kur darauf gegründet, zu dem Ende aus der Ader gelassen; das Blut habe gewöhnlich wie Hollundermuß ausgesehen. Dann habe er alle 2 Stunden einen Skrupel Salpeter mit einer Tasse Arnikaaufguß gegeben, und dieß Mittel Tag und Nacht alle 2 Stunden wiederholen lassen. Am dritten Tag sey ein so behandelter Kranker gesund, heiter, und seit 2 Jahren von aller Anwandlung seiner Seelenangst frei geblieben.

6. Krankhafte Ausdehnung des Herzens und Verengung einzelner Theile desselben; Anevrysmen, Polypen und Verknöcherungen des Herzens, seiner Valvuln und seiner nahen Gefäße; Verwachsungen des Herzens mit dem Herzbeutel, und die zu solchen Uebeln Anlaß gebende, so oft verkannte

1 Allg. Anz. der Deutsch. 1808. Nr. 177.

Entzündung, besonders rosenartige Entzündung des Herzens.

7. Anschwellen der Drüsen des Unterleibes, sogenannte Drüsenverhärtungen und Verstopfungen, Schleimanhäufungen und Verdickungen in den Gefäßen, s. g. Infarctus.

8. Hartnäckige Verstopfungen des Darmkanals, bei einem großen Theile von Menschen, die eine sitzende Lebensart haben, besonders wenn noch Wurmreiz hinzukommt, und ein armseliger Genuß schwer verdaulicher und sehr blähender Speisen.

9. Endlich Fehler in den Geschlechtstheilen, sowohl bei männlichen als weiblichen Personen, wie Anschwellen und Verhärtungen der Saamenstränge und Hoden, der Muttertrompeten und Eierstöcke. – Ein 65 Jahr alter unverheiratheter Schuster, der keinen Mangel litt, erhenkte sich; bei der Leichenöffnung fand man seinen großen Hodensack voll steinigter Concrementen, und die Hoden degenerirt[1].

Alle diese körperlichen Gebrechen wirken so nachtheilig, Mißmuth und Lebensüberdruß erzeugend auf die Seele zurück, daß oft nur eine unbedeutend scheinende andere Ursache von aussen hinzukommen darf, um schnell vollends den Entschluß zum Selbstmord und die Ausführung desselben zu erzeugen.

1 Hufeland Journ. d. prakt. Heilk. 27 Bd. 4 Stck.

# *C. A. Diez*
## Über das Hinunterschlingen unverdaulicher Dinge

Es gehört diese Todesart allerdings zu den selteneren, jedoch fehlt es auch nicht an ziemlich zahlreichen Beispielen, wo Individuen, in der Absicht sich dadurch zu tödten eine, oft sehr grosse Anzahl von harten und unverdaulichen Körpern, wie Metallstücken u. d. gl. hinunterschlangen:
Eine Dame nahm, in der Absicht sich zu tödten ein Stück Fensterglas in den Mund und quälte sich eine halbe Stunde lang mit vergeblichen Versuchen dasselbe hinunterzuschlingen[1].
Eine junge adelige Polin ward in Folge unglücklicher Liebe des Lebens überdrüssig, und suchte sich durch Niederschlingen unverdaulicher Dinge zu tödten. Sie starb, nachdem sie dieß fünf Monate lang gethan hatte, und nachdem – aber zu spät um noch Hülfe schaffen zu können, die Lust zum Leben wieder bei ihr erwacht war. Bei der Leichenöffnung fand man in ihrem Magen: 4 Schlüssel, 1 großes und 2 kleine Messer, 13 silberne, 2 kupferne und 4 messingene Münzen, 20 eisene Nägel, die Bruchstücke von 6 zinnernen und einem messingenen Löffel, 2 silberne Löffelstiele, 7 eisene Fensterriegel, ein messingenes Kreuz, einen eisenen Knopf, 101 Stecknadeln, einen Stein, 3 Stücken Glas und 2 Paternosterkügelchen. Alles zusammen wog 2 Pfund und 12 Loth[2].
Ein Mädchen ward auf dem Felde ermordet und entkleidet gefunden, und ein Mensch, der in der Nähe des Leichnams angetroffen worden war, und bei welchem man auch der Ermordeten angehörige Dinge fand, bekannte, diesen Mord verübt zu haben. Er war früher ein fleißiger und stiller rechtlicher Mann gewesen, durch eine faule, unordentliche und verschwenderische Frau, die seine Habseligkeiten versetzte und

---

1 Wagner in Nasses Zeitschr. f. psych. Aerzte. 1819. 1 Heft.
2 Osiander a. a. O. S. 166.

verkaufte in Armuth und Elend gerathen, so dass er im Sommer um Taglohn arbeitete, im Winter hölzerne Löffel verkaufte und mitunter bettelte, dabei litt er seit langer Zeit an einem heftigen Wechselfieber. Am Tage des Mordes gieng er – nach seiner Erzählung – früh von Hause weg ohne von seiner Frau Abschied zu nehmen, traurig und niedergeschlagen, wie es seine Verhältnisse mit sich brachten; wie er die Ermordete, die ausgegangen war, um nach dem weidenden Vieh zu sehen, von Weitem erblickt habe, sei auf einmal der Gedanke in ihn gefahren: DIE MUSST DU UMBRINGEN; er habe dann einen Strick vom Schlagbaume losgebunden, eine Schlinge daran gemacht und sie, ohne daß sie einen Laut von sich gegeben habe, von hinten erdrosselt, ihr dann den einen Strick um den Leib gebunden und sie in den Graben, in dem man sie gefunden hatte, geworfen. Erst eine halbe Stunde hernach sei ihm der Gedanke eingefallen, durch das, was sie etwa bei sich haben könnte seinen dringenden Bedürfnissen abzuhelfen; er sei deshalb umgekehrt und habe ein leinenes Tuch, eine Geldbüchse und einen Fingerhut ihr geraubt und zu sich gesteckt. Bei der dadurch verursachten Entblößung ihres wohlgebauten Körpers habe er auch eine ihn anwandelnde viehische Lust stillen wollen, welches Verbrechen er aber nicht vollendet habe (was durch die Untersuchung der Leiche bestätigt wurde). Im Gefängnisse verhielt er sich gelassen und ruhig, aber auch ohne Reue über sein Verbrechen zu äußern, und starb plötzlich vor Ende der Untersuchung. Bei der Section fand man in seinem Magen mehrere zusammengebogene Nadeln und einen Wurstprückel in welchem man die Ursache seines plötzlichen Todes erkannte[1]. Zuweilen führt diese Methode die Lebenssatten zu langsam zum Ziele, und sie tödten sich, nachdem sie dieselbe einige Zeit hindurch versucht hatten, endlich auf eine andere Weise.

1 Knüppeln a. a. O. S. 297.

Ein Edelmann 20 Jahre alt, ward ohne wahrnehmbare äußere Ursache geistesverwirrt, blieb aber dabei so ruhig, daß man ihn frei herumgehen ließ. Am 30. November 1773, nachdem seine Geisteskrankheit schon drei Jahre gedauert hatte, schoß er sich zwei mit Schroten geladene Pistolen zugleich gegen die Stirn, wodurch aber nur die Weichtheile verletzt wurden. Schon vor dieser Verwundung, noch mehr aber nach derselben stellten sich Anfälle von Erbrechen ein, und nun gestand er, daß er seit mehreren Wochen allerlei Gegenstände verschluckt habe. Man untersuchte nun seine Excremente fortwährend, und es giengen vom December 1773 bis Juli 1774 ab: 157 Stücke Glas, 102 messingene Stecknadeln, 150 eisene Nägel, 3 Haarnadeln, 7 kleine messingene Nägel; ein Paar messingene Hemderknöpfe, eine messingene Schnalle von einer Halsbinde, 3 Stücke von einem Pferdestriegel, 3 Schnallen von einem Zügel, 15 andere Stücke Eisen, 6 preussische Sechspfennigstücke, ein großes Stück Blei, eine halbe messingene Schuhschnalle und 2 Zehhacken. Während diesem ganzen Zeitraume befand sich der Eisenfresser im Ganzen körperlich ziemlich wohl, hatte guten Appetit und guten Schlaf, nur das Erbrechen stellte sich täglich zweimal ein so lange noch fremde Körper mit dem Kothe abgiengen. Der Zustand der Seelenfähigkeiten blieb ungeändert[1].
Einem Bauer ward im J 1539 ein Hautabszess geöffnet, in welchem sich ein eiserner Nagel befand der herausgenommen wurde. Später schnitt er sich die Kehle durch und bei der veranstalteten Leichenöffnung fand man in seinem Magen ein großes Stück Holz, vier Messer, zwei scharfe Stücke Eisen und einen Bündel Weiberhaare[2].
Eine ledige Frauensperson von 33 Jahren wurde, nachdem sie in Folge häuslichen Verdrusses mehrere Versuche zum Selbstmorde gemacht hatte, in die Irrenanstalt gebracht. Dort

1 Bloch in Schmuggerts verm. chir. Schriften Bd. I. S. 374.
2 Wierus a. a. O. S. 297.

machte sie wiederholte Versuche sich zu erdrosseln, und wollte, als ihr dieses mißlang, sich zu Tode hungern. Später verschluckte sie einen Fingerhut, eine Münze und einige Nähnadeln. Endlich gelang es ihr in einen unbenützten und leer stehenden Saal durch ein Loch in der Mauer zu gelangen, wo man sie an einem dünnen Bindfaden erhängt fand. In ihrem Magen wurde keiner der verschluckten Körper mehr gefunden[1].

Fälle von Ausbrechen von Nadeln, Haarbüscheln, Stroh, Glasstücken u. d. gl. oder Abgang derselben durch den After, die also doch vorher verschluckt seyn mussten, welche man aber zu den Zeiten, aus welchen diese Beobachtungen sind, für durch Zauberei und die Hülfe des Teufels hineingeschafft ansah, erzählen ab Heers[2] Wierus[3] u. A. Manche dieser ältern Beobachtungen scheinen aber auch wenigstens theilweise auf Betrug zu beruhen. Es gieng vielleicht auch hier, wie es bei manchen Fällen von vorgeblichem langem Hungern, bei manchen magnetischen Kuren und ähnlichen wunderbaren Erscheinungen nicht selten zu gehen pflegt; daß nämlich im Anfange wirklich etwas Wahres zu Grunde lag, dass aber nachher das Aufsehen, das die Sache erregte, das Mitleid und die Unterstützungen, welche solchen Individuen zu Theil wurden, sie veranlassten, durch Betrug die Dauer des Uebels noch länger, die Erscheinungen desselben noch wunderbarer scheinen zu machen[4].

Das Verschlingen von solchen harten und unverdaulichen Stoffen wird übrigens nicht immer gerade in der Absicht, sich dadurch zu tödten unternommen. Unter den Negersklaven in vielen Colonien findet sich eine eigene Krankheitsform

1 Esquirol a. a. O. S. 382.
2 Obs. in Oppid. rar. S. 117 ff.
3 A. a. O. S. 292 ff.
4 Vergl. Krügelstein Erfahr. üb. d. Verstellungskunst in Krankhtn. S. 48 ff.

kachektischer Art, deren vorzüglichstes Symptom die Begierde ist, Erde, Sand und dergl. zu verschlingen; ein Uebel das durch die Störungen der Verdauung und Ernährung, welche ihm zu Grunde liegen, und welche durch jenes Symptom immer noch gesteigert werden, fast unrettbar zum Tode führt, ohne daß dieses Erdessen in der Absicht sich zu tödten geschieht[1].

Bei Mädchen in den Entwickelungsjahren, bei Bleichsüchtigen, und besonders bei Schwangeren findet man zuweilen das Verlangen nach dem Genusse ähnlicher Dinge, dem sie häufig auch, ohne Nachtheil nachgeben.

Eine Frau hatte die Begierde Schiefersteine zu verschlingen, und zwar in so großer Quantität, dass sie innerhalb 30 Jahren über 47 Centner solcher Steine verschlang. Dabei blieb sie völlig gesund. In 8 Kindbetten hörte diese Lust immer acht Tage vor der Entbindung auf, und kehrte bald nach derselben wieder[2].

Ich kannte einen jungen Menschen der mehrere Jahre hindurch die Begierde hatte sich die Haare auszuraufen und zu essen. Alles was man dagegen unternahm war fruchtlos; als man ihm endlich die Haare glatt vom Kopfe wegrasierte suchte er auf der Straße Haare, Schweineborsten u. d. gl. auf und verschlang sie.

Aber selbst Nadeln und ähnliche harte Dinge werden nicht immer gerade in der Absicht verschlungen sich zu tödten. Ein Mädchen verschluckte im Nervenfieber eine Menge Nadeln. Man schnitt ihr nachher 300 Stecknadeln und 50 Nähnadeln aus verschiedenen Stellen des Körpers[3].

---

1 Ueber d. sogen. afric. Krankheit – Erdessen, (Dirteating, Mal d'estomac, Jordäden) in med. Annalen d. Großherz. Bd. Sanit. Komm, und d. Profess. Puchelt, Chelius u. Nägele II. Bd. III. Hft. S. 374 ff.

2 Hufeland Journal Mai 1809. S. 109. Vergl. auch Schlegel ebendas. September 1836. S. 11 ff.

3 Krügelstein a. a. O. S. 49. Note.

Ein somnambules Mädchen verschluckte mehrere Stecknadeln und Nähnadeln, von welchen nachher 91 an verschiedenen Stellen des Körpers herauskamen[1].
Ein Mädchen zu Grenoble fieng vom dreizehnten Jahre an Nadeln zu verschlucken, hatte davon über zwanzig Jahre lang die furchtbarsten Leiden zu erdulden, und starb in Folge dieser erst mit dem 27 Jahre[2].
Verbindet sich dann eine solche krankhafte Begierde mit der Lust zum Selbstmorde, (und gerade die Zustände in welchen sich solche Begierden am gewöhnlichsten entwickeln und welche mit Aufregung oder Störungen der Geschlechtsfunctionen fast immer verbunden sind, gehören auch unter diejenigen, in welchem der Hang zum Selbstmorde sich häufig ausbildet) so ist es natürlich, daß die Lebensüberdrüssigen auf die Idee geleitet werden, auf eine Art sich das Leben zu nehmen, die ihnen zugleich die Befriedigung jener krankhaften Begierde gewährt.[...]
Ja solche krankhafte Begierden sind sogar zuweilen ein Werk des Heil-Bestrebens der Natur, welche unter den zahlreichen Mitteln die sie benützt, um, auch ohne Unterstützung der Kunst, und selbst manchmal gegen die unzweckmäßigen und verkehrten Bestrebungen der Kunst, die gestörte Gesundheit wieder herzustellen, oft auch die Erweckung von sogenannten Heilinstincten anwendet, d. h. von Verlangen nach nützlichen, den Heilprozess unterstützenden und fördernden, oder von Abscheu gegen schädliche, den Heilprozess hemmenden und den Krankheitsprozess steigernden äussern Einflüssen[3]. Diese Triebe finden wir sehr entwickelt bei Thieren; beim Menschen verlieren sie ihre Macht um so mehr, je mehr der Mensch, von der unmittelbaren Führung der Natur sich losreißend, sich eine künstliche Existenz geschaffen hat. In Krankheiten aber,

1 Ebendas.
2 Osiander Entwickel. Krkhtn. Bd. I. S. 60.
3 Hufeland System der pract. Heilkunde. Bd. I. §. 11. S. 38 ff.

wo er den Naturgewalten wieder mehr anheimgefallen ist, äussert sie ihre Macht häufig auch wieder durch das Erwecken solcher Instincte; allein der Mensch hat dann oft verlernt ihre Sprache zu verstehen, deutet ihre Mahnungen falsch oder vermengt sie mit den, aus seinem verkehrten, naturwidrigen Leben entstandenen wirklich krankhaften Begierden, und vereitelt dadurch die heilsamen Absichten der Natur. So erregen z. B. gewisse krankhafte Zustände das Bedürfniss von vermehrter Flüssigkeit im Körper, aber der verwöhnte Gaumen verschmäht das heilsame Wasser, und greift nach den verderblichen geistigen Getränken. Auf solche Weise können solche Triebe selbst zum Selbstmorde führen, indem entweder der Lebensüberdruss mit jenem Heiltriebe den Trieb sich zu tödten in Verbindung setzt und dann das, was den Weg zur Gesundheit zeigen sollte, nur den Weg zum Selbstmorde, die Todesart, bestimmt oder aber die kranke Phantasie auf die oben auseinandergesetzte Weise dem dunklen unverstandenen Triebe eine falsche Deutung unterlegt, und in ihm eine Nöthigung gerade auf diese Weise den Tod zu suchen findet. *Deshalb ist oft der Trieb sich zu ersäufen, zu erhängen, die Adern zu öffnen u. d. gl. das Ursprüngliche, und die Absicht durch diese Mittel sich zu tödten nur Folge jener Triebe. Viele werden nur Selbstmörder weil die Befriedigung jener Triebe nothwendig oder zufällig tödtliche Folgen hat*[1].

1 In Beziehung auf das Ersäufen hat schon Hufeland (a. a. O. S. 40. No. 8.) diese Ansicht auf das Bestimmteste ausgesprochen.

# *Alfred Adler* Über den Selbstmord

Der Wert statistischer Erhebungen soll keineswegs geleugnet werden, solange sie darauf gerichtet sind, ein Bild zu entwerfen über die Häufung der Selbstmordfälle und über begleitende Umstände. Schlüsse zu ziehen, sei es über die psychische Individualität, sei es über die Motive des Selbstmordes, ist auf Basis der Statistik allein unmöglich. Man wird da leicht zu voreiligen Anschuldigungen von Institutionen oder von Personen kommen, solange die treibenden Motive in ihrem vollen Umfang unbekannt bleiben. Soziales Elend, Mängel von Schuleinrichtungen, Fehler der Pädagogik, zahlreiche andere schwache Punkte unserer Kultur können dabei zur Aufdeckung kommen.

Aber wird uns daraus etwa die *psychologische Situation* des Selbstmörders, *etwa die Dynamik klar,* die ihn aus dem Leben treibt? – Wenn wir wissen, daß die dichtest bevölkerten Gegenden die relativ größte Zahl der Selbstmörder aufweist, daß gewisse Monate den höchsten Stand der Selbstmörderziffern zeigen, lernen wir daraus auch nur ein einziges zureichendes, was sage ich? – *erklärendes Motiv* kennen? Nein. Wir erfahren nur, daß der Selbstmord, wie jede andere Erscheinung auch, dem Gesetze der großen Zahl folgt, daß er mit anderen sozialen Erscheinungen Verknüpfungen aufweist.

Der *Selbstmord kann nur individuell begriffen werden, wenngleich er soziale Voraussetzungen und solche Folgen hat.*

Dies erinnert an die Entwicklung der Neurosenlehre.

Und auch, dass man, solange nicht volle Klarheit über die psychologische Konstellation des Selbstmordes und über das Wesen der Motive herrscht, an ein Verständnis oder gar an eine grundlegende Heilung nicht denken kann.

Und selbst wenn sich auf sozialem Wege ein Mittel fände, vereinzelt Selbstmorde zu verhüten, wie es die Aktion der Heilsarmee in London versucht, indem sie Aufrufe erläßt, die Selbstmordkandidaten zu sich ladet, um ihnen Trost und Hilfe zu spenden, selbst wenn es gelänge, praktisch die Zahl der Selbstmorde, sei es durch Vertiefung der Religiosität, durch verbesserte Pädagogik, durch soziale Reformen und Hilfeleistungen einzuschränken, so bliebe es dennoch ein verdienstliches Werk, den psychischen Mechanismus, die geistige Dynamik des Selbstmordproblems klarer gestellt zu haben. Einerseits wegen der Möglichkeit einer individuellen, weiterhin durch das Mittel der Pädagogik und der sozialen Reform allgemeinen Prophylaxe. Andererseits, weil offenbar das psychische Gefüge des Selbstmörders im Zusammenhang steht mit psychischen Zustandsformen und psychischen Einstellungen anderer Art, vor allem solchen der nervösen und psychischen Erkrankungen. Sodass im Falle des Gelingens einer derartigen Zusammenhangsbetrachtung Ergebnisse des einen Problems zu Nutzen des anderen verwertet werden können. Dieser Versuch der Zusammenhangsbetrachtung wird wesentlich unterstützt durch die Volksmeinung, die jedesmal geneigt ist, dem Selbstmörder den Milderungsgrund der Unzurechnungsfähigkeit zuzubilligen. Aber auch durch Ergebnisse aus der Psychiatrie, den Zusammenhang von Geisteskrankheit und Selbstmord betreffend.

Aus welchem Material kann ein Nervenarzt, der sich der psychoanalytischen Methode bedient, Erkenntnisse sammeln, um die Frage des Selbstmordes zu lösen?

Der gelungene Selbstmord vereitelt ja eine direkte Einsicht, etwa durch Befragen oder Reaktionsprüfung. Bleiben in diesem Falle nur Aufzeichnungen und Auskünfte der Umgebung, die mit Vorsicht aufzunehmen sind und höchstens Bedeutung erlangen können, wenn sie mit grundlegenden psychologischen Ergebnissen übereinstimmen. Insbesondere was Ansichten der Umgebung anlangt, ist die Tatsache festzuhalten, daß sich die *unglaublich empfindliche Natur* des Selbstmörders stets verkleidet und in Geheimnis hüllt.

Bleiben also nur die Fälle von misslungenem Selbstmord und die überaus häufigen unausgeführten Selbstmordregungen, die einer Erforschung durch die psychoanalytische Methode zugänglich sind. Freilich kompliziert sich dabei das Problem, weil diese Fälle gewöhnlich den Kompromisscharakter tragen, so dass sie im Zweifel stecken bleiben oder ungeeignete Mittel wählen und, während sie den Tod suchen, gleichzeitig auf Rettung bedacht sind.

*Immerhin ist dies der einzige Weg*, um Sicherheit darüber zu erlangen, *welcher Art die Menschen sind, die den Tod suchen und welche Motive sie dabei bewegen.* Da kann ich nun mit Bestimmtheit sagen, der Entschluss zum Selbstmord tritt unter den gleichen Bedingungen ein, unter denen sich der Ausbruch einer nervösen Erkrankung (Neurasthenie, Angst- und Zwangsneurose, Hysterie, Paranoia) oder ein nervöser Einzelanfall vollzieht. Ich habe diese *»neurotische Dynamik«* in einigen Arbeiten, »Über neurotische Disposition«[1] und »Psychischer Hermaphroditismus im Leben und in der Neurose«[2] beschrieben, die als Fortsetzungen meiner *Studie über Minderwertigkeit von Organen* (Urban und Schwarzenberg, Wien 1907) anzusehen sind. Die leitenden Gedanken dieser Arbeiten sind folgende:

*Jedes Kind wächst unter Verhältnissen auf die es zu einer Doppelrolle zwingen*, ohne dass es diesen Sachverhalt mit seinem Bewusstsein erfasst. Wohl aber mit seinem Gefühl. Einerseits klein, schwach, unselbständig, entwickelt es Wünsche nach Anlehnung, Zärtlichkeit, Hilfe und Unterstützung. Und bald fügt es sich dem Zwange, der den Schwachen zum Gehorsam, zur Unterwerfung verpflichtet, wenn er Trieb-Befriedigungen und die Liebe seiner Pflegepersonen erlangen will. Alle Züge des erwachsenen Menschen von Unterwürfigkeit, Demut, Religiosität, Autoritäsglauben (Suggestibilität, Hypnotisierbarkeit und Masochismus beim Nervösen) stammen aus die-

---

1 S. Jahrb. f. psychoanalytische und psychopathologische Fortsetzungen 1909, Denticke, Berlin, Wien.

2 S. Fortschritte der Medizin, 1910, Heft 16, Thieme, Leipzig.

sem ursprünglichen Gefühl der Schwäche und stellen psychische Zustandsbilder dar, denen offensichtlich bereits geringe Spuren von Aggression anhaften, Versuche etwas von Liebe und Triebbefriedigungen aus der Umwelt für sich zu gewinnen.

Zur gleichen Zeit, insbesondere aber deutlich im Laufe der Entwicklung tauchen *Züge des Eigenwillens* auf, *ein Hang zur Selbständigkeit, Großmannssucht, Trotz* machen sich mehr und mehr geltend und *treten in Kontrast zu den anderen Zügen des Gehorsams.* Ja, man merkt bald, dass diese Kontraststellung, offenbar unter dem Druck der Aussenwelt, bei Entfaltung des kindlichen Ehrgeizes, gross zu werden und seinen Trieben Befriedigung zu gewähren (Esstrieb, Schautrieb z. B.), sich stetig steigert. *Die Quelle dieser Kontraststellung der Charakterzüge liegt in dem innern Widerspruch zwischen Unterwerfung und der Tendenz zur Triebbefriedigung.* Das Kind merkt sehr bald, daß in seiner kleinen Welt vorzugsweise die Kraft gilt, und findet dafür in der großen Welt reichlich Bestätigung. Und so behält es von den Zügen des Gehorsams nur diejenigen bei, die ihm Nutzen bringen, sei es einen Gewinn an Liebe, an Lob, Verzärtelung oder Belohnung. Leider führt gerade diese Art von Lebensbeziehung des Kindes leicht auf *Abwege,* und kann aus dem Unbewussten heraus in *tendenziöser Weise* Situationen schaffen, in welchen der späterhin Erwachsene geradezu *auf die Hilfe anderer* angewiesen ist. Solche Kinder werden in jeder Art Kränklichkeit, Ungeschicklichkeit, Ängstlichkeit, Schwachheit, im Leben, in der Schule, in der Gesellschaft ihre Beziehungen so einrichten, dass man sich ihrer annimmt, Mitleid zeigt, dass man ihnen hilft, sie nicht allein lässt usw. – Gelingt ihnen dies Vorhaben nicht, so fühlen sie sich beleidigt, zurückgesetzt, verfolgt. *Eine ungeheure Überempfindlichkeit wacht darüber, daß nicht die eigene Schwäche entlarvt werde.* Immer ist es ein Schicksal, Pech, die schlechte Erziehung, die Eltern, die Welt, die Schuld an ihrem Unglück tragen, und in dieser Absicht steigern sie

ihre Wehleidigkeit zur Hypochondrie, Weltschmerz und Neurose. Und noch mehr! Ihre Sehnsucht nach Mitleid, nach Bevorzugung kann so intensiv werden, daß sie die Krankheit als Mittel schätzen lernen, einerseits um das Interesse der Umgebung auf sich zu lenken, andererseits als Vorwand, *um jeder Entscheidung auszuweichen. Diese Furcht vor jeder Entscheidung (die Prüfungsangst des Nervösen), die ihn nichts zu Ende bringen läßt, ihn gleichzeitig aber mit höchster Ungeduld und Hast erfüllt, die ihm das Warten* (auf die Entscheidung, auf den Erfolg) *zur grössten Qual macht, wird nur erklärlich, wenn man die ungeheuren Grössenideen des Unbewussten kennt und das Gefühl von deren Unerfüllbarkeit bei ausgesprochen nervösen Personen.*
Diese intrapsychische Spannung, der dialektische Umschlag aus dem Schwächegefühl des Kindes in Großmannssucht, wird begleitet, aber auch behütet durch dauernde Affektlagen der Ängstlichkeit, der Unsicherheit, des Zweifels an den eigenen Fähigkeiten. Und dies um so mehr, je grösser die dynamische Wirkung des Kontrastes, je hypertrophischer die Züge des Ehrgeizes und der Eitelkeit sich ausgestalten.
Die psychoanalytische Methode ermöglicht es, durch Reduzierung dieser psychischen Überspannung auf die Anfänge in der Kindheit die Ursachen anzugeben, für deren Bedeutung, ausserordentliche Kraft und Haltbarkeit. Ich konnte in allen Fällen, *bei Nervösen, ausserordentlich befähigten Menschen und in den einer Untersuchung zugänglichen Selbstmördern* den Nachweis erbringen, *dass sie in den Anfängen der Kindheit ein besonders vertieftes Gefühl der Minderwertigkeit besassen.* Als Ausgangspunkt dieses Gefühls habe ich schon vor Jahren eine *angeborene Minderwertigkeit von Organen und Organsystemen angeschuldigt,* welchen zufolge das Kind beim Eintritt ins Leben durch Kränklichkeit, Schwäche, Plumpheit, Hässlichkeit und Deformität, sowie durch Kinderfehler (Bettnässen, Stuhlschwierigkeiten, Sprachfehler, Stottern, Augen- und Gehöranomalien) ins Hintertreffen

gerät.[1] Der von diesem Gefühl der Minderwertigkeit ausgehende *stürmische Versuch zur Überkompensation*, gleichbedeutend mit Überwindung des Fehlerhaften durch angestrengtes Training des Gehirns, gelingt recht häufig, nicht aber ohne dauernd Spuren dieses Zusammenhangs und der Mehrleistung in der Psyche zu hinterlassen. Der ehemalige Bettnässer wird zum Reinlichkeitsfexen und Blasenathleten, das Kind mit unwillkürlichen Stuhlabgängen zum Hyperaestheten, die ursprüngliche Schwäche und Empfindlichkeit der Augen prädestiniert zuweilen zum Maler und Dichter und der Stotterer Demosthenes wird zum grössten Redner Griechenlands.[2] Dabei begleitet sie alle auf ihrem Lebenswege eine unbezähmbare Gier nach Erfolg und ihre dauernde Überempfindlichkeit sucht ihnen die Kulturhöhe zu sichern. Rachsucht, Pedanterie, Geiz und Neid begleiten diese Entwicklung, ebenso auch Züge von ausgesuchter Mannhaftigkeit, sogar Grausamkeit und Sadismus.

Nur eine Relation noch kann diese Spannung verstärken, und sie ist es gerade, die den pathologischen Gestaltungen dieser ins Gegensätzliche umschlagenden Dynamik ihre höchste Weihe gibt. Sie geht aus dem häufig anzutreffenden *psychischen Hermaphroditismus* hervor. Die Doppelrolle verleitet viele der Kinder, eine naheliegende *Analogie mittelst einer falschen, aber aus Tatsachen geschöpften Wertung* herzustellen, eine Analogie, der seit altersher ein grosser Teil der Menschheit unterlegen ist, und die eine ganze Anzahl der feinsten Köpfe, – ich nenne nur *Schopenhauer*, *Nietzsche*, *Moebius*, *Weininger* –

---

1 Neuerlich hat Barzel (Wien), einen Spezialfall dieser Organminderwertigkeit, die lymphatische Konstitution in Zusammenhang mit Selbstmord gebracht. In der weiten Fassung, die ihr dieser Autor gegeben hat, wird sie sich, ebenso wie die von mir hervorgehobene Organminderwertigkeit auch als Grundlage von Neurosen entpuppen. Der Schlüssel zum Verständnis des Zusammenhangs liegt in beiden Fällen in dem kindlichen Gefühl der Minderwertigkeit.

2 S. auch J. Reich, Kunst und Auge, Österreichische Wochenschrift 1908.

mit geistreichen Sophismen zu stützen gesucht haben: ich meine *die Gleichstellung von Zügen der Unterwerfung mit Weiblichkeit, der Bewältigung mit Männlichkeit.* Dem Kinde wird diese Wertung recht häufig aus den Familienbeziehungen und aus der Umgebung aufgezwungen. Es kommt dann bald so weit, daß jede Form von Aggression und Aktivität als männlich, Passivität als weiblich empfunden wird. Dann geht das Streben des Kindes dahin, aus Gehorsam zu Trotz, aus der Folgsamkeit heraus zu Bösartigkeit, kurz aus den normalen Bahnen der kindlichen Fügsamkeit und Weichheit zu aufgepeitschten Bestrebungen der Grossmannssucht, der Starrköpfigkeit, des Hasses, der Rachsucht zu gelangen. Kurz, in den geeigneten Fällen (bei starkem Gefühl der Minderwertigkeit) setzt ein toller männlicher Protest ein, bei Knaben wie bei Mädchen. Selbst die körperlichen Schwächen und Fehler des Kindes werden dann nicht verschmäht, wenn sie als Waffen dienen können, um sich etwa durch Kränklichkeit, Kopfschmerzen, Bettnässen etc. das dauernde Interesse und eine gewisse Herrschaft über die Umgebung zu sichern. *So wird aus dem Unbewussten heraus eine Situation geschaffen, in der die Krankheit, ja selbst der eigene Tod gewünscht wird, teils um den Angehörigen Schmerzen zu bereiten, teils um ihnen die Erkenntnis abzuringen, was sie an dem stets Zurückgesetzten verloren haben.* Nach meiner Erfahrung stellt diese Konstellation die regelmäßige psychische Grundlage dar, die zu Selbstmord und Selbstmordversuchen Anlass gibt. Nur dass *in späteren Jahren meist nicht mehr die Eltern, sondern ein Lehrer, eine geliebte Person, die Gesellschaft, die Welt als Objekt dieses Racheaktes gewählt wird.*

Kurz anführen muss ich noch, daß eine der wichtigsten Triebfedern zu diesem männlichen Protest die häufig anzutreffende Unsicherheit des Kindes über seine gegenwärtige oder zukünftige Geschlechtsrolle ist. Aus dieser Unsicherheit heraus, die das double vie, die Bewußtseinsspaltung, den Zweifel und die Unentschlossenheit der Nervösen vorbereitet, drängt es Mädchen und Knaben mit ungeheurer Wucht zum männlichen Protest in jeder Form. *Aus diesem heftigen Streben stammen alle Formen der Frühsexualität und des Autoerotismus, die Masturbation wird zur Zwangserscheinung, und ein unablässiges Streben nach »männlich« scheinender Betätigung der Sexualität (unter anderem Don Juan, Messalina, Perversionen, Incest, Notzucht etc.)* verankert sich als prägnantes Symbol des männlichen Protestes. Die Liebe selbst artet aus in eine unstillbare Gier nach Triumph, die Befriedigung des Sexualtriebes findet eine sekundäre Verwendung zum Zweck des Beweises der Männlichkeit oder auf einer psychischen Nebenlinie – *wie im Falle der Masturbation – zum Zweck der Selbstbeschädigung im Sinne eines Racheaktes. Damit aber wird ein weiteres Vorbild geschaffen für eine etwaige spätere Selbstmord-Konstellation,* die Wollust des Selbstmordes tritt an die Stelle der Masturbationslust.[1]

Die Selbstmordidee taucht unter den gleichen Konstellationen auf wie die Neurose, der neurotische Anfall oder die Psychose. Selbstmord und Psychose wie die Neurose sind Ergebnisse der gleichen psychischen Konstellation, die durch eine Enttäuschung oder Herabsetzung bei Disponierten eingeleitet wird und die das alte Gefühl der Minderwertigkeit aus der Kindheit wieder zum Aufflammen bringt. *Selbstmord wie Neurose sind Versuche einer überspannten Psyche sich der Erkenntnis dieses Minderwertigkeitsgefühls zu entziehen und treten deshalb zuweilen vergesellschaftet auf.* In andern Fällen wirkt ein konstitutionelles Moment (die Stärke des Aggressionstriebes)

1 Auffallend häufig findet sich jugendlicher Selbstmord als Abschluss eines vergeblichen Ringens gegen den Masturbationszwang, der in scheinbar überzeugender Weise dem Patienten das Gefühl seiner Ohnmacht dartut. In ähnlicher Art verstärkt beim weiblichen Geschlechte die Beschwerde der Periode das »herabsetzende Gefühl der Weiblichkeit«. Bekanntlich steigern sich um diese Zeit sowohl die nervösen Beschwerden als auch die Selbstmordfälle, eine deutliche Bestätigung der obigen Ausführungen.

oder Beispiele richtunggebend. Der »Heredität« kann in gleicher Weise vorgebeugt werden; wie den Manifestationen selbst, und zwar durch die psychoanalytische Methode. Sie deckt das kindliche Gefühl der Minderwertigkeit auf, führt es von seiner Überschätzung auf das wahre Maß zurück, indem sie falsche Wertungen korrigiert, und stellt die Revolte des männlichen Protestes unter die Leitung des erweiterten Bewusstseins. *Selbstmord wie Neurose sind kindliche Formen der Reaktion auf kindliche Überschätzung von Motiven, Herabsetzungen und Enttäuschungen. Und so stellt der Selbstmord – ganz wie die Neurose und Psychose –, eine Sicherung vor, um in unkultureller Weise dem Kampf des Lebens mit seinen Beeinträchtigungen zu entgehen.*

## *Victor Tausk*
## Abschiedsbrief an Sigmund Freud

Wien, 3. Juli 1919

Lieber Herr Professor,
bitte stehen Sie meiner geliebten Braut, dem Frl. Hilde Loewi (II, Körnergasse a), dieser teuersten Frau, die je in mein Leben getreten ist, bei. Sie wird nicht viel von Ihnen verlangen, weil sie selbst große Glücksmöglichkeiten in sich hat, aber sie neigt stark zu Zwangssymptomen und Identifikationen. Sie ist edel, rein und gütig, es lohnt die Mühe, ihr einen guten Rat zu geben. Ihnen danke ich für alles Gute, das Sie mir gegeben. Es war viel und hat die letzten zehn Jahre meines Lebens ausgefüllt. Ihr Werk ist echt und groß, ich gehe aus dem Leben mit der Überzeugung, daß ich einer von denen war, die den Eroberungsgang einer der größten Menschenideen miterlebt haben. Ich habe keine Melancholie, mein Selbstmord ist die gesündeste, anständigste Tat meines verfehlten Lebens. Ich klage niemand an, mein Herz ist frei von Groll, ich sterbe nur etwas früher, als ich eines natürlichen Todes gestorben wäre.

Ich grüße die ps. a. Vereinigung, ich wünsche ihr von Herzen jedes Gedeihen. Ich danke allen, die mir in der Not beigestanden haben. Jeder weiß es für sich, der auf diesen Dank Anspruch hat. Leben Sie noch lange wohl, rüstig, arbeitskräftig. Ich grüße Sie herzlich

Ihr Tausk

Sehen Sie sich manchmal auch meine Söhne an, bitte sehr.

## *N. N.* Zwei Abschiedsbriefe

»Jede Frau mit der du zärtlich bist, wirst du an mich denken müssen. Gruß und ein letzter Kuß M.«

»Niemand braucht eine Blume auf mein Grab zu legen, zu Lebzeiten haben sie auch nichts von mir gewollt. Mein liebes Hedeli vergibt Deinem Vater, er konnt nicht anders, Gott vergebe mir.«

## *Charles de Montesquieu* Die Selbstmörder

Die europäischen Gesetze sind erbarmungslos streng gegen die Selbstmörder. Man schlägt sie sozusagen noch einmal tot, man schleift sie durch den Schmutz der Straßen, man behaftet sie mit dem Makel der Ehrlosigkeit, man zieht ihre Güter ein.
Es scheint mir, Ibben, daß diese Gesetze sehr ungerecht sind. Wenn ich von Schmerz, Elend, Verachtung erdrückt werde, warum will man mich hindern, meinen Leiden ein Ende zu setzen, und warum beraubt man mich eines Heilmittels, das in meinen Händen ist?
Warum verlangt man, daß ich für eine Gemeinschaft arbeite, der ich nicht mehr angehören will? Daß ich gegen meinen Willen einen Vertrag halte, der ohne meinen Willen abgeschlossen ist? Die Gesellschaft beruht auf gegenseitigem Vorteil, aber wenn sie mir lästig ist, was hindert mich da, auf sie zu verzichten? Das Leben ist mir als ein Gunstbeweis zuteil geworden, ich kann es also wiedergeben, wenn es das nicht mehr für mich ist: die Ursache verschwindet, die Wirkung muß also auch verschwinden.
Verlangt der Fürst, daß ich sein Untertan sei auch dann noch, wenn ich aus dieser Untertanschaft keinen Vorteil mehr ziehe? Können meine Mitbürger auf dieser ungleichen Verteilung: für sie den Nutzen, für mich die Verzweiflung, bestehen? Kann Gott, der sich dadurch von allen andern Wohltätern zu seinem Nachteil unterscheiden würde, mich dazu verurteilen, Gnadenbeweise anzunehmen, die mich drücken? Ich bin wohl verpflichtet, den Gesetzen zu gehorchen, solange ich unter ihnen lebe; wenn ich aber nicht mehr unter ihnen lebe, können sie da noch für mich verbindlich sein? Aber, wird man sagen, du störst die Ordnung der Vorsehung. Gott hat unsere Seele mit dem Körper vereint, du widersetzest dich also seinen Absichten und bist widerspenstig gegen ihn.
Was soll das wohl heißen? Störe ich etwa die Ordnung der Vorsehung, wenn ich die Materie umgestalte, wenn ich einen

Würfel aus einer Kugel mache, die die ursprünglichen Gesetze der Bewegung, das heißt die Gesetze der Schöpfung und der Erhaltung, rund gestaltet hatten? Nein, ohne Frage! Ich mache nur Gebrauch von dem Recht, das mir gegeben ist, und in diesem Sinne darf ich nach meinem freien Ermessen die ganze Natur umstürzen, ohne daß man mir sagen darf, ich widersetzte mich der Vorsehung.

Wenn meine Seele nun wirklich vom Körper getrennt sein wird, wird darum im Weltall weniger Ordnung und Regelmäßigkeit herrschen? Glaubt ihr, daß diese neue Zusammenstellung weniger vollkommen und weniger abhängig von den allgemein gültigen Gesetzen sein wird? Daß die Welt etwas dabei verloren hat, und daß die Werke Gottes deshalb weniger groß oder vielmehr weniger unermeßlich sind?

Meint ihr, wenn sich die Stoffe meines Körpers in einen Kornhalm, einen Wurm, ein Rasenstück wandeln, daß dies Werk der Natur ihrer weniger würdig ist, und daß meine Seele, von allen irdischen Anhängseln befreit, weniger erhaben geworden sei?

All diese Gedanken, mein lieber Ibben, haben keine andere Quelle als unsere Überhebung. Wir fühlen unsere Kleinheit nicht, und so sehr sie auch vorhanden sein mag, möchten wir doch im Weltall zählen, eine Figur darin spielen, ein wichtiger Gegenstand darin sein. Wir bilden uns ein, daß die Zerstörung eines so vollkommenen Wesens wie wir die ganze Natur um eine Stufe herabsetzen müßte, und wir begreifen nicht, daß ein Mensch mehr oder weniger in der Welt – was sage ich? alle Menschen zusammen, hundert Millionen Erden wie unsere nur ein kleines und verlorenes Atom bedeuten, dessen Gott nur gewahr wird, weil sein Wissen nicht von einem Maß abhängig ist.

## *Albert Eulenburg*
## Kinder- und Jugendselbstmorde

1. Männl., 13 J. Schnellzug überfahren. Ursache: unbekannt.
2. Männl., 12 J. Gift genommen. Ursache: Furcht vor Strafe.
3. Weibl., 17 J. Sturz aus dem 4. Stock. Ursache: Liebeskummer.
4. Weibl., 17 J. Lysol getrunken. Ursache: Eifersucht und Liebeskummer.
5. Männl., 17 J. Arsenik. Ursache: Eifersucht und Liebesgram.
6. Männl., 11 J. Gift. Ursache: Furcht vor Strafe.
7. Männl., 11 J. Erhängen. Ursache: Gram über das Ende der Ferien.
8. Männl., 12 J. Erschossen. Ursache: Weil er wegen seines frechen Benehmens aus der Schule ausgeschlossen worden war.
9. Männl., 16. J. Erschossen. Ursache: Vorwürfe seitens der Eltern wegen seines Lebenswandels.
10. Weibl., 13 J. Ertränken. Ursache: Schlechte Behandlung durch ihre Eltern.
11. Männl., 16–20 J. Gift. Ursache: Während der Prüfung des Betruges beschuldigt und relegiert.
12. Weibl., 18 J. Gashähne geöffnet. Ursache: Krankheit.
13. Weibl., 15 J. Gashähne geöffnet. Ursache: Furcht vor elterlicher Züchtigung.
14. Männl., 15 J. Mit Sublimat vergiftet. Ursache: Weil ihm sein Vater nicht genug Taschengeld geben wollte.
15. Männl., 12 J. Erhängen. Ursache: Nachdem er erfahren, daß der Lehrer sich ebenfalls durch Erhängen das Leben genommen.
16. Männl., 20 J. Erschießen. Ursache: Reue über seinen lockeren Lebenswandel.
17. Männl., 13 J. Vor den Zug geworfen. Ursache: Weil er

ein nicht günstiges Schulzeugnis mit der Unterschrift der Mutter gefälscht hatte.

18. Weibl., 13 J. Sturz aus dem Fenster. Ursache: Furcht vor Strafe.
19. Männl., 15 J. Morphiumvergiftung. Ursache: unbekannt.
20. Weibl., 16–20 J. Gasvergiftung. Ursache: unbekannt.
21. Männl., 17 J. Sturz aus dem 2. Stock. Ursache: unbekannt.
22. Weibl., 12 J. Erhängen. Ursache: Schelte der Eltern und Ablehnung der Weihnachtswünsche.
23. Männl., 17 J. Erhängen. Ursache: Weil er von der Mutter eine Ohrfeige erhalten.
24. Männl., 14 J. Erhängen. Ursache: Vermutlich Anfall von Geistesstörung.
25. Männl., 12 J. Sturz aus dem Fenster. Ursache: Abneigung gegen die Schule.
26. Männl., 16–20 J. Erschießen. Ursache: unbekannt.
27. Männl., 12 J. Erhängen. Ursache: unbekannt. Besondere Umstände: Der Junge war Waise, körperlich zurückgeblieben.
28. Männl., 18 J. Ertränken. Ursache: Liebesgram. Besondere Umstände: Gemeinsamer Tod mit Nr. 29.
29. Weibl., 16 J. Ertränken. Ursache: Liebesgram. Besondere Umstände: Gemeinsamer Tod mit Nr. 28.
30. Männl., 17 J. Erschießen. Ursache: Weil er einen ihm nicht gehörigen Betrag verjubelt hatte.
31. Männl., 14 J. Erhängen. Ursache: Schlechte Behandlung seiner Eltern.
32. Männl., 13 J. Erhängen. Ursache: unbekannt.
33. Weibl., 17 J. Mit Leuchtgas vergiftet. Ursache: rätselhaft. Besondere Umstände: »Ich habe mich gestern abend köstlich amüsiert. Ich vergifte mich, warum, das geht keinem Teufel etwas an.«
34. Männl., 18 J. Erschießen und ertränken. Ursache: unbekannt.

35. Männl., 12 J. Sturz vom Dache. Ursache: Furcht vor Strafe.
36. Männl., 20 J. Erschießen. Ursache: Weil er trotz Anstrengungen in der Schule nicht vorwärts kommen konnte.
37. Männl., 15 J. Erschießen. Ursache: unbekannt.
38. Weibl., 14 J. Ertränken. Ursache: Liebeskummer.
39. Männl., 20 J. Erschießen. Ursache: Kam in der Schule nicht weiter.
40. Männl., 18 J. Erschießen. Ursache: Eifersucht und Liebesgram.
41. Weibl., 9 J. Ertränken. Ursache: unbekannt.
42. Männl., 16 J. Erschießen. Ursache: Weil er nicht versetzt worden war.
43. Weibl., 15 J. Erschießen. Ursache: Unglückliche Liebe. Besondere Umstände: Gemeinsamer Tod mit Nr. 44.
44. Männl., 16 J. Erschießen. Ursache: Unglückliche Liebe. Besondere Umstände: Gemeinsamer Tod mit Nr. 43.
45. Männl., 13 J. Erhängen. Ursache: Furcht vor Strafe.
46. Männl., 19 J. Erhängen. Ursache: unbekannt.
47. Weibl., 10 J. Sturz aus dem Fenster. Ursache: Furcht vor Strafe.
48. Männl., 14 J. Todesart: Unbekannt. Ursache: Aus gekränktem Ehrgefühl.
49. Weibl., 18 J. Kleesalzvergiftung. Ursache: Vorwürfe der Mutter über den leichtsinnigen Lebenswandel.
50. Weibl., 20 J. Gasvergiftung. Ursache: Gekränktes Ehrgefühl.
51. Männl., 13 J. Erhängen. Ursache: Schlechtes Zeugnis, Furcht, es dem Vater vorzulegen.
52. Männl., 11–15 J. Erhängen. Ursache: Furcht vor Entdekkung kl. Näschereien. Besondere Umstände: Gemeinsamer Tod mit Nr. 53.
53. Männl., 11–15 J. Erhängen. Ursache: Furcht vor Entdekkung kl. Näschereien. Besondere Umstände: Gemeinsamer Tod mit Nr. 52. Bei den Leichen wurde ein Detektiv-

roman mit dem Bild zweier gemeinsam erhängter Knaben gefunden.

54. Weibl., 16 J. Fenstersturz. Ursache: Furcht vor Strafe.
55. Männl., 9 J. Leuchtgasvergiftung. Ursache: Schlechte Osterzensur, Furcht vor Strafe.
56. Männl., 17 J. Erschossen. Ursache: Unbekannt.
57. Weibl., 18 J. Leuchtgasvergiftung. Ursache: Streit mit ihrem Vater.
58. Männl., 13 J. Erhängen. Ursache: Unbekannt.
59. Männl., 11–15 J. Erhängen. Ursache: Starke Abneigung gegen den Schulbesuch.
60. Weibl., 17 J. Erschossen. Ursache: Unbekannt.
61. Weibl., 17 J. Erschossen. Ursache: Liebesgram.
62. Männl., 13 J. Erschossen. Ursache: Angst vor Strafe. Besondere Umstände: Mußte wegen schlechter Arbeit nachsitzen.
63. Männl., 10 J. Fenstersturz. Ursache: Furcht vor Strafe. Besondere Umstände: Hätte sich mehrere Tage umhergetrieben.
64. Männl., 19 J. Erschossen. Ursache: Unglückliche Liebe.
65. Weibl., 15 J. Sturz aus dem 3. Stock. Ursache: Weil sie von den Eltern eine Zurechtweisung erhalten hatte.
66. Männl., 17 J. Erhängen. Ursache: War nicht versetzt worden. Besondere Umstände: Obertertianer in Ratibor. Am gleichen Tage mit Nr. 67.
67. Männl., 18 J. Erschossen. Ursache: Weil er nicht versetzt worden war. Besondere Umstände: Obertertianer in Ratibor. Am gleichen Tage mit Nr. 66.
68. Weibl., 17 J. Lysolvergiftung. Ursache: Weil ihr Mann sie verlassen. Besondere Umstände: Konnte die Trennung nicht überleben.
69. Männl., 17 J. Pulsadern durchschnitten. Ursache: Angeblich Nahrungssorgen, wahrscheinlich andere Motive. Besondere Umstände: Der junge Mann trug elegante Frauenkleidung.

70. Weibl., 19 J. Ertränken. Ursache: Angebliche Arbeitslosigkeit. Besondere Umstände: Gemeinsamer Tod mit Nr. 71.
71. Weibl., 18 J. Ertränken. Ursache: Angebliche Arbeitslosigkeit. Besondere Umstände: Gemeinsamer Tod mit Nr. 70.
72. Weibl., 17 J. Sturz aus dem 4. Stock. Ursache: Liebeskummer und Streit mit den Eltern.
73. Weibl., 15 J. Gasvergiftung. Ursache: Unbekannt.
74. Männl., 16 J. Erschossen. Ursache: Weil er ein Verbrechen begangen. Besondere Umstände: War bei einem Wohnungsdiebstahl ertappt und hatte dieselbe Waffe gegen eine alte Frau gerichtet.
75. Männl., 12 J. Erhängen. Ursache: Weil er Kirchen- und andere Diebstähle auf dem Gewissen hatte.
76. Männl., 16–20 J. Todesart: Unbekannt. Ursache: Weil er beim Spielen mit einer Browningpistole seinen Mitschüler getötet, unternahm er 2 Selbstmordversuche.
77. Männl., 8 J. Sturz aus dem Klassenfenster. Ursache: Weil er eine Strafaufgabe erhalten.
78. Weibl., 15 J. Ertränken. Ursache: Scham, weil sie sich unter falschen Vorspiegelungen ein Paar Schuhe verschafft hatte.
79. Männl., 9 J. Erschossen. Ursache: Unbekannt. Besondere Umstände: Hatte sich mit mehreren Knaben eine Pistole gekauft.
80. Weibl., 16–20 J. Gift. Ursache: Aus Not. Besondere Umstände: Gemeinsamer Tod mit Nr. 81, 82 und 83.
81. Weibl., 16–20 J. Gift. Ursache: Aus Not. Besondere Umstände: Gemeinsamer Tod mit Nr. 80, 82 und 83.
82. Weibl., 16–20 J. Gift. Ursache: Aus unglücklicher Liebe. Besondere Umstände: Gemeinsamer Tod mit Nr. 80, 81 und 83.
83. Weibl., 16–20 J. Gift. Ursache: Aus unglücklicher Liebe. Besondere Umstände: Gemeinsamer Tod mit Nr. 80, 81 und 82.

84. Männl., 13 J. Erhängen. Ursache: Schlechte Zensur.

85. Männl., 12 J. Erschossen. Ursache: Strafe wegen Unfleißes vom Lehrer.

86. Männl., 12 J. Begoß seine Kleider mit Spiritus und zündete diesen an. Ursache: Schlechte Osterzensur.

87. Männl., 16 J. Vor den Zug geworfen. Ursache: Unbekannt.

88. Männl., 12 J. Erhängen. Ursache: Schlechte Zensur, Furcht vor Strafe.

89. Männl., 16 J. Erhängen. Ursache: Unbekannt.

90. Männl., 15 J. Erhängen. Ursache: Unbekannt.

91. Männl., 14 J. Erhängen. Ursache: Arbeitsscheu.

92. Männl., 12 J. Ertränken. Ursache: Furcht vor Schulstrafen.

93. Weibl., 16 J. Lysolvergiftung. Ursache: Furcht vor schlechtem Abgangszeugnis seitens der Dienstherrschaft.

94. Weibl., 8 J. Ertränken. Ursache: Unbekannt.

95. Weibl., 15 J. Ertränken. Ursache: Weil die Mutter sie gezüchtigt hatte.

96. Männl., 13 J. Erhängen. Ursache: Schlechtes Zeugnis. Besondere Umstände: Sein Vater ist deswegen wahnsinnig geworden.

97. Männl., 12 J. Erhängen. Ursache: Weil seine Pflegemutter ihm verboten, an einer Vereinsfestlichkeit teilzunehmen. Besondere Umstände: Waisenknabe.

98. Weibl., 18 J. Ertränken. Ursache: Furcht vor einer Operation.

99. Männl., 18 J. Erschossen. Ursache: Nachdem er seine Braut erschossen.

100. Männl., 15 J. Erschossen. Ursache: Nachdem er einen Obersten erdolcht, der ihn wegen seiner Liebe neckte, dann auch seine Angebetete erdolcht hatte. Besondere Umstände: Sein Vater endete auch durch Selbstmord.

*Dr. Rehfeldt*
## Der Tatbestand des Selbstmords

Wenn bei plötzlichen, unerwarteten und ohne Zeugen erfolgten Todesfällen eine absolut eindeutige Erklärung aus einer krankhaften Anlage oder aus einem sicher erwiesenen Unglücksfall nicht gegeben werden kann, so liegt – falls nicht offensichtliche Anzeichen dafür sprechen – immer die Annahme nahe, daß der Tod gewaltsam durch die eigene Hand des Verstorbenen oder durch fremde Hand herbeigeführt ist. Solche zunächst unklaren Fälle erfordern eine eingehende Untersuchung der Leiche und des Tatortes, damit alle für und wider diese oder eine Möglichkeit sprechenden Momente kritisch berücksichtigt und ausgewertet werden können. Aussagen von Personen, die mit dem Verstorbenen in irgend einer Beziehung standen, sind zunächst immer mit zurückhaltender Vorsicht zu beurteilen, da mit Verschleierungsversuchen durch falsche und irreführende Angaben gerechnet werden muß. Oft genug wird versucht, einem Morde das Ansehen eines Selbstmordes zu geben unter der Behauptung, daß »geistige Umnachtung«, »wirtschaftlicher Zusammenbruch«, »unglückliche Familienverhältnisse« den Verstorbenen in den freiwilligen Tod getrieben haben. Nimmt die Behörde einen Selbstmord an, dann werden die Akten darüber bald abgeschlossen und nur wieder hervorgeholt, wenn später einmal aus irgendwelchen Gründen im Zusammenhang mit einer Straftat oder durch Anzeigen etc. die berechtigten Zweifel auftauchen.

Auf Einzelheiten über die allgemeinen Erscheinungen an der Leiche und ihre verschiedenartige Verwertbarkeit einzugehen, würde an dieser Stelle zu weit führen. Ausführliche Darstellungen darüber hat Verfasser in dem Buch »Gerichtsärztliche Tatbestandsfeststellungen« (Verlag Walter de Gruyter u. Co.) gebracht. Hier interessieren die charakteristischen äußeren Merkmale an der Leiche und ihrer Umgebung, die die

Annahme eines Selbstmordes stützen und einwandfrei beweisen oder verwerfen können.

Die *Schnittverletzungen* an der Selbstmörderleiche treten in der Regel an typischen Körperstellen mit besonderem Richtungsverlauf in Erscheinung, da der Selbstmörder mit Vorbedacht bemüht ist, durch einen oder mehrere Schnitte eine schnelle Verblutung aus großen Arterien zu erreichen. Daher finden sich Schnittverletzungen in der Einzahl oder zu mehreren von der eigenen Hand des Verstorbenen vorzugsweise an bequem und mit Kraft erreichbaren Körperstellen: am vorderen Halse, am Oberarm in der Mitte, in der Ellenbeuge, am Unterarm dicht oberhalb des Handgelenkes und an den Oberschenkeln. Bauchschnitte durch die eigene Hand und vielfache Schnitte an unzweckmäßigen Körperstellen sind bei ernstgemeinten Selbstmordversuchen selten und lassen häufig auf die Handlung Geisteskranker schließen. Sehr oft aber finden sich neben dem tödlich wirkenden, die Pulsader quer durchtrennenden Schnitte noch leichtere, oberflächliche Verletzungen, die auf vorausgegangene zaghafte Versuche hindeuten. Die Richtung der Schnitte liegt so, daß sie an den jeweiligen Körperstellen meist mit der rechten und nur bei Linkshändern mit der linken Hand ohne gekünstelte Haltung des Armes und der Hand mit genügendem Druck selbst beigebracht werden konnten. Halsschnitte verlaufen daher von links oben hinterm oder dicht unter dem linken Ohr beginnend schräg abwärts über die vordere Halsseite nach rechts unten. Sofern Linkshändigkeit auszuschließen ist, ist bei jedem anderen Verlauf zunächst die Annahme eines Mordes berechtigt, zumal wenn die Blutflecken vorzugsweise die rückseitige Körperpartie (Nacken, Hinterhaupt, Schultern und Rücken) bedecken, während beim Selbstmörder die Blutflecken überwiegend auf der vorderen Körperhälfte (vordere Halsseite, Brust und Bauch) verteilt sind. Mehrfache Halsschnitte, zumal wenn sie sehr verschieden energisch beigebracht sind, finden sich an Selbstmörderleichen nicht selten, dagegen sind Halsschnitte bis auf die Wirbelsäule fast immer Verletzungen von Mörderhand. Gelegentlich finden sich nach Selbstmorden als Nebenbefund auch typische Fingerverletzungen, die quer über die Fingerkuppen und -nägel verlaufen und daher rühren, daß der Selbstmörder mit der zweiten Hand die Haut an der Schnittstelle spannend – mit dem Messer die Finger traf und einschnitt oder daß er zur Verstärkung des Druckes beim Schnitt mit der zweiten Hand die Messerspitze gefaßt hielt. Diese Verletzungen haben nichts mit den Abwehrverletzungen in der Hohlhand gemeinsam, die auf Mord hindeuten.

Bei den Schnittverletzungen ist ebenso wie bei Stich- und Schußverletzungen bei selbstmörderischer Handlung in der Regel die Körperpartie, in die die Verletzung gesetzt wurde, von der Kleidung vorher entblößt worden. Ueber der Wunde durchlöcherte Kleidung, besonders wenn sie nachträglich beiseite geschoben ist, läßt auf ein Verbrechen schließen.

In selbstmörderischer Absicht beigebrachte *Hiebverletzungen* werden verhältnismäßig selten angetroffen. Es handelt sich dann fast immer um Schädelverletzungen an der Stirn- und vorderen Scheitelpartie, die in der Mehrzahl, verschieden tief, parallel verlaufend, auf einen engen Raum beschränkt sind. Hiebverletzungen am Schädel durch Mord wechseln bei breiter Verteilung in ihrer Verlaufrichtung. Hiebverletzungen an den Extremitäten von Selbstmördern sind selten.

Bei *Stichverletzungen* ist Selbstmord anzunehmen, wenn die Verletzungen in gruppenweiser Anordnung an der vorderen Körperseite beigebracht sind, und neben tieferen Wunden sich einzelne geringfügige, oberflächliche Stiche finden. Wahllos verteilte Stichverletzungen deuten eher auf Mord hin. Im übrigen gelten hier die gleichen Grundsätze wie bei den Schnittverletzungen.

Bei *Schußverletzungen* ist zur Annahme eines Selbstmordes von wesentlicher Bedeutung das Aussehen der Einschußöffnung und ihrer näheren Umgebung und der Verlauf des

Schußkanals, denn da der Schuß nur aus einer Entfernung von Armlänge also höchstens von 60 cm beigebracht sein kann, so müssen die Verletzungen das charakteristische Aussehen von Nahschüssen haben. In der Regel wird die Mündung der Waffe bei Selbstmorden dem Körper direkt aufgesetzt oder wenigstens zur Erzielung absoluter Treffsicherheit sehr nahe gehalten. Daher ist die Einschußöffnung größer als der Geschoßquerschnitt, die Haare in der Umgebung der Einschußöffnung sind versengt und die Haut weist einen ringförmigen, braunroten bis graubraunen, hart eingetrockneten Brandsaum auf. In die Haut eingelagert finden sich in der Nachbarschaft der Einschußöffnung dunkle Pünktchen und Flecke eingetriebener, unverbrannter Pulverkörnchen (Pulvereinsprengungen) und die Haut zeigt, wenn der Schuß aus etwa 20 cm oder geringerer Entfernung abgefeuert wurde, schmierigen, schwarzen, abwischbaren Pulverschmauch aufgelagert. Alle diese Erscheinungen fehlen bei Fernschüssen. Ist aus der Verlaufsrichtung des Schußkanals und aus der verletzten Körperstelle (Herzgegend, Stirn, Schläfe, Mund) zu schließen, daß der Verstorbene den Schuß bequem und überlegt abgegeben haben kann, so ist, wenn außerdem noch die Kleider gegebenenfalls vor der Tat beseitigt waren, die Annahme eines Selbstmordes begründet, vorausgesetzt, daß die Waffe und der Tatort nicht Spuren aufweisen (Fingerabdrücke, Fußspuren, Kampfspuren etc.), die auf ein Kapitalverbrechen hindeuten. Mehrere Schußverletzungen sprechen im allgemeinen gegen die Annahme eines Selbstmordes, es muß aber betont werden, daß auch bei Selbsttötungen gelegentlich mehrere Schußverletzungen kurz nacheinander beigebracht werden.

Tötungen durch *stumpfe Gewalteinwirkung* kommen beim Selbstmord wie beim Morde vor. Selbstmörderische Handlungen können vorliegen bei Ueberfahrungen, nach denen die vom Rade getroffene Körperpartie die Radspur in mehr oder minder bedeutender Breite und Tiefe erkennen läßt, bei Sturz aus großer Höhe, der selten als Mittel zum Mord angetroffen wird und nach dem der Körper vorwiegend schwere innere Verletzungen (Knochenbrüche und -zertrümmerungen und Organverletzungen) aufweist, und weiterhin bei schweren stumpfen Verletzungen an der vorderen Schädelgegend besonders mit der Breitseite von Beilen. Aeußerlich sind die Verletzungen neben größeren oder kleineren Blutergüssen infolge der Elastizität der Haut oft nur gering. Die Entscheidung, ob eine Tat durch fremde oder eigene Hand vorliegt, ist oft nicht leicht, jedoch sprechen gegen den Selbstmord immer Verletzungen und Abdrücke in der Haut, die nach Form und Lage (Rücken, Bauch, Gliedmaßen – Fingernageleindrücke, Stiefelabsatzabdrücke, Spuren von Stockhieben) nur von dritten Personen beigebracht sein können. – Da bei Selbstmordfällen sehr häufig vorausgegangene mündliche oder schriftliche Aeußerungen über die Selbstmordabsicht vorliegen, so ist danach zu fahnden. Vortäuschungen von Selbstmorden durch stumpfe Gewaltmittel nach Kapitalverbrechen kommen vor.

Der Tod durch *Erstickung* gehört zu den häufigst gewählten Selbstmordarten. Er wird entweder durch Zusammenschnüren des Halses mittels eines Strangulationswerkzeuges herbeigeführt oder durch Ertrinken in einer Flüssigkeit (in der Regel im Wasser) gesucht. – Das um den Hals geschlungene Strangulationsmittel unterbindet den Blutstrom zum Kopfe und hinterläßt eine charakteristische Marke am Hals, die nach Verwendung harter Strangmittel tiefgehende, schmale, scharf einschneidende Furchen mit brauneingetrockneter Haut zeigt, nach Gebrauch weicher Strangmittel dagegen oberflächlich, breit und infolge weniger scharfer Abgrenzung auch weniger deutlich ist.

An *Erhängten* läuft die Strangfurche nach der Lage des Knotens oder der Stelle, von der aus die Schlinge offen zum Aufknüpfungspunkt geht, entweder symmetrisch von der einen hinteren seitlichen Halspartie nach unten absteigend nur den vorderen Hals entlang, wo sich die tiefste Einschnürung findet, und wieder aufsteigend zur hinteren Halspartie der anderen Seite oder symmetrisch von der Kinngegend um den Nacken mit tiefster Einschnürung wieder zum Kinn oder asymmetrisch von einer Halsseite um den übrigen Hals zur Ausgangspartie zurück. Das Strangmittel kann einfach oder mehrfach um den Hals geschlungen sein; im letzteren Falle sind mehrere in sich zurücklaufende Marken feststellbar, zwischen denen mit Blutergüssen gefüllte Hautfalten liegen. Durch sehr rauhe, harte Strangmittel kann die Halshaut oberflächlich verletzt sein. Infolge der Kreislaufstauung zeigt die Haut eine Blaufärbung des Gesichtes und des Halses oberhalb der Strangfurche und neben derselben punkt- und flächenförmige Blutungen. Die Totenflecke an den Leichen Erhängter finden sich an den tiefsten Körperstellen.

Voraussetzung für die Annahme eines Selbstmordes ist zunächst, daß der Verstorbene sich selbst so in die Schlinge bringen konnte, wie er darin aufgefunden wurde, er muß also bei hohem Aufknüpfungspunkt eine entsprechend hohe Ausgangsstellung (Stuhl, Tisch, Bett, Leiter, Kiste usw.) gehabt haben, die – vielleicht mit dem Fuß umgestoßen oder beiseite geschoben – nicht fehlen darf. – Mord durch Erhängen kommt nur an bewußtlosen oder zum Widerstand absolut unfähigen Erwachsenen und Kindern vor. Häufiger werden zur Verschleierung durch andere Mittel Ermordete nachträglich aufgehängt, um einen Selbstmord vorzutäuschen. Die Leiche ist darum nach Folgen anderer Gewalttaten, nach der Verteilung der Totenflecke und nach sonstigen verwertbaren Spuren zu untersuchen, ebenso ist nach Spuren am Tatorte zu fahnden.

Obwohl beim *Erdrosseln* gleiche Mittel wie beim Erhängen angewendet werden, ist durch die Art der Handhabung der Tötungsmittel der Befund an der Leiche doch ein anderer. Da das um den Hals geschlungene Strangulationswerkzeug nahezu in horizontaler Lage zugezogen wird, so verläuft auch die Strangfurche annähernd horizontal ohne Unterbrechung (wenn nicht ein Halstuch, Kragen, Vollbart etc. zwischen Strangmittel und Körper geriet) um den Hals herum und sie liegt in der Regel am Halse Erdrosselter tiefer als am Halse Erhängter. Blaufärbung und Blutungen in der Haut sind ausgeprägter infolge des vorausgegangenen Todeskampfes und die Totenflecken sind auf die der Unterlage anliegenden Partien des Kopfes, Rumpfes und der Gliedmaßen verteilt. Gegen die Annahme eines Selbstmordes durch Erdrosseln sprechen Riß-, Kratz- und Bißwunden und andere Verletzungen, die aus einem dem Erdrosseln vorausgegangenen Kampf herrühren und nach Lage und Art ihre offensichtliche Ursache nicht in einem anderen Selbstmordversuch (kombinierter Selbstmord) haben. Der Tatort wird bei Mord in der Regel auch Spuren der Gewalthandlung durch eine andere Person aufweisen.

Selbstmord durch *Erwürgen* kommt nicht vor, da mit dem Eintritt der Bewußtlosigkeit die Kraft der würgenden Hand erlahmt und damit der Versuch unbeabsichtigt beendet wird.

Die überwiegende Mehrzahl der Todesfälle durch *Ertrinken* sind – von Unglücksfällen abgesehen – Selbsttötungen. Die Leichen weisen die vielfachen Kennzeichen der Wasserleichen auf, die je nach der Dauer des Aufenthaltes im Wasser verschieden stark ausgebildet sind: Schwammbildung um die Atmungsöffnungen, Quellung der Haut und der Hornhaut des Auges, Waschhautbildung, Ausfallen der Finger- und Zehennägel, Verklebung, Brüchigwerden und Ausfallen der Haare, Fettwachsbildung nach Abstoßung der Haut, Aufblähung des Körpers durch Gasentwicklung usw. Mord durch Ertränken ist im allgemeinen nur bei Geisteskranken, Bewußtlosen und Kindern möglich, sehr selten nur an Personen im Vollbesitz ihrer körperlichen und geistigen Kräfte, und dann ist nachträglich eine Klärung der Tat meist sehr schwer, da besondere Kennzeichen für den reinen Ertränkungstod durch Mord nicht bestehen und oberflächliche Verletzungen

(Kratzwunden etc). auch beim Sturz ins Wasser durch Steine, Baumstümpfe usw. beigebracht sein können. – Häufiger sind Verschleierungen anderer Verbrechen durch Vortäuschen eines Selbstmordes durch Ertrinken, indem das mit anderen Mitteln getötete Opfer eines Mordes nachträglich ins Wasser geworfen wird.

Selbsttötungen durch *Verbrennungen* sind nicht häufig und aus dieser grausamen Selbstvernichtungsart ist im allgemeinen auf die Handlung eines Geisteskranken zu schließen. Die Leichen weisen ausgedehnte Verbrennungen schwerster Art auf und der Tatort läßt die Vorbereitungen zur Tat erkennen.

Mit größerer Ausbreitung der Starkstromleitungen haben auch die Selbstmorde durch *Starkstrom* zugenommen. In der Regel ist ein Körperteil mit einem leitenden Medium umwickelt und dieses mit seinem anderen Ende über die Starkstromleitung geworfen. Die sichtbaren Veränderungen durch den elektrischen Schlag sind gering: Verbrennungen an der Berührungsstelle des Körpers mit dem leitenden Verbindungsmittel.

Außerordentlich mannigfaltig und untereinander sehr verschieden sind die Erscheinungen an der Leiche nach *Vergiftungen*, die zu selbstmörderischen Zwecken häufig gewählt werden. Während der Mörder in der Regel nur Gifte reicht, die durch Farbe, Geruch und Geschmack nicht besonders auffallen, findet man zu Selbstmorden alle überhaupt wirksamen Gifte angewandt, selbst widerlich riechende und schmekkende Stoffe werden zur Selbsttötung eingenommen. Aus ihrer Verwendung ist im allgemeinen auf Selbstentleibung zu schließen, da sie bei Mordversuchen rechtzeitig genug erkannt worden wären. Eine auffallende Tatsache ist es, daß zu verschiedenen Zeiten bestimmte Giftstoffe bei Selbstmorden besonders bevorzugt werden, um wie eine Mode nach einiger Dauer wieder in den Hintergrund gedrückt durch andere abgelöst zu werden. – An den Leichen ist besonders zu achten auf die Hautfarbe, die Tönung der Leichenflecke, Geruch,

Veränderungen am Munde und seiner Umgebung, an den Genitalien und am After. Ferner können für die Beurteilung von besonderer Wichtigkeit sein: vorgefundener, erbrochener Mageninhalt, Stuhlentleerungen und Harn. Beim Tod nach schnell wirkenden Giften, die eine Beseitigung der Reste und gebrauchten Behältnisse nicht mehr gestatteten, werden die Spuren unschwer zu finden sein. –
Bei allen den genannten Todesarten kommt es darauf an, eindeutig und zweifelsfrei alle Erscheinungen, die für oder wider Selbstmord sprechen, genau abzuwägen, damit im Falle eines Verbrechens, oder wenn die Wahrscheinlichkeit überhaupt für eine solche Annahme spricht, die weiteren Maßnahmen frühzeitig genug eingeleitet werden können.

## *Mohammed Atta* Das Testament

Ich, Mohammed, der Sohn von Mohammed al-Amir Awad al-Sajjid, wunsche mir, dass Folgendes nach meinem Tod stattfindet: Ich glaube, dass Mohammed Gottes Gesandter ist, und habe nicht den geringsten Zweifel, dass die Zeit kommen wird, da Gott alle Menschen aus ihren Gräbern wiederauferstehen lässt. Ich wünsche, dass meine Familie und jeder, der dies hier liest, den allmächtigen Gott fürchtet und sich nicht durch das Leben ablenken lässt; dass sie Gott fürchten und ihm und seinem Propheten nacheifern, wenn sie denn wahre Gläubige sind. Zu meinem Angedenken sollten sie sich verhalten nach dem Vorbild (des Propheten) Abraham, der seinem Sohn auftrug, als guter Muslim zu sterben. Wenn ich sterbe, sollten diejenigen, die meinen Besitz erben, Folgendes beachten:

1. Diejenigen, die meinen Leichnam aufbahren, sollten gute Muslime sein, denn das wird mich Gott und seiner Vergebung empfehlen.

2. Diejenigen, die meinen Leichnam aufbahren, sollten mir die Augen schließen und beten, dass ich zum Himmel aufsteige, sie sollten mir neue Kleider geben und mich nicht in jenen lassen, in denen ich starb.
3. Niemand soll meinetwegen weinen, schreien oder gar seine Kleider zerreißen und sein Gesicht schlagen – das sind törichte Gesten.
4. Niemand, der in der Vergangenheit nicht mit mir auskam, soll mich nach meinem Tod besuchen, küssen oder von mir Abschied nehmen.
5. Weder schwangere Frauen noch unreine Personen sollen von mir Abschied nehmen – das lehne ich ab.
6. Frauen sollten nicht für meinen Tod Abbitte leisten. Ich bin nicht verantwortlich für Tieropfer vor meinem aufgebahrten Leichnam – das widerspricht den Lehren des Islam.
7. Diejenigen, die Totenwache halten, sollten Gottes gedenken und beten, dass ich bei den Engeln bin.
8. Jene, die meinen Leichnam waschen, sollen gute Muslime sein. Es sollten auch nicht zu viele Leute sein, es sei denn, das wäre unbedingt notwendig.
9. Derjenige, der meinen Körper rund um meine Genitalien wäscht, sollte Handschuhe tragen, damit ich dort nicht berührt werde.
10. Die Totenkleider sollen aus drei Stücken weißen Tuches sein, aber nicht aus Seide oder anderweitig teurem Material.
11. Frauen sollen weder bei der Beerdigung zugegen sein noch irgendwann später sich an meinem Grab einfinden.
12. Die Beerdigung soll leise vonstatten gehen, denn Gott hat gesagt, dass er bei drei Anlässen Ruhe schätzt: bei der Lektüre des Koran, bei Begräbnissen und wenn man sich beim Gebet zu Boden wirft. Die Beerdigung soll schnell erfolgen, im Beisein von vielen Menschen, die für mich beten.
13. Bei der Grablegung sollte ich zusammen mit guten Muslimen bestattet werden, das Gesicht gen Mekka.
14. Ich will auf meiner rechten Seite liegen. Dreimal soll Erde

auf meinen Körper geworfen werden, mit dem Spruch: »Du kommst aus Staub, bist Staub, und zum Staub kehrst du zurück. Und aus dem Staub wird ein neuer Mensch entstehen.« Danach sollte jeder Gottes Namen rufen und bezeugen, dass ich als Muslim starb, im Glauben an Gottes Religion. Alle, die an meiner Beerdigung teilnehmen, sollen für mich um Vergebung bitten.

15. Eine Stunde sollten die Menschen an meinem Grab zubringen, auf dass ich ihre Gesellschaft genießen kann; ein Tieropfer soll erfolgen, das Fleisch an die Bedürftigen verteilt werden.

16. Es gibt die Sitte, alle 40 Tage oder einmal jährlich der Toten zu gedenken. Das möchte ich nicht, denn es entspricht nicht den islamischen Gebräuchen.

17. Bei der Beerdigung sollte niemand Sprüche auf Papier niederschreiben, die man dann als Talisman in der Tasche herumträgt. Das ist ein Aberglaube. Besser sollte die Zeit genutzt werden, um zu Gott zu beten.

18. Das Vermögen, das ich zurücklasse, soll nach den Regeln der islamischen Religion aufgeteilt werden – so wie der allmächtige Gott es uns aufgetragen hat: ein Drittel für die Armen und Bedürftigen. Meine Bücher sollen in den Besitz einer Moschee übergehen. Jene, die mein Testament vollstrecken, sollten Führer der Sunniten sein. Wer immer es ist, er sollte aus der Gegend stammen, in der ich groß wurde, oder ein Mensch, dem ich beim Gebet folgte. Sollte die Zeremonie nicht dem islamischen Glauben entsprechen, werden die Betroffenen dafür zur Verantwortung gezogen. Diejenigen, die ich zurücklasse, sollen gottesfürchtig sein und sich nicht von den Dingen, die das Leben bietet, etwas vorgaukeln lassen – stattdessen sollten sie zu Gott beten und gute Gläubige sein. Wer den Anweisungen dieses Testaments nicht entspricht oder den Geboten der Religion zuwiderhandelt, wird dafür letztendlich zur Verantwortung gezogen.

So geschrieben am 11. April 1996, nach dem islamischen Kalender im Dhu al-Kada im Jahr 1416.

Geschrieben von:
*Mohammed al-Amir Awad al-Sajjid*

*Zeuge: Abd al-Ghani Muswadi*
*(Unterschrift)*
Zeuge: al-Mutasadik Munir
*(Unterschrift)*

## *Swetlana Alexijewitsch*
## Die Geschichte des Afghanistan-Kämpfers Pawel Stukalski

Wollen Sie, daß ich das alles mit normalen Worten erzähle? Ich lebe, aber er? Dem Tod mag keiner ins Auge sehen. Ich habe ihn Hunderte Male gesehen und gucke doch jedesmal weg. Was bleibt vom Menschen? Eine Fuhre Mist und nichts weiter. Als wir uns im Krieg durch die Berge schleppten und uns die Zunge aus dem Mund hing wie einem abgeknallten Hund und nur die Angst vor der Kugel sie zurückstopfen konnte, habe ich mir geschworen: Von dieser zahnlosen alten Vettel mit der Sense in der Hand läßt du dich nicht überrumpeln, und wenn du noch so müde und verzweifelt bist! Jag sie weg, denk nicht an sie und ruf sie nicht herbei!
Ach Paschka! Was hat sie ihm eingeflüstert, daß er sich von ihr in die Nacht hat entführen lassen? Paschka, der von allen in der Kompanie am besten eine Kehle von einem Ohr zum anderen durchschneiden konnte, der genau unters Schulterblatt traf ... Ja, ich bin Söldner von Beruf, ich verkaufe meine Fähigkeit zu töten! Haben Sie gedacht, ich mache ein Geheimnis daraus? Ich denke nicht daran! Früher gab es bei

uns keine Söldner, wir waren stolz darauf, Verteidiger des Vaterlandes zu sein. Alles Ammenmärchen! Männer mögen den Krieg, sie haben es sich bloß nicht getraut zu sagen. Wir haben alles für uns behalten. Keiner weiß, wer er in Wirklichkeit ist. Und ich wollte nicht genauso sein wie die anderen, ich wollte nicht die gleiche Wohnung wie der Nachbar, nicht das gleiche Auto, den gleichen Schrank ... Oder, das Höchste der Gefühle, die gleiche Reise ans Schwarze Meer, nach Sotschi, wo du jeden Rubel zählst ... Ich wollte die Welt kennenlernen und mich ausprobieren. Ich wollte wissen, wer ich bin. Ehrlich, das war es, was ich wollte! ... Bis auf den letzten Grund! ... Verdammt noch mal! ... (Raucht. Schweigt.)
Zuerst bin ich nach Afghanistan gegangen. Dahin habe ich mich selbst beworben. In Afghanistan haben wir uns auch kennengelernt, Paschka und ich, wir wurden Freunde. Bei uns beiden war alles ähnlich gelaufen: Schule, Berufsausbildung, Arbeit im Betrieb, der Wunsch zu studieren ... Romantische Liebe ...
Als ich aus Afghanistan zurückkam, ging meine kleine Schwester in die 5. Klasse. Ich brachte ihr Jeans, Kaugummis mit und ein paar hübsche Spielsachen, die man bei uns nicht kriegt. Aber sie wollte mit was anderem angeben.
»Bist du ein Held? Wieviel ›Duschmanen‹ hast du umgebracht?« fragte sie.
»Weiß ich nicht.« Ich war ganz verdattert.
»Ich erzähle meinen Freundinnen, daß du viele umgebracht hast. Hundert!«
Mein Vater saß dabei, meine Mutter deckte gerade den Tisch. Beide lächelten. Für sie war das ein ganz normales Gespräch. Ich habe irgendwas Verrücktes gebrüllt ... Vom fremden Land und wie das ist, wenn Gedärme aus dem Bauch quellen und in der Sonne stinken ... Daß bei uns drei Jungs gefallen sind, die im Waisenhaus aufgewachsen waren, und wir nicht wußten, wohin wir die Leichen schicken sollten ... Die Särge wurden dann ins Waisenhaus geschickt ... Daß all die Kriegs-

veteranen, die uns früher in den Schulen besucht und mit ihren Medaillen angegeben haben, uns nicht die Wahrheit gesagt haben ...

Ich habe allen das Begrüßungsessen verdorben ... Verdammt noch mal! (Schweigt.) ... Und überhaupt, wenn das mit Paschka nicht gewesen wäre, hätte ich Ihnen kein Wort erzählt ... Wir reden auch untereinander nicht über das, was wir erlebt haben. Höchstens wenn wir einen gesoffen haben, erinnern wir uns an komische Episoden. Wie Paschka und ich zum Beispiel in Jalálábád zwei Wochen lang versucht haben, ein verwundetes Äffchen aufzupäppeln. Paschka hatte es unter einem toten Afghanen hervorgezogen. Wir verbanden dem Äffchen die Pfote und trugen es abwechselnd. Aber darüber, daß und wie wir Gefangene erschossen haben, fällt kein Wort, auch wenn wir noch so voll sind ... Auch nicht die geringste Andeutung: Weißt du noch, wie sie im Sand gelegen haben oder so ... Barfuß ... Ach, wie ein sauberes Laken zu Hause duftet! Da wird mir ganz schwindlig! Aber der Mann mag den Krieg ... Ewiger Jagdinstinkt ... Der Mensch hat das Töten eher gelernt als das Säen und Pflügen ... Spuren verfolgen, in den Hinterhalt locken, schießen ... Er buddelt sich in die Erde ein, kriecht auf allen vieren weg ... Wie ein Tier ... Auf so einen schießt es sich leichter, als wenn er aufrecht geht und du genau sein Gesicht und seine Kleidung siehst ... Da zögerst du für einen Moment

Wie viele ich getötet habe? Naive Frage. Vielleicht zwanzig, vielleicht auch mehr ... Zu Anfang habe ich noch gezählt, dann nicht mehr. Ist ja meine Arbeit, Soldat zu sein, also muß ich auch töten. Dafür kriege ich mein Geld. Aber ich mache es nicht bloß wegen der Scheine. Ich mache es auch, weil ich Spaß daran habe ... Wie das die Nerven kitzelt, wenn nicht du schießt, sondern auf dich geschossen wird ... Wie soll ich Ihnen das erklären! Man steht mit einem Bein im Jenseits, mit dem anderen im Diesseits, man steht auf beiden Seiten zugleich. Und dann die unbändige, wahnsinnige Freude, wenn alles vorbei ist und du am Leben bist! Du kannst Wodka trinken ... Eine Zigarette rauchen ... Du kannst dir eine Frau suchen ... Wir haben in Afghanistan verloren. Wir hätten die Berge schleifen können, aber wir sind mit nichts abgezogen. Und irgendwo im Unterbewußtsein sitzt es, daß wir den Krieg verloren haben! Aber keiner will Verlierer sein. Wir haben uns nicht ausgekämpft! Nach Afghanistan bin ich Schutzgelderpresser geworden ... Das Volk hungert sich irgendwie durch, kocht Marmelade, stopft sich im Herbst den Bauch mit Gurken und Tomaten voll ... Und einige wenige haben Millionen! ... Da kommst du eben wie Robin Hood und nimmst ihnen was davon ab! ...

Kürzlich kam ein Bekannter aus Nagorni Karabach zurück.

»Wie ist es da?«

»Wie in Afghanistan.«

»Na, wenn es so ist, muß ich auch hin.«

Ich kaufte mir ein Ticket am Aeroflot-Schalter ... Wie bei einer Urlaubsreise ... Die einen fliegen hin, um sich braunbrennen zu lassen, die anderen, um zu kämpfen. Es ist viel Krieg an der Peripherie des ehemaligen Imperiums, und es zeigt sich, daß überall Leute gebraucht werden, die schießen können. Man wird besser bezahlt als in Afghanistan. Für einen Teller Bohnensuppe kriegt mich keiner mehr! Und mit roten Fähnchen braucht man auch nicht zu winken! Für eine Idee ziehe ich nicht in den Tod. Was hat sich denn bei uns geändert? Auf die Barrikaden im August sind die einen gegangen, an die Macht sind andere gekommen. Die Kommunisten haben gesagt: Wenn euch das Wort »Kommunist« nicht gefällt, nennen wir uns eben Demokraten! Ich bin noch jung, ich habe das Kämpfen noch nicht über. Ich mag die MPi, sie ist wie ein Freund. Aber ich lasse mich nicht mehr betrügen. Töten ist auch ein Beruf, und ich bin darin Profi. Ich kann es besser als irgend etwas anderes. Innerhalb einer Woche mache ich aus jedem Bengel einen Schläger ... Oder, wie es in der Zeitung heißt, »Kämpfer der Selbstverteidigungstruppe«.

Gestern hat er noch auf dem Trecker gesessen und gepflügt, morgen schießt er. Und soll einer versuchen, ihn auf den Trekker, in den Kolchos zurückzuholen! ... Dem zeige ich, was für ein heißes Eisen die MPi ist! Dem bringe ich ein Gefühl für die Waffe bei! ... Die zieht dich magisch an ...
Ach Paschka! Wir waren beide zwei Jahre in Karabach ... Keine Schramme, nichts ... Ich kann einfach nicht glauben, daß du tot bist. Wenn ich daran denke, könnte ich wahnsinnig werden. Ach was! Verdammt noch mal. (Schweigt.) Dort ist das Verhältnis zum Tod anders als hier. Mal ist es die Mutter, mal die Freundin, mal der Freund ... Du schreist nach der Mama, statt dessen kommt die faulzahnige alte Hexe angekrochen und windet sich wie eine Hündin vor deinen Füßen ...
Sonne. Berge. Eine tote Frau liegt am Boden. Sie ist schön, kein Blut ist zu sehen, es ist, als ob sie schläft ... Auf einmal steigt Begierde in dir auf ... Wir kamen ins Dorf zurück, sahen zwei Mädchen beim Aprikosenpflücken ... Wie sie geschrien haben! ... Aber dem Mann mit der Waffe in der Hand gehört alles ... Ich habe da auch Wissenschaftler, Sportler und ehemalige Zuchthäusler erlebt ... Ein Junge aus Nischni Nowgorod hatte vorher auf der aserbaidschanischen Seite gekämpft und kam zu uns, auf die armenische Seite ... Die Aserbaidschaner hatten ihm fünfzehntausend Holzrubel versprochen und ihm nur fünftausend gezahlt. Ein anderer hatte vorher in Moldavien als Kosake gedient, der brauchte das Geld für eine Genossenschaftswohnung in Moskau. Als es nicht reichte, ist er zum Kaukasus rübergemacht ... Wir hatten auch einen, der das Weiße Haus verteidigt hat ... Oder einen Jessenin-Fan, der hat zitiert: »Früher mochte ich Mädchen in Weiß, heute liebe ich sie in Blau.« Als er genug für einen Wagen hatte, ist er nach Jaroslawl geflogen. Auch Frauen waren da ... Aus Moskau, aus Sankt Petersburg ... Eine hat ihren Mann mit zwei Kindern sitzenlassen, sie war arbeitslos geworden ... Die hat vor nichts zurückgeschreckt, sie hat sogar Spielzeug aus zerbombten Häusern eingesammelt.

... Wir flogen mit der gleichen Linienmaschine nach Hause zurück ... Sie hatte Obst und Melonen geladen. Unter den vielen Urlaubern fielen wir gar nicht auf, wir waren genauso braungebrannt. Unter den Arm geklemmt hatten wir große Kartons mit Puppen drin. .. Für unsere Töchter ... Auf dem Flugplatz kauften wir jeder einen Rosenstrauß und rasten mit dem Taxi nach Hause ...
»Wenn sie sich auszieht, zittere ich immer noch wie ein Junge beim ersten Mal ... Von ihrem Duft ...«, sagte Paschka.
Heute weiß ich, daß Liebe und Krieg sich ähneln ... Eine Corrida ... Ein Zweikampf ...
Ach, Paschka! Er kam ins leere Nest. Seine Frau war zu einem anderen gezogen ... Er legte sich auf die Couch und schoß sich in den Mund ...
So eine sentimentale Geschichte! Er war mein bester Freund. Wir haben zusammen Afghanistan und Karabach durchgemacht ... Wir haben fremde Frauen vergewaltigt, wir haben getötet ... Aber das ist der Krieg! Unsere Männerwelt! Und hier zu Hause? Seine Frau verläßt ihn – und er schießt sich eine Kugel in den Mund! Ach, Paschka! Deine Eltern hatten niemandem gesagt, wo du bist und woher du das ganze Geld hast. Sie erzählten allen, daß du Häuser in Stepanakert, im Erdbebengebiet baust. Da wird längst nicht mehr gebaut, da fallen nur noch Bomben ... Ich bin an den Aeroflot-Schalter gegangen und habe mir ein Ticket gekauft ... Zurück in den Krieg ... Gegen wen und für wen, ist unwichtig, die Hauptsache, ich habe wieder eine Waffe in der Hand! Ich muß sie spüren wie ein Musiker sein Instrument. Diese Idioten hier! Sitzen rum und gucken sich amerikanische Thriller an ... Heute kann sich doch jeder ein Flugticket kaufen und sich richtigen Krieg ansehen! Ist doch Spitze! Ich kann nur dort leben ... Verdammt noch mal! (Nach einigem Schweigen.) ... Nennen Sie unsere Stadt nicht ... Wegen der Eltern ... Sie sollen ruhig glauben, daß wir irgendwo Häuser bauen ...

*Hayashi Ichizô*

# Abschiedsbrief eines Kamikaze-Fliegers an die Mutter

Liebe Mutter,
nun ist die Zeit gekommen, da ich Dir eine traurige Mitteilung machen muß.
Mir kommt das Gedicht in den Sinn:

> Stärker als die Liebe der Kinder
> ist die Liebe der Eltern.
> Die heutige Nachricht,
> oh, wie wirst du sie aufnehmen?

Wie glücklich bin ich aufgewachsen! Dabei war ich oft recht eigensinnig. Sei mir darum bitte nicht böse: Ich habe mich doch so gern verwöhnen lassen!
Ich bin froh, öffentlich zum Mitglied der Sondereinheit gewählt worden zu sein und an die Front zu gehen. Wenn ich aber an Dich denke, treten mir die Tränen in die Augen. Wie bitter ist es mir zu sterben, ohne Dir eine Freude, ohne Dir einen Trost geben zu können – Dir, Mutter, die Du mich mit so unendlicher Liebe aufgezogen hast. Ich habe noch nicht mein Ziel erreicht. Es ist mir unmöglich zu sagen: »Verzichte auf mich und freue Dich, daß ich eines heldenhaften Todes sterbe!« Es ist wohl besser, nicht zu viele Worte darum zu machen, denn Du kennst meine Gedanken und Gefühle ja so genau.
Es war mir nicht möglich, die Verlobung abzuschlagen, nachdem Du mir zweimal geschrieben hattest, obwohl ich schon damals mein Schicksal kannte. Ich wollte mich immer noch von Dir, Mutter, verwöhnen lassen. Nie waren unsere Briefe so froh wie in letzter Zeit.
Ich würde Dich gern noch einmal sehen und lieb mit Dir sprechen, um dann in Deinen Armen einzuschlafen. Zum letztenmal habe ich das in Moji getan. Diesen Brief schreibe ich zwei

Tage vor dem Angriff. Vielleicht fliege ich über Hakata; das wäre schön, denn dann könnte ich Dir von oben heimlich ein letztes Lebewohl zurufen ...

Mutter, wenn Du mir sagtest: »Tue d a s«, dann tat ich das Gegenteil. Wohin hat mich das geführt! Es wäre gut, wenn ich sagen könnte, daß es richtig war, nach meinem Willen gehandelt zu haben, aber ich sehe ein, daß es besser so gewesen wäre, wie Du es wolltest.

Sei trotzdem froh, daß ich in diese Elite gewählt worden bin! Wie selten wird ein Pilot mit so wenigen Flugstunden schon an die Front geschickt!

Wenn ich sterbe, hast Du noch Makio. Vielleicht glaubst Du, ich sei wichtiger[1], aber Makio ist doch nicht zu übertreffen, wenn es sich darum handelt, für die Familie zu sorgen. Und dann sind noch meine älteren Schwestern Ghiyoko und Hiroko da – und die hoffnungsvollen Enkel!

Ich bleibe immer an Deiner Seite. Deine Freude wird auch meine Freude sein. Wenn Du traurig bist, werde auch ich traurig sein. Lebt mit allen in froher Eintracht! Manchmal denke ich unrichtigerweise, ich möchte gern zu Dir nach Hause kommen, aber das ist ja unmöglich.

Als ich getauft wurde[2], sagte mir der Geistliche: »Stirb!« Wie oft muß ich an seine Worte denken: »Bevor Du von den Kugeln der Feinde getötet wirst, nimmt Dich der Erlöser zu sich.« Alles liegt in Gottes Hand. Für diejenigen, die in Gott leben, gibt es nicht Leben und Tod. Auch Jesus Christus hat gebetet: Dein Wille geschehe!

Jeden Tag lese ich jetzt in der Bibel. Dabei fühle ich mich Dir, Mutter, ganz nahe. Ich werde in mein Flugzeug die Bibel und die Psalmen mitnehmen, und auch die Missionsmedaille, die

---

1 Er ist der älteste Sohn, der beim Tode des Vaters dessen Stelle als Vorstand der Familie übernehmen sollte.

2 Hayashi Ichizô war Christ.

mir mein Schuldirektor gegeben hat, und das Amulett von Dir, Mutter.
Die Familie meiner Verlobten glaubt vielleicht, daß ich die Heirat nicht ernst genommen hätte. Erkläre ihnen aber bitte, daß ich die Verlobung wegen meiner Lage lösen m u ß ! Wie gern würde ich heiraten und Dir damit eine Freude bereiten! Es ist aber keine Zeit mehr dafür vorhanden. – Bitte verzeih mir, bitte! Das ist alles, was ich Dir sagen kann, Mutter. Ich bin aber ruhig, denn ich weiß, daß Du mir verzeihen wirst.
Ich bewundere Dich. Ich habe immer empfunden, daß ich Dich niemals an Größe erreichen würde. Du hast stets das Schwere auf Dich genommen. Das konnte ich Dir nicht gleichtun. Dein einziger Fehler war, daß Du die Kinder verwöhnt hast. Eigentlich dürfte ich das nicht sagen, denn ich mochte es ja so gern.
Während ich mich auf den Feind hinabstürze, werde ich beten, daß Gott Deine Gebete, Mutter, immer erhören möge. Ich bitte Umeno, Dir diesen Brief zu übermitteln. Gib ihn aber niemandem zu lesen, denn ich schäme mich seiner.
Mir scheint, es wäre irgendein anderer, der nun bald sterben muß, nicht ich selbst. Immer meine ich, daß ich Dich noch einmal sehen könnte, Mutter. Wie traurig stimmt es mich, daß dies nicht mehr möglich ist!

# *N.N.* Abschiedsbrief

»Lieber Georg jzt gehe ich von dir, sorge führ Gabriele den das arme Kind kan doch nicht da fuhr. Lieber Georg ich Liebe tich so sehr, ich kan doch ohne dich nich sein denng an das Kind, so will ich von euch gehen den ich ich hatte niemanten mehr als dich den ich Liebe, liebe, liebe dich so

so

so

so

ser, Es krüßt und küßt die
Deine Bärbel
lehbe wohl mein
Lieber Georg
und Gabriele.
ver zeih Liebe Mutter das ich das getahn habe ich war bei Wiesner ich bin in 3. Mohnat.
lebe wohl und ver zeih –
Es krüßt und Küsst euch eurer Bärbel«

## *Hans Blüher* Empedokles oder Das Sakrament des freien Todes

Es war mitten in der Fülle seines höchsten Alters, da wartete Empedokles den Griff der Natur nicht ab, sondern stieg auf den Ätna und stürzte sich in den rauchenden Krater. »Damit das Gerücht entstünde, er sei ein Gott geworden«, läßt sich Diogenes von Laerte berichten.

So standen die Menschen jener Zeit zu den Göttern, daß es den machtvollsten unter ihnen nur einen kurzen Sprung zu kosten schien um ein Gott zu werden – und sei es ein Sprung in den Ätna.

Was verstanden überhaupt die Griechen der alten Zeit unter einem Philosophen? Bei ihnen hatte diese Menschenart noch alle Leidenschaftlichkeit des menschlichen Wesens in sich; sie waren rachsüchtig, listig, gewalttätig, in dunklen Stunden abergläubisch und gauklerisch, und was sie zu Philosophen machte, war die Weisheit die sie außerdem noch hatten. Sie waren gefährliche und gefährdete Menschen. Das Philosophische und das Gewalttätige war bei ihnen noch in einem Atem tätig, und Denken war damals noch eine blutige Sache. Empedokles tötete Menschen um die Tyrannis von Akragas zu erringen; er galt als Zauberer und er war es auch; er hatte jedenfalls andere und mächtigere Mittel, den Elementen zu gebieten, als gewöhnliche Sterbliche. Er schrieb Tragödien und sprach Weissagungen aus, er hatte jenen durchdringenden Blick für die Zwischenzustände von Tier, Mensch, Dämon und Gott, der ihm jeden Kranken unter den Händen genesen ließ. Er trug jene stolze Hybris in seinem von Melancholie bestürmten Gemüt, die es eigentlich nur bei den Griechen jener alten Zeit gegeben hat. So wandelte er, wie er von sich sagt, gleich einem unsterblichen Gott unter den Menschen; man ehrte ihn als solchen allenthalben, man flocht ihm Tänien und blühende Kränze ums Haupt. Man betete zu ihm, wenn er mit seinen Jüngern durch die Städte zog, und Tausende folgten seinen Spuren, von denen sie wußten, daß sie zum Heile führten. Empedokles war ein Magier.

Das alles könnte Gauklertum gewesen sein, wenn in dieses Leben sich nicht ein Lehrgebäude eingebettet hätte, das allen Erwartungen kühner Geistigkeit standhält. Das scharfgeschliffenste Stück seiner Philosophie war die Lehre von der Entstehung des Zweckmäßigen durch Zufall: ein wilder Vorstoß gegen die Götter. – Der Erde entsproßten Köpfe ohne Hälse, nackte Arme irrten umher ohne Schultern und Augen ohne Stirnen. Diese wandelnden Glieder suchten einander, und so wuchsen unzählige Geschöpfe empor mit doppeltem Gesicht und doppelter Brust, Geschöpfe: vorn Männer und hinten Ochsen tauchten auf, dann wieder umgekehrt: Männerleiber mit Ochsenköpfen, Zwittergeschöpfe, hier männerdort frauengestaltig mit beschatteter Scham. Was nicht leben konnte ging unter, das andere hielt stand und pflanzte sich fort: und so kamen die sinnvollen Gestalten auf die Welt.

So entriß Empedokles den Göttern das Verdienst, die Erde und den Menschen geordnet zu haben. Irgend eine grelle Aufwallung seines hybrisgeladenen Gemütes brach eine Gasse für diese Lehre, die damals wieder unterging, die aber in späten Tagen ein ganzes Jahrhundert bestach. Freilich das lahmste aller Jahrhunderte.

Aber die Seele des Empedokles barg noch ein anderes Bereich, das den Untergrund abgab für all sein priesterhaftes und magisches Wesen. Er hatte viel Frömmigkeit in sich und sehr geheime Sehnsüchte, die er nicht gern verriet. Er glaubte an die Seelenwanderung. »Ich war bereits einmal Knabe Mädchen Pflanze Vogel und Fisch mit stummem Atem.« Ihm sind Geburt und Tod nur Durchgänge dunkler Tore. Und tief im Grunde seines Gedankentumes, ganz am anderen Ende als da, wo die Lehre von der Entstehung des Zweckmäßigen durch den Zufall gewachsen war, steht die geheimnisvolle Ursage vom Sphairos, der im Verließ der Harmonie verborgen liegt froh der ringsum herrschenden Einsamkeit. – Der Sphairos ist die Heimat aller Wesen wohin alle große Sehnsucht flieht; aus seiner ewigen Ruhe ist die Welt herausgerissen worden durch den Kampf der Dämonen Streit und Liebe. Die Welt ist ein geborstener Sphairos schuldbeladen und unstet. Eine prachtgefüllte Stelle seines Liedes über die Natur kündet das Werden der Welt, durch das alle sterblichen Wesen entstehen, die früher gewohnt waren, unsterblich zu sein und alle die gemischten die früher lauter waren im Wandel der Pfade. Aus diesen Mischungen nun ergossen sich unzählige Scharen sterblicher Geschöpfe in mannigfache Form gefügt, ein Wunder zu schauen.

Von solchem Bau war Empedokles. Und die Spur seines sonderbaren Todes enthüllt sich, wenn man die Sprengkraft befühlt, die in seiner Lehre liegt. Kann man eigentlich an die Zufälligkeit der Entstehung unsres Wesens glauben und zugleich an die Seelenwanderung? Kann man beides mit ganzer Hingabe – ohne zu wanken? Mechanismus der Entstehung hier und ursprüngliche Beseelung von Ewigkeit her dort? Hier klafft ein zerstörender Zwiespalt, genau so, wie wenn man den Uebermenschen verkündet und zugleich die Lehre von der ewigen Wiederkunft. Und dabei beides aus voller Notwendigkeit muß. – Bewies sich vielleicht die Lehre von der zufälligen Entstehung gerade am deutlichsten und schmerzhaftesten – an ihrem ersten Verkünder? Waren jene beiden sich ausschließenden Lehren durch einen bösen Zufall in diesem einen Menschen zusammengestoßen, so wie jene Männerleiber mit Ochsenköpfen? Wurde dadurch sein Wesen an die Grenze der Möglichkeit geheftet …? Alle Philosophen sind solche Mischgeschöpfe, in denen Unmischbares zusammenstieß, und die mit einem glühenden Aufwand an Lebenskraft sich zu retten suchen. Millionen zerschellen in früher Jugend, Millionen geben nach und werden geringer, als sie sein könnten.

Empedokles aber beging eine einzige große Tat: er maß sich selbst die Zeit seines Lebens zu. Er nahm sich das königlichste

Recht des Menschen heraus, die Stunde seines Todes selber zu bestimmen.

Dann kam jenes Opfermahl auf dem Landgute des Peisianax. Seine Freunde sind beisammen, unter ihnen sein Liebling Pausanias der Arzt. Nach dem Mahle entfernen sich die anderen und ruhen aus, manche unter dem Baum, manche an anderen Orten: Er selber bleibt an der Stelle des Opfers. Wie der Tag anbricht und die Festgenossen aufstehen, findet man ihn nicht mehr. Sofort bricht Sage und Mythos aus. Einer erzählt: er habe nachts eine Donnerstimme gehört, die den Namen des Empedokles gerufen habe. Er sei aufgestanden und da habe er ein himmlisches Licht gesehen und einen zukkenden Strahl. – Da kommt Pausanias. Einen Augenblick zweifelt er und sendet Leute aus ihn zu suchen. Dann aber gebietet er alles Tun und Treiben einzustellen. Es hätten sich Dinge zugetragen die des Opfers und der Gebete würdig seien: Empedokles sei zu den Göttern gegangen.
Es waren an die achtzig, die dort am Fuße des Ätna das Fest des Freien Todes begingen.

## *Albert Camus*
## Das Absurde und der Selbstmord

Es gibt nur ein wirklich ernstes philosophisches Problem: den Selbstmord. Die Entscheidung, ob das Leben sich lohne oder nicht, beantwortet die Grundfrage der Philosophie. Alles andere – ob die Welt drei Dimensionen und der Geist neun oder zwölf Kategorien habe – kommt erst später. Das sind Spielereien; zunächst heißt es Antwort geben. Und wenn es wahr ist, daß – nach NIETZSCHE – ein Philosoph, der ernst genommen werden will, mit gutem Beispiel vorangehen müsse, dann begreift man die Wichtigkeit dieser Antwort, da ihr dann die endgültige Tat folgen muß. Für das Herz sind das unmittelbare Gewißheiten, man muß sie aber gründlich untersuchen, um sie dem Geiste deutlich zu machen.

Wenn ich mich frage, weswegen diese Frage dringlicher als irgendeine andere ist, dann antworte ich: der Handlungen wegen, zu denen sie verpflichtet. Ich kenne niemanden, der für den ontologischen Beweis gestorben wäre.

GALILEI, der eine schwerwiegende wissenschaftliche Wahrheit besaß, leugnete sie mit der größten Leichtigkeit ab, als sie sein Leben gefährdete. In gewissem Sinne tat er recht daran[1]. Diese Wahrheit war den Scheiterhaufen nicht wert. Ob die Erde sich um die Sonne dreht oder die Sonne um die Erde – das ist im Grunde gleichgültig. Um es genau zu sagen: das ist eine nichtige Frage. Dagegen sehe ich viele Leute sterben, weil sie das Leben nicht für lebenswert halten. Andere wieder lassen sich paradoxerweise für die Ideen oder Illusionen umbringen, die ihnen einen Grund zum Leben bedeuten (was man einen Grund zum Leben nennt, das ist gleichzeitig ein ausgezeichneter Grund zum Sterben). Also schließe ich, daß die Frage nach dem Sinn des Lebens die dringlichste aller Fragen ist. Wie sie beantworten? Über alle wesentlichen Probleme (darunter verstehe ich Probleme, die möglicherweise das Leben kosten, oder solche, die den Lebenswillen steigern) gibt es wahrscheinlich nur zwei Denkweisen: die von *La Palisse*[2] und die von *Don Quijote*. Nur das Gleichgewicht von Evidenz und Schwärmerei kann uns gleichzeitig Erregung und Klarheit verschaffen. Bei einem so bescheidenen und zugleich derart mit Pathos belasteten Thema sollte also an die Stelle der gelehrten, klassischen Dialektik eine bescheidenere Geistes-

---

1 Vom relativen Wert der Wahrheit aus gesehen. Freilich – vom Standpunkt einer männlichen Haltung aus kann man die Schwächlichkeit dieses Gelehrten belächeln.

2 Ein französischer Hauptmann, der 1525 in der Schlacht bei Pavia fiel und zu dessen Ehren seine Soldaten ein berühmtes Lied dichteten; darin heißt es: »Ein Viertelstund vor seinem Tod/Da war er noch am Leben.« Anm. d. Ü.

haltung treten, die ebenso vom gesunden Menschenverstand wie vom Mitgefühl ausgeht.

Man hat den Selbstmord immer nur als soziales Phänomen dargestellt. Hier dagegen geht es darum, zunächst nach der Beziehung zwischen individuellem Denken und Selbstmord zu fragen. Eine solche Tat breitet sich in der Stille des Herzens mit demselben Anspruch vor wie ein bedeutendes Werk. Der Mensch selber weiß nichts davon. Eines Abends schießt er oder geht ins Wasser. Von einem Immobilienhändler, der sich umgebracht hatte, erzählte man mir einmal, er habe vor fünf Jahren seine Tochter verloren und habe sich seitdem sehr verändert, die Geschichte »habe ihn untergraben«. Einen treffenderen Ausdruck kann man sich nicht wünschen. Wenn man zu denken anfängt, beginnt man untergraben zu werden. Die Gesellschaft hat mit diesen Anfängen nicht viel zu tun. Der Wurm sitzt im Herzen des Menschen. Dort muß er auch gesucht werden. Diesem tödlichen Spiel, das von der Erhellung der Existenz zur Flucht aus dem Leben führt, muß man nachgehen, und man muß es begreifen.

Ein Selbstmord kann vielerlei Ursachen haben, und im allgemeinen sind die sichtbarsten nicht eben die wirksamsten gewesen. Ein Selbstmord wird selten aus Überlegung begangen (obwohl diese Hypothese nicht ausgeschlossen ist). Meist löst etwas Unkontrollierbares die Krise aus. Die Zeitungen sprechen dann oft von »heimlichem Kummer« oder von »unheilbarer Krankheit«. Diese Erklärungen haben ihre Geltung. Man müßte aber wissen, ob nicht am selben Tage ein Freund mit dem Verzweifelten in einem gleichgültigen Ton gesprochen hat. Das ist der Schuldige. Dergleichen kann nämlich genügen, um allen Ekel und allen latenten Überdruß auszulösen[1].

---

1 Bei dieser Gelegenheit sei auf den relativen Charakter dieses Versuchs hingewiesen. Der Selbstmord kann tatsächlich auch auf viel ehrenwertere Beweggründe zurückgehen. Beispiel: die politischen, als Protest gemeinten Selbstmorde während der chinesischen Revolution.

Wenn es jedoch schwierig ist, den genauen Zeitpunkt, den winzigen Schritt anzugeben, mit dem der Geist sich für den Tod entschieden hat, so ist es leichter, aus der Tat an sich ihre Voraussetzungen zu erschließen. Sich in bestimmter Absicht, wie im Melodrama, umbringen heißt: ein Geständnis ablegen. Es heißt gestehen, daß man vom Leben überwältigt wird oder das Leben nicht begreift. Wir wollen aber in diesen Analogien nicht zu weit gehen und zur alltäglichen Ausdrucksweise zurückkehren. Es handelt sich einfach um das Geständnis, daß es »nicht lohnt«. Leben ist naturgemäß niemals leicht. Aus vielerlei Gründen, vor allem aus Gewohnheit, tut man fortgesetzt Dinge, die das Dasein verlangt. Freiwilliges Sterben hat zur Voraussetzung, daß man wenigstens instinktiv das Lächerliche dieser Gewohnheit erkannt hat, das Fehlen jedes tieferen Grundes zum Leben, die Sinnlosigkeit dieser täglichen Betätigung, die Nutzlosigkeit des Leidens.

Was für ein unberechenbares Gefühl raubt nun dem Geist den lebensnotwendigen Schlaf? Eine Welt, die sich – wenn auch mit schlechten Gründen – deuten und rechtfertigen läßt, ist immer noch eine vertraute Welt. Aber in einem Universum, das plötzlich der Illusionen und des Lichts beraubt ist, fühlt der Mensch sich fremd. Aus diesem Verstoßen-sein gibt es für ihn kein Entrinnen, weil er der Erinnerungen an eine verlorene Heimat oder der Hoffnung auf ein gelobtes Land beraubt ist. Dieser Zwiespalt zwischen dem Menschen und seinem Leben, zwischen dem Schauspieler und seinem Hintergrund ist eigentlich das Gefühl der Absurdität. Da alle normalen Menschen an Selbstmord gedacht haben, wird es ohne weiteres klar, daß zwischen diesem Gefühl und der Sehnsucht nach dem Nichts eine direkte Beziehung besteht.

*Jacques Rigaut*
# General-Agentur für den Suizid

Gemeinnützige Gesellschaft
Kapital: 5 000 000 Francs.
Hauptsitz in Paris: 73, Boulevard Montparnasse.
Niederlassungen in Lyon, Bordeaux, Marseille, Dublin, Monte-Carlo, San Francisco.

Dank modernster Anlagen ist die GAS in der glücklichen Lage, ihren Kunden mitteilen zu können, daß sie ihnen zu einem GESICHERTEN und UNVERZÜGLICHEN TOD verhelfen kann. Dies wird seine Wirkung nicht verfehlen, diejenigen anzulocken, die aus Furcht vor dem »Mißlingen« vom Suizid abgekommen sind. Im Gedanken an die Eliminierung der Verzweifelten, Elemente einer gefährlichen Ansteckung in der Gesellschaft, hat der Herr Innenminister unsere Institution freundlicherweise mit seinem Ehrenvorsitz bedacht.
Außerdem bietet die GAS einen annehmbaren Weg, aus dem Leben zu scheiden, der Tod ist unter allen Schwächen diejenige, die man niemals zu entschuldigen hat. So sind die Express-Bestattungen wie folgt organisiert worden: Essen, Aufmarsch der Freunde und Verwandten, Photographie (oder Gesichtsabdruck des Toten, nach Wahl), Aushändigen des Nachlasses, Suizid, Einsargen, religiöse Feier (nicht obligatorisch), Leichentransport zum Friedhof. Die GAS übernimmt die Ausführung des letzten Willens ihrer verehrten Kunden.

ANMERKUNG – Da die Einrichtung keiner öffentlichen Anstalt gleichgestellt ist, werden die Leichen auf alle Fälle nicht ins Leichenschauhaus gebracht. Soviel nur zur Beruhigung einiger Familien.

TARIF

| | |
|---|---|
| *Tod durch elektrischen Schlag* ................ | 200 Fr. |
| *Tod durch Revolver* ........................... | 100 Fr. |
| *Gifttod* .......................................... | 100 Fr. |
| *Tod durch Ertrinken* .......................... | 50 Fr. |
| *Tod mit Parfum (inkl. Luxussteuer)* ............ | 500 Fr. |
| *Tod durch Erhängen.* Suizid für die Armen. (Der Strick wird zum Preis von 20 Fr. pro Meter und 5 Fr. für alle weiteren 10 Zentimeter gestellt) ........................ | 5 Fr. |

Fordern Sie den Sonderkatalog für Express-Bestattungen an. Nähere Auskünfte bei H. J. Rigaut, geschäftsführender Vorstand, 73, Boulevard Montparnasse, Paris (6e). Personen, die den Wunsch äußern, einem Suizid beizuwohnen, können keinerlei Auskünfte erteilt werden.

# TEIL 2

*Jacopo da Voragine*
# Der Selbstmord des Judas

Der Herr aber machte Judas zu seinem Jünger und darnach zu seinem Apostel. Und er war ihm so lieb und vertraut, daß er ihn zu seinem Schaffner machte, der hernach sein Verräter ward. Also trug Judas den Säckel und stahl unserm Herrn, was ihm gegeben ward. Nun geschah es zu der Zeit, da Christi Leiden nahete, daß die köstliche Salbe nicht verkauft ward, die war dreihundert Silberlinge wert. Das verdroß Judas, daß ihm das Gut entgangen war; und damit er den Schaden gut mache, ging er hin und verkaufte Christum um dreißig Silberlinge, von denen galt jeglicher soviel wie zehn gewöhnliche Silberlinge; damit erwarb er die dreihundert Silberlinge, die er mit der Salbe hatte verloren. Andere sagen, Judas habe immer den zehnten Teil von dem gestohlen, was Christo gegeben ward; und da er bei der Salbe, die dreihundert Silberlinge wert war, den zehnten Teil, das sind dreißig Silberlinge, verloren hatte, so verkaufte er den Herrn um diesen Preis. Darnach gab er das Geld wieder mit böser Reue, und ging hin und erhenkte sich selbst, und barst ihm sein Leib mitten auseinander, daß sein Eingeweide herausfiel. Und also ward sein Mund geschonet, daß seine Seele nicht ausfuhr aus dem Munde; denn es war nicht ziemlich, daß der Mund so schmählich werde entreinet, der Christi Lippen hatte berührt. Aber es war recht, daß seine innersten Eingeweide, aus denen der Plan des Verrats war aufgestiegen, geborsten herausfielen, und die Kehle, aus der das Wort des Verrats hervorging, vom Stricke ward zugeschnürt. Er starb in der Luft, denn er hatte die Engel im Himmel und die Menschen auf Erden betrübt, also ward er von ihnen geschieden und mußte den Teufeln gesellet werden in der Luft.

*Abraham a Santa Clara*
# Der Selbstmord des Judas

Nachdem nun allen göttlichen Gnaden und Erleuchtungen in dem Iskariotischen Herzen der völlige Paß versperrt worden und in besagtem Böswicht nicht ein Tropfen Blut mehr zu finden war, der da von einem redlichen und ehrlichen Menschen herrührte; also hat er ohne viel Verweilung den Strick, mit dem er die Kleider aufgegürtet hat, ganz rasend herabgelöst, solchen an seinen diebischen Hals gelegt, den nächsten Baum, welcher gleichsam von Natur zu einem bequemlichen[1] Galgen also erwachsen, mit absonderlicher Hilf des bösen Feinds hinaufgeklettert, daselbst mit dem Strang sein eigener Henker worden, auch so lang mit den Füßen gezappelt, den Leib hin und her geschwungen, bis solcher in der Mitt voneinander zersprungen und nachmals die verdammte Seel samt dem stinkenden Ingeweid das elende Losament verlassen und zum Teufel in die unterste Höll gefahren.
Nachdem dieser verruchte Iskariot das zeitliche Leben durch den Strang geendet und nachgehends einen Anfang gemacht dem ewigen unglückseligen, so niemals ein Ende nimmt, bald hierauf ist der verdammte Körper, als der vorhero schon das grausliche Ingeweid den Raben zu einem Konfekt gespendiert, auch von dem Baum, woran er sich erhenkt, heruntergefallen, aber von keinem, auch seinen vertrautesten Freunden, die letzte Ehr[2], wie man pflegt zu sagen, gehabt, der ihn nur zur Erden hätte bestattet oder wenigstens in eine Gruben geworfen, welches doch zuweilen einem verreckten Vieh zuteil wird. Papias, Oecumenius und Historia ecclesiastica[3] melden, daß von diesem iskariotischen[4] Aas ein solcher Gestank sei gangen, daß kein Mensch daselbst konnte gehen,

1 bequemlich und bekömmlich gehören sprachlich zusammen.
2 Über letzte Ehre siehe Bd. IV, S. 262, Anm. 4.
3 Über des Baronius Historia ecclesiastica siehe Bd. I, S. 14, Anm. 10.
4 Beachte i s kariotisch – Aas.

viel weniger wohnen; ja das vernunftlose Vieh hab in selbiger Gegend sich geweigert, die Weid zu nehmen. Gleichwie nun der allmächtige Gott die Gräber seiner Heiligen meistens gar glorreich und herrlich macht, also pflegt er hingegen auch die Gräber der gottlosen und verdammten Menschen sehr verächtlich zu machen.

## *Dante Alighieri* Inferno, dreizehnter Gesang

Noch war nicht Nessus drüben angekommen,
  Als wir uns durch ein Wäldchen hinbegaben,
  Das da von keinem Pfade war gezeichnet.
Nicht grüne Blätter, nein, von schwarzer Farbe;
  Nicht glatte Äste, nein, knotig verwachsne;
  Nicht Früchte gab es dran, nur giftige Dornen.
Nicht hausen in so rauhem Busch und dichtem
  Die wilden Tiere, die voll Scheu vermeiden
  Zwischen Cornet' und Cécina die Äcker!
Hier bau'n die gräßlichen Harpy'n ihr Nest,
  Die einst von den Strophaden die Trojaner
  Mit trüber Kunde künftigen Unheils trieben.
Sie haben Schwingen breit, Hals, Antlitz menschlich,
  Füße bekrallt, den dicken Bauch gefiedert:
  Sie krächzen Klagen auf den Schauerbäumen.
Und schon der Meister: »Eh' du weiter eintrittst,
  Wisse, daß du im zweiten Binnenkreis bist«,
  Fing er zu sprechen an; »und bleibst so lang es,
Bis du zum fürchterlichen Sandmeer vordringst!
  Drum gib scharf acht; und solche Dinge schaust du,
  Daß sie den Glauben raubten meiner Rede.«
Ich hörte allerseits ein Seufzerholen
  Und sah doch niemand, der es von sich stieße;
  Weshalb ich, ganz verwirrt, die Schritte anhielt.
Ich glaub', er glaubte wohl, ich möchte glauben,

Daß soviel Stimmen durch die Äste drängen
Von einem Volk, das sich vor uns versteckte;
Drum sprach denn auch der Meister: »Wenn du abbrichst
Irgendein Zweiglein hier von diesen Bäumen,
Wird, was du denkst, sich ganz als falsch erweisen!«
Da streckt' ich meine Hand ein wenig vorwärts
Und pflückt' ein Ästchen eines großen Dornstrauchs;
Und laut schrie auf sein Stamm: »Warum mich schänden?«
Nachdem er drauf von Blut war schwarz geworden,
Hub neu er an zu schrei'n: »Was reißt du wund mich?
Lebt dir kein Geist, der einiges Mitleid fühlte?
Menschen, ach, waren wir; und sind nun Sträucher!
Wohl dürfte deine Hand mehr Milde kennen,
Wenn wir auch Schlangenseelen einst gewesen.«
Wie einem grünen Scheit, das angebrannt ist
Am einen End' und aus dem andern aufweint
Und zischt vor Luftgebläse, das hervordrängt:
So dem gebrochnen Stumpf entquoll gemeinsam
Wort mit dem Blut – worob ich jäh das Zweiglein
Hinfallen ließ und stand, wie wer sich fürchtet.
»Wenn er nur hätte vorher glauben können«,
Sprach da mein Meister, »o verletzte Seele,
(Was er hier sieht) in meinem Heldenliede:
Er hätte nicht nach dir die Hand gehoben!
Doch das Unglaubliche ließ mich gerade
Zur Tat ihn treiben, die nun selbst mir leid tut ...
Doch sag ihm, wer du warst, damit, zum Austausch
Etwelcher Buß', er deinen Ruhm auffrische
Im irdischen Sein, wohin ihm Rückkehr freisteht!«
Der Stamm drauf: »Mit so süßem Wort verlockst du,
Daß ich nicht schweigen kann; und sei's nicht Last euch,
Sollt' ich etwas beim Reden mich verweilen ...
Der bin ich, welcher hielt die beiden Schlüssel
Zum Herzen Friedrichs und der sie handhabte,
Riegelnd und auch entriegelnd, also sachte,

Daß ich aus seinem Rat fast jeden ausschloß:
  Treu waltet' ich des ehrenvollen Amtes,
  So daß ich drob verlor so Schlaf wie Kräfte.
Die Buhlerin, die niemals von der Pfalz
  Des Kaisers wendet die verliebten Augen
  – Gemein Verderben, doch der Höfe Laster! –,
Entfachte gegen mich die Geister alle;
  Und die Entfachten fachten so den Hehren,
  Daß heitre Ehre ward zu düstrer Trauer:
Vom Wahn erfüllt, durch Tod zu flieh'n Verachtung,
  Ließ unrecht mich an mir Gerechten handeln.
Bei den noch frischen Wurzeln dieses Stammes
  Schwör' ich euch, daß ich niemals brach die Treue
  Meinem Gebieter, der so ehrenwert war…
Und wenn von euch einer zur Welt zurückkehrt,
  Richt' er mein Bildnis auf, das noch darnieder
  Vom Streich liegt, den die Scheelsucht ihm versetzte!«
Kurz hielt er an; doch schon: »Derweil er stillschweigt«,
  Mahnte der Dichter mich, »nicht Zeit verlieren;
  Nein, red', und frag ihn, wenn dir mehr noch lieb ist!«
Worauf zu ihm ich: »Frag du selbst ihn annoch,
  Wovon du glaubst, daß es mir mag genugtun –
  Ich könnt' es nicht, solch Mitleid schnürt das Herz mir!«
Sprach er denn abermals: »Soll dieser Mann erfüllen
  Aus freiem Willen dir, worum dein Wort fleht,
  Gefangner Geist, so mög' dir's noch gefallen,
Zu künden uns, wie sich die Seele bindet
  Mit diesen Knorrn! Auch sag uns, wenn dir's möglich,
  Ob eine je von diesen Gliedern loskommt!«
Da zischte laut der Baumstamm auf; und alsbald
  Schlug um der Hauch in solche Stimm' und Worte:
  »In Kürze soll Bescheid zuteil euch werden…
Wenn sich entfernt die wild-empörte Seele
  Vom Leib, aus dem sie selbst sich hat gerissen,
  Schickt Minos sie hinab zum siebten Schlunde.

Sie fällt zum Hain; nicht ist der Ort bestimmt ihr:
Nein, dort, wo sie des Zufalls Laune hinschmeißt,
Da keimt sie auch, ähnlich dem Weizenkorn.
Sie sprießt zum Schößling auf und Baum des Waldes;
Harpy'n, sich nährend dann von ihren Blättern,
Bereiten Schmerz ihr und den Schmerzen Durchbruch.
Den andern gleich nah'n einst wir unsern Hüllen,
Doch freilich nicht, daß einer drin sich kleide:
Denn nicht ziemt sich's zu haben, was man wegwirft.
Wir schleppen nur sie her; und hier im düstern
Walddickicht werden unsere Körper hangen,
Jeder am Dornstrauch seines grimmen Schattens ...«
Wir standen immer noch beim Stamm, voll Spannung,
Im Glauben, daß er weitres wolle künden –
Als wir von einem Lärm betroffen wurden
Dem Weidmann gleich, der näherkommen fühlt
Den Keiler samt der Meute seinem Standort
Und hört die Tiere wie das Astwerk ächzen.
Und sieh: Zwei plötzlich von der linken Seite,
Nackt und zerkratzt, fliehend mit solcher Stoßkraft,
Daß in dem Wald sie jede Hecke brachen!
Der vordere rief: »Jetzt komm, o komm doch, Tod!«;
Der andere, dem zu sehr es schien zu schleppen,
Kreischte: »Nicht waren, Lano, so beflügelt
Die Beine dein im Waffentanz am Toppo!«;
Hierauf, vielleicht weil ihm der Atem ausging,
Schuf er aus sich und einem Strauch 'nen Knäuel.
Im Rücken ihnen war der Wald durchwimmelt
Von schwarzen Hunden, voller Jagdgier rasend,
Gleich Doggen, die der Kettenhaft entsprungen:
In den, der sich geduckt, schlugen die Zähn' sie,
Und ihn zerrissen sie, ein Stück ums andre;
Dann trugen sie mit fort die Schmerzensglieder.
Nahm mich hierauf mein Hüter bei der Hand
Und führte mich zum Strauch, der laut aufklagte

Aus Knickungen, von Blut beströmt, vergebens.
»O Giacomo (rief er) da Sant' Andrea,
Was half dir's nun, zum Schilde mich zu küren?
Was hab' ich Schuld an deinem schlimmen Leben?«
Sobald der Meister nunmehr bei ihm anhielt,
Fragt' er: »Wer warst du, der aus soviel Spitzen
Du hauchst mit Blut die qualdurchwühlte Rede?«
Und er zu uns: »O Seelen, die gekommen
Ihr seid hierher, zu schau'n dies Schmachgemetzel,
Das so mein Laub hat von mir abgerissen:
O hebt es auf am Fuß des Unglücksstrauches! ...
Ich bin aus jener Stadt, die für den Täufer
Tauschte den ersten Schutzherrn; wes zum Lohn er
Stetsfort mit seiner Kunst sie wird betrüben!
Und wär' es nicht, daß auf der Arnobrücke
Noch übrig ist von ihm ein letzter Anblick:
Die Bürger, die aufs neu' sie wieder bauten
Vergebne Arbeit hätten sie geleistet ...
Ich schuf zum Galgen mir mein eigen Wohnhaus!«

## *Matthias Claudius* Auf einen Selbstmörder

Videre verum, atque uti res est dicere

Er glaubte sich und seine Not
Zu lösen durch den Tod.
Wie hat er sich betrogen!
*Hier* stand er hinterm Busch versteckt;
*Dort* steht er bloß und unbedeckt,
Und alles, was ihn hier geschreckt,
Ist mit ihm hingezogen. –
Wie hat er sich betrogen!

*Samuel Taylor Coleridge*
## Disput über den Selbstmord

Vor dem Eintritt ins Leben
Frug mich niemand
Ob ich es wolle oder nicht –
Denn da war's nicht möglich!
Ward das Leben verliehen um's zu erproben,
Und hieß Fortleben »Ja«,
Was konnte »Nein« bedeuten? – Sterben.

*Die Antwort der Natur*

Kommt es zurück wie es gegeben?
Ist's nicht verdorben und vertan?
Frag' erst, was du bist!
Dann bedenk' was du warst!
Ich gab dir Unschuld mit und Hoffnung,
Gab dir Gesundheit, Geist und weiten Raum,
Und du gibst Schuld und Stumpfheit,
Gibst Verzweiflung mir zurück?
Stell' eine Rechnung auf; prüf' und vergleiche!
Dann stirb – wenn du zu sterben wagst!

## *N. N.* Abschiedsbrief

»Vermächtniss!
Um mir und meines Kindes Unschuld an solchen Verbrechen zu bezeugen geb ich alls Mutter von 3 kleinen Kindern mein Leben für Gott den Allmächtigen dahin. Das die ganze Welt sieht und erkennt das Gott lebt und noch nicht gestorben ist. Gott ist gerecht und gerecht sind seine Gerichte. Mein Bruder ist der Eigentümer des Hundes und hat ihn vor 1 1/2 Jahren dem Jungen abgekauft. Dieses unterzeichnet mit dem Glauben an Gott und seine Gebote Frau W. B. geb. H.«

## *Fjodor M. Dostojewski* Über den Selbstmord

*Ein Todesurteil*

Hier ist übrigens die Betrachtung eines Selbstmörders, natürlich eines Materialisten, der sich aus Langeweile das Leben genommen hat:
»... In der Tat: was für ein Recht hat diese Natur gehabt, mich auf Grund ihrer sogenannten ewigen Gesetze in die Welt zu setzen? Ich bin mit einem Bewußtsein erschaffen und habe diese Natur erkannt: welches Recht hat sie gehabt, mich ohne meine Einwilligung, mit einem Bewußtsein begabt, zu schaffen? Mit einem Bewußtsein begabt, folglich leidend; aber ich will nicht leiden, – denn warum sollte ich einwilligen, zu leiden? Die Natur verkündet mir durch mein Bewußtsein irgendeine Harmonie des Ganzen. Das menschliche Bewußtsein hat aus dieser Verkündigung eine Menge Religionen geschaffen. Sie sagt mir, daß ich, – obwohl ich sehr gut weiß, daß ich mich an der »Harmonie des Ganzen« nicht beteiligen kann und niemals beteiligen werde, sogar niemals begreifen werde, was diese Harmonie bedeutet, – daß ich mich dieser Verkündigung dennoch fügen muß, daß ich mich demütigen, angesichts der Harmonie des Ganzen das Leid auf mich nehmen und einwilligen muß zu leben. Aber wenn ich bewußt wählen soll, so werde ich es natürlich vorziehen, glücklich nur in dem Augenblick zu sein, solange ich existiere; für das Ganze und seine Harmonie habe ich aber nicht das geringste Interesse, sobald ich zu existieren aufhöre, – ganz gleich, ob dieses Ganze mit seiner Harmonie auch nach mir in der Welt bleiben oder zugleich mit mir vernichtet werden wird. Warum sollte ich um die Erhaltung dieses Ganzen nach meinem Tode besorgt sein, – das ist die Frage! Ich möchte dann schon lieber wie alle Tiere beschaffen sein, d. h. als ein lebendes, sich aber nicht bewußt erkennendes Wesen; mein Bewußtsein ist nämlich keine Harmonie, sondern, im Gegenteil, eine Disharmo-

nie, denn ich bin mit ihm unglücklich. Man sehe nur hin: wer ist auf der Welt glücklich, und welche Menschen leben mit ihrer Einwilligung? Höchstens diejenigen, die den Tieren gleichen und mit ihrem schwachentwickelten Bewußtsein ihnen am nächsten kommen. Sie sind mit dem Leben sehr einverstanden, aber nur unter der Bedingung, wie die Tiere zu leben, d. h. zu essen, zu trinken, zu schlafen, Nester zu bauen und Kinder zu zeugen. Essen, trinken und schlafen heißt in der menschlichen Sprache sich bereichern und rauben, ein Nest bauen heißt aber vorwiegend rauben. Man wird mir darauf vielleicht einwenden, man könne sein Nest auch auf vernünftigen Grundlagen, auf wissenschaftlich einwandfreien sozialen Prinzipien aufbauen und nicht auf Raub, wie man es bisher machte. Mag sein, aber ich frage: wozu? Wozu soll man sein Nest aufbauen und soviel Mühe aufwenden, um sich in der Gesellschaft der Menschen korrekt, vernünftig, und moralisch-gerecht einzurichten? Darauf wird mir natürlich niemand Antwort geben können. Alles, was man mir antworten könnte, wäre: »Um sich einen Genuß zu verschaffen«. Ja, wenn ich eine Blume oder eine Kuh wäre, so hätte ich davon einen Genuß. Aber wenn ich mir wie jetzt ununterbrochen Fragen vorlege, so kann ich nicht glücklich sein, selbst wenn ich dabei das höchste und unmittelbare Glück der Liebe zum Nächsten und der Liebe der Menschheit zu mir erfahre, denn ich weiß, daß dies alles schon morgen vernichtet sein wird: ich und dieses ganzes Glück, und die ganze Liebe und die ganze Menschheit – wir werden uns in Nichts, in das frühere Chaos verwandeln. Unter dieser Bedingung kann ich aber kein Glück hinnehmen, – nicht etwa, weil ich es nicht hinnehmen wollte, und nicht, weil ich mich auf irgendein Prinzip versteifte, sondern einfach, weil ich angesichts der mir morgen drohenden Null einfach nicht glücklich sein werde und kann. Dieses Gefühl ist unmittelbar, und ich kann es nicht unterdrücken. Wenn ich stürbe und nur die Menschheit an meiner Statt ewig bliebe, so wäre ich vielleicht doch noch getröstet.

Aber unser Planet ist nicht ewig, und auch der Menschheit ist nur eine gewisse Spanne gegeben, nur ein Augenblick wie mir. Wie vernünftig, freudig, gerecht und heilig die Menschheit sich auf Erden auch einrichtete, – dies alles wird ja morgen gleichfalls zu der gleichen Null werden. Und wenn es nach irgendwelchen allmächtigen, ewigen und toten Naturgesetzen auch notwendig sein sollte, – glauben Sie mir: in diesem Gedanken liegt eine tiefe Mißachtung der Menschheit, eine Mißachtung, die für mich tief kränkend und umso unerträglicher ist, als es hier keinen Schuldigen gibt.

Schließlich, selbst wenn man dieses Märchen vom Menschen, der sich auf Erden endlich auf vernünftigen und wissenschaftlichen Grundlagen eingerichtet hat, als möglich annimmt und daran glaubt, wenn man an das allen Menschen zuletzt bevorstehende Glück glaubt, so ist schon der bloße Gedanke, daß die Natur auf Grund ihrer trägen Gesetze den Menschen Jahrtausende lang hat peinigen müssen, ehe sie ihn zu diesem Glück bringen konnte, schon dieser bloße Gedanke ist unerträglich und empörend. Wenn man nun bedenkt, daß diese selbe Natur, die dem Menschen endlich das Glück gegönnt hat, dies alles aus irgendeinem Grunde schon morgen in eine Null verwandeln muß, trotz aller Leiden, mit denen die Menschheit dieses Glück bezahlt hat, und vor allem, daß sie es vor mir und vor meinem Bewußtsein durchaus nicht verheimlicht, wie sie es vor der Kuh verheimlicht hat, – so kommt einem unwillkürlich ein höchst amüsanter, aber unerträglich trauriger Gedanke in den Sinn: ›Was, wenn man den Menschen nur zu einer frechen Probe in die Welt gesetzt hat, nur um zu sehen, ob ein solches Geschöpf es auf Erden aushalten können wird oder nicht?‹ Dieser Gedanke ist so traurig, weil es hier wiederum keinen Schuldigen gibt, weil niemand diese Probe gemacht hat, weil man deswegen niemanden verfluchen kann, weil alles vielmehr nach den toten Naturgesetzen geschehen ist, die ich absolut nicht verstehe, mit denen mein Bewußtsein sich unmöglich einverstanden erklären kann.

Ergo:
Da ich auf alle meine Fragen nach dem Glück von der Natur, durch mein eigenes Bewußtsein, nur die Antwort bekomme, daß ich nicht anders glücklich sein kann als in der Harmonie des Ganzen, die ich nicht begreife und offenbar überhaupt nicht begreifen kann –
Da die Natur mich nicht nur nicht für berechtigt hält, von ihr Rechenschaft zu fordern, sondern mir überhaupt nicht antwortet, – nicht weil sie nicht will, sondern weil sie mir überhaupt nicht antworten kann –
Da ich mich überzeugt habe, daß die Natur mir zu Beantwortung meiner Fragen (unbewußt) mich selbst bestimmt hat und mir durch mein eigenes Bewußtsein antwortet (denn ich sage mir dies alles selbst) –
Da ich schließlich bei einer solchen Ordnung der Dinge gleichzeitig den Kläger und Beklagten, den Richter und den Angeklagten spielen muß und diese Komödie seitens der Natur furchtbar albern finde und sie zu ertragen, meinerseits, sogar für erniedrigend halte –
So verurteile ich in meiner unbestrittenen Eigenschaft als Kläger und Beklagter, Richter und Angeklagter, diese Natur, die mich so ungeniert und frech geschaffen hat, damit ich leide, – zugleich mit mir zur Vernichtung ... Da ich aber diese Natur nicht vernichten kann, so vernichte ich nur mich allein, einzig weil es mir zu langweilig ist, diese Tyrannei zu tragen, an der niemand schuldig ist.« N. N.

## *Eine verspätete Moral*

Dieses Oktoberheft meines »Tagebuchs« hat mir auch außerdem viele Scherereien verschafft. Es befindet sich darin ein kurzer Aufsatz »Ein Todesurteil«, der in mir selbst gewisse Zweifel hinterlassen hat. Dieses »Todesurteil« ist die Beichte eines Selbstmörders, das letzte Wort eines Selbstmörders, das er selbst zur Rechtfertigung und vielleicht auch zur Belehrung unmittelbar vor dem Schuß geschrieben hat. Manche von meinen Freunden, deren Meinung ich am meisten schätze, äußerten sich über diesen Artikel sogar mit Lob, bestätigten aber auch meine Zweifel. Sie lobten, daß ich die Formel für die Selbstmörder dieser Art, die ihr Wesen trifft, gefunden habe, zweifelten aber, ob jeder meiner Leser den Zweck des Artikels begreifen würde. Ob der Artikel nicht eine direkt entgegengesetzte Wirkung haben könnte? Und noch mehr als das: ob nicht diejenigen, die schon vorher an einen Revolver oder eine Schlinge dachten, sich nach der Lektüre meines Artikels noch mehr versucht fühlen würden, ihren unglückseligen Vorsatz auszuführen? Mit einem Worte, es wurden genau die gleichen Zweifel geäußert, wie die, die mir selbst gekommen waren. Der Schluß daraus lautet: ich hätte am Ende des Artikels direkt und einfach mit klaren Worten den Zweck, mit dem ich ihn geschrieben, erläutern und ihm sogar eine Moral anhängen sollen.

Ich bin damit einverstanden; als ich den Artikel schrieb, hatte ich auch selbst das Gefühl, daß die Moral notwendig ist; aber ich genierte mich irgendwie, sie dem Artikel anzuhängen. Ich schämte mich, selbst beim naivsten von meinen Lesern soviel Naivität anzunehmen, daß er nicht selbst auf den Sinn und Zweck und die Moral des Artikels käme. Für mich selbst war der Zweck so klar, daß ich annahm, er müsse auch für jeden anderen ebenso klar sein. Nun zeigt es sich, daß ich mich getäuscht habe [...]

Kaum war mein Artikel erschienen, als es briefliche und mündliche Anfragen zu regnen begann: was bedeutet Ihr »Todesurteil«? Was wollen Sie damit sagen? Wollen Sie denn den Selbstmord rechtfertigen? Manche schienen sogar aus irgendeinem Grunde erfreut. Dieser Tage schickt mir ein Autor, ein Herr Enpe, seinen höflichen Schimpfartikel, den er in Moskau in der Wochenschrift »Unterhaltung« veröffentlicht hat. Ich abonniere die »Unterhaltung« nicht und glaube

auch nicht, daß mir das Heft vom Verleger der Wochenschrift zugeschickt worden ist; darum schreibe ich die Zusendung der Freundlichkeit des Autors des Artikels zu.
Er verurteilt meinen Artikel und macht sich über ihn lustig:

»Ich erhielt das Oktoberheft des ›Tagebuchs eines Schriftstellers‹, las es durch und wurde nachdenklich: es stehen in diesem Heft viele gute, aber auch viele *sonderbare* Dinge. Wir wollen unsere Zweifel in der gedrängtesten Form aussprechen. Wozu hat man z. B. in diesem Heft die ›Betrachtungen‹ eines Selbstmörders aus Langeweile abgedruckt? Ich verstehe absolut nicht, wozu. Diese ›Betrachtungen‹, wenn man das Fieberdelirium eines halbverrückten Menschen überhaupt so nennen darf, sind *allen, die es wissen wollen,* natürlich in einer etwas variierten Form, längst bekannt, und darum stellt ihr Erscheinen *in unserer Zeit* im Tagebuch eines solchen Schriftstellers wie F. M. Dostojewskij einen lächerlichen und jämmerlichen Anachronismus dar. Jetzt ist das Zeitalter *gußeiserner Begriffe*, ein Zeitalter positiver Ansichten, ein Zeitalter, auf dessen Fahne geschrieben steht: ›Leben um jeden Preis! ...‹ Natürlich gibt es hier wie überall auch Ausnahmen, es gibt Selbstmorde *mit Betrachtungen und ohne Betrachtungen,* aber diesem banalen Heldentume schenkt heute niemand mehr Beachtung: dieses Heldentum ist schon gar zu dumm! Es gab eine Zeit, wo der Selbstmord, besonders *der von Betrachtungen begleitete,* auf die Stufe der höchsten ›Erkenntnis‹ – es ist nur nicht bekannt, worauf sich die Erkenntnis bezogen, – und eines Heldentums, von dem auch niemand wußte, worin es bestand, erhoben wurde, aber diese *faule* Zeit ist unwiderruflich vorbei, und Gott sei Dank, daß sie vorbei ist; wir weinen ihr keine Träne nach.
Jeder Selbstmörder, der mit Betrachtungen, wie sie im Tagebuch des Herrn Dostojewskij abgedruckt sind, stirbt, verdient keinerlei Mitleid; er ist ein roher und eitler Egoist und ein schädliches Glied der menschlichen Gesellschaft. Er kann

sogar seine dumme Tat nicht begehen, ohne von sich sprechen zu machen; er bleibt sogar hier seiner Rolle, seinem geheuchelten Charakter nicht treu: er schreibt eine *Betrachtung*, obwohl er leicht auch ohne jede Betrachtung hätte sterben können ...

Oh, diese Falstaffs des Lebens! Diese Ritter auf Stelzen ...«

Als ich das gelesen, wurde ich sogar trübsinnig. Mein Gott, habe ich denn viele solche Leser, und bildet sich denn Herr Enpe, der da behauptet, der Selbstmörder verdiene keinerlei Mitleid, wirklich ein, daß ich den Selbstmörder nur dazu dargestellt habe, damit er ihn bemitleide? Die Ansicht eines einzelnen Herrn Enpe wäre natürlich nicht so wichtig. Die Sache ist aber die, daß Herr Enpe in diesem Falle zweifellos einen bestimmten Typus, eine ganze Kollektion solcher Herren Enpe verkörpert, einen Typus, der in manchen Beziehungen Ähnlichkeit mit dem ungenierten Typus hat, von dem ich oben sprach, mit dem geradelinigen Typus der »gußeisernen Begriffen«, von denen Herr Enpe selbst in dem von mir angeführten Zitat aus seinem Artikel spricht. Diese Verdächtigung durch eine ganze Kollektion ist, bei Gott, sogar schrecklich. Es ist natürlich möglich, daß ich es zu sehr zu Herzen nehme. Aber ich will es doch aussprechen: trotz dieser meiner Empfindlichkeit würde ich auch einer ganzen Kollektion nicht antworten, nicht aus Mißachtung gegen sie, – (warum soll man nicht mit den Menschen reden?) sondern weil ich einfach wenig Raum in diesem Hefte habe. Wenn ich also jetzt antworte und den Raum dazu opfere, so tue ich es, um sozusagen meine eigenen Zweifel zu beantworten und mit mir selbst zu sprechen. Ich sehe, daß ich an meinen Oktoberartikel unverzüglich eine Moral anhängen und seinen Zweck erklären und sogar vorkauen muß. So werde ich wenigstens mein Gewissen beruhigen.

Mein Artikel »Ein Todesurteil« berührt die grundlegende und höchste Idee des menschlichen Seins – die Notwendigkeit und Unvermeidlichkeit der Überzeugung von der Unsterblichkeit der menschlichen Seele. Die Tendenz dieser Beichte des »an einem logischen Selbstmorde« zugrundegehenden Menschen ist die zwingende Notwendigkeit folgenden Schlusses: ohne den Glauben an die Seele und an ihre Unsterblichkeit ist das Sein des Menschen unnatürlich, undenkbar und unerträglich. Und nun schien es mir, daß ich die Formel des logischen Selbstmörders gefunden und klar ausgesprochen hatte. Der Glaube an die Unsterblichkeit existiert für ihn nicht, er erklärt es selbst gleich am Anfang. Der Gedanke an seine Zwecklosigkeit und der Haß gegen die stumme und träge Umgebung führen ihn allmählich zur unvermeidlichen Überzeugung von der absoluten Sinnlosigkeit der menschlichen Existenz auf Erden. Es ist für ihn sonnenklar, daß nur solche Menschen das Leben hinnehmen können, die den niederen Tieren gleichen und an der Schwäche ihres Bewußtseins und an der Stärke der rein fleischlichen Bedürfnisse den Tieren am nächsten kommen. Sie sind einverstanden, wie die Tiere zu leben, d. h. »zu essen, zu trinken, zu schlafen, Nester zu bauen und Junge zu brüten.« Ja, das Fressen und das Schlafen, das Alles-Verdrecken und das Auf-weichen-Polstern-Sitzen werden für den Menschen auf Erden noch lange ihre Anziehungskraft haben, doch nicht für die höchsten Typen des Menschen. Aber die höchsten Typen herrschen auf Erden und haben immer geherrscht, und alles hat immer damit geendet, daß, als die Zeit sich erfüllte, ihnen Millionen von Menschen folgten. Was ist das höchste Wort und der höchste Gedanke? Dieses Wort, dieser Gedanke (ohne die die Menschheit nicht leben kann), sind zum ersten Male sehr oft von armen, unauffälligen, bedeutungslosen, sehr oft sogar von verfolgten und unter Verfolgungen und von niemand gekannt dahinsterbenden Menschen ausgesprochen worden. Aber der Gedanke, das von ihnen gesprochene Wort, sterben nicht und vergehen niemals spurlos; sie können niemals verschwinden, wenn sie nur einmal ausgesprochen worden sind, – und das ist in der Menschheit sogar erstaunlich. Schon in der nächsten Generation oder nach zwanzig oder dreißig Jahren hat der Gedanke des Genies alle und alles ergriffen, und zuletzt triumphieren nicht die Millionen von Menschen und nicht die materiellen Kräfte, die so schrecklich und unerschütterlich scheinen, nicht das Geld, nicht das Schwert, nicht die Gewalt, sondern ein in seinen Anfängen kaum merklicher Gedanke, der oft den unbedeutendsten der Menschen zum Urheber hat. Herr Enpe schreibt, daß das Erscheinen einer solchen Beichte in meinem »Tagebuche« – »einen lächerlichen und jämmerlichen Anachronismus darstellt« ... denn heute sei »das Zeitalter gußeiserner Begriffe, das Zeitalter positiver Ansichten, ein Zeitalter, auf dessen Fahne geschrieben steht: Leben um jeden Preis! ...« (So, so! Darum haben wohl die Selbstmorde unter der Intelligenz in unserem Zeitalter so sehr zugenommen.) Ich versichere dem verehrten Herrn Enpe und allen seinesgleichen, daß dieses »Gußeisen«, wenn die Zeit kommt, sich vor mancher Idee in Flaum verwandeln wird, wie nichtig diese Idee den Herren mit den »gußeisernen Begriffen« auch erscheinen mag. Für mich persönlich besteht eine der schrecklichsten Befürchtungen für unsere Zukunft, sogar für unsere nächste Zukunft gerade darin, daß nach meinen Beobachtungen in einem sehr großen, allzugroßen Teile der intelligenten Schicht der russischen Gesellschaft, nach einer eigentümlichen ... sagen wir: Fügung des Schicksals der absolute Unglaube an die Seele und an ihre Unsterblichkeit außerordentlich schnell Wurzeln faßt. Dieser Unglaube setzt sich bei uns nicht nur als eine Überzeugung fest (Überzeugungen haben wir in allen Dingen noch sehr wenig), sondern auch als ein allgemein verbreiteter, sonderbarer Indifferentismus gegen diese höchste Idee des menschlichen Seins, als ein Indifferentismus, der manchmal sogar mit Spott verbunden ist, der bei uns, Gott weiß woher und nach welchen Gesetzen, eindringt und nicht nur gegen diese Idee allein gerichtet ist, sondern gegen alles, was lebendig ist, gegen alles, was das Leben gibt und nährt, ihm Gesundheit verleiht und seine Verwesung und Zersetzung bekämpft. Dieser Indifferentismus ist heutzutage zu einer russischen Eigentümlichkeit geworden, im Vergleich mit den anderen europäischen Nationen. Er ist schon seit langem in die intelligente russische Familie eingedrungen und hat sie fast zerstört. Ohne die höchste Idee kann weder der Mensch, noch die Nation existieren. Es gibt aber auf Erden *nur eine* höchste Idee, nämlich die Idee von der Unsterblichkeit der menschlichen Seele, denn alle anderen »höchsten« Ideen des Lebens, von denen der Mensch leben kann, *sind nur Folgerungen dieser einen.* Man kann mit mir darüber wohl streiten (d. h. über die Einheit der Quelle aller höchsten Ideen auf Erden), aber ich lasse mich zunächst auf keinen Streit ein und stelle meine Idee ohne jede Begründung hin. Auf einmal läßt es sich gar nicht erklären, besser ist es, wenn ich es nach und nach tue. Ich habe noch Zeit.

Mein Selbstmörder ist eben ein leidenschaftlicher Träger seiner Idee, d. h. der von der Notwendigkeit des Selbstmordes, und durchaus kein indifferenter und gußeiserner Mensch. Er leidet wirklich, und ich glaube es klar ausgedrückt zu haben. Es ist für ihn allzu offensichtlich, daß er nicht leben darf, und er weiß zu gut, daß er recht hat und man ihn nicht widerlegen kann. Vor ihm stehen die höchsten, die ersten Fragen: »Wozu leben, wenn man erkannt hat, daß wie ein Tier zu leben für den Menschen abstoßend, anormal und ungenügend ist? Und was kann ihn in diesem Falle auf der Erde festhalten?« Er kann auf diese Fragen keine Antwort bekommen, und er weiß es, denn er hat zwar erkannt, daß es eine »Harmonie des Ganzen«, wie er es nennt, gibt, aber er sagt: »Ich verstehe sie nicht, werde sie nie verstehen können, aber daß ich an ihr nicht teilnehmen werde, ist notwendig und versteht sich von selbst.« Diese

Klarheit hat ihm eben den Rest gegeben. Worin liegt nun das Unglück, worin hat er sich getäuscht? Das Unglück liegt einzig im Verlust des Glaubens an die Unsterblichkeit.
Aber er sucht selbst mit Eifer (d. h. er suchte, solange er lebte, und zwar unter Schmerz) die Versöhnung; er wollte sie in der »Liebe zur Menschheit« finden: »Wenn nicht ich, so kann die Menschheit glücklich sein und wird einmal die Harmonie erreichen. Dieser Gedanke hätte mich auf Erden festhalten können«, entschlüpfte es ihm. Das ist natürlich ein großmütiger Gedanke, der Gedanke eines großmütigen und leidenden Menschen. Aber die unwiderlegbare Überzeugung, daß das Leben der Menschheit im Grunde genommen der gleiche kurze Augenblick sei, wie sein eigenes Leben, und daß die Menschheit gleich am andern Tage nach der Erreichung der »Harmonie« (wenn man nur glaubt, daß dieser Gedanke erreichbar ist), sich in die gleiche Null verwandeln wird, wie er selbst, und zwar auf Grund der trägen Naturgesetze, dazu noch nach so viel Leiden, die sie auf dem Wege zur Verwirklichung dieser Sehnsucht getragen, – dieser Gedanke empört endgültig seinen Geist, empört ihn gerade infolge seiner Liebe zu der Menschheit, kränkt ihn für die ganze Menschheit und tötet in ihm nach dem Reflexionsgesetze der Ideen – sogar die Liebe zur Menschheit selbst. So hat man ja oft beobachtet, wie in einer Familie, die Hungers stirbt, der Vater oder die Mutter, wenn die Leiden der Kinder schließlich unerträglich geworden sind, diese von ihnen so sehr geliebten Kinder zu hassen anfangen, gerade wegen der *Unerträglichkeit* ihrer Leiden. Ich behaupte noch mehr: das Bewußtsein ihrer Ohnmacht zu helfen oder der leidenden Menschheit irgendeinen Nutzen oder irgendeine Erleichterung zu bringen, kann, selbst wenn man von diesen Leiden der Menschheit vollkommen überzeugt ist, *in ihrem Herzen die Liebe zur Menschheit in einen Haß gegen die Menschheit umkehren.* Die Herren mit den gußeisernen Begriffen werden es natürlich nicht glauben, sie werden es überhaupt nicht begreifen: für sie sind die Liebe zur

Menschheit und das Glück der Menschheit so billig, so bequem eingerichtet, seit so langem gegeben und aufgeschrieben, daß es sich gar nicht lohnt, darüber nachzudenken. Aber ich habe die Absicht, sie zum Lachen zu bringen: ich erkläre (*vorläufig* wiederum ohne Begründung), daß die Liebe zur Menschheit undenkbar, unbegreiflich und sogar *absolut unmöglich ist ohne den Glauben an die Unsterblichkeit der menschlichen Seele.* Diejenigen aber, die, nachdem sie dem Menschen den Glauben an seine Unsterblichkeit genommen, diesen Glauben im Sinne des höchsten Lebenszweckes durch die »Liebe zur Menschheit« ersetzen wollen, legen, sage ich, Hand an sich selbst; denn sie pflanzen in die Seele dessen, der den Glauben verloren hat, statt der Liebe zur Menschheit nur den Keim des Hasses gegen die Menschheit. Mögen die Weisen mit den gußeisernen Begriffen über diese meine Behauptung nur die Achseln zucken. Aber dieser Gedanke ist weiser als ihre Weisheit, und ich glaube fest daran, daß sie einmal zu einem Axiom der Menschheit werden wird. Obwohl ich diese Behauptung zunächst ohne jede Begründung aufstelle.

Ich behaupte sogar und wage es auszusprechen, daß die Liebe zur Menschheit im *allgemeinen,* als eine *Idee* genommen, eine der für den menschlichen Verstand unfaßbarsten Ideen ist. Gerade als Idee. Nur das Gefühl allein kann sie rechtfertigen. Aber das Gefühl ist eben nur bei einer gleichzeitigen Überzeugung von der Unsterblichkeit der menschlichen Seele möglich. (Auch das sage ich ohne Begründung.)

Darum ist es klar, daß der Selbstmord eine absolute und unvermeidliche Notwendigkeit für jeden Menschen ist, der den Glauben an die Unsterblichkeit verloren und sich in seiner Entwicklung auch nur ein wenig über das liebe Vieh erhoben hat. Die Unsterblichkeit, die das ewige Leben verheißt, fesselt dagegen den Menschen umso fester an die Erde. Darin könnte man sogar einen Widerspruch erblicken: wenn es soviel Leben gibt, d. h. außer dem irdischen auch noch das ewige, warum soll man sich dann so an das irdische Leben klammern? Richtig ist aber gerade das Gegenteil: nur durch den Glauben an seine Unsterblichkeit erfaßt der Mensch den ganzen vernünftigen Zweck seines Seins auf Erden. Ohne die Überzeugung von der Unsterblichkeit werden die Bande, die den Menschen an die Erde fesseln, zerrissen, sie werden immer dünner und fauler, aber der Verlust des höchsten Sinnes für das Leben (und wenn man ihn auch nur als ein unbewußtes Unlustgefühl empfindet) führt zweifellos zum Selbstmord. Daraus folgt auch die Moral meines Oktoberartikels: »Wenn die Überzeugung von der Unsterblichkeit für das menschliche Sein so notwendig ist, so ist sie folglich der normale Zustand der Menschheit; und wenn dem so ist, so ist auch die Unsterblichkeit der menschlichen Seele selbst eine *zweifellose Tatsache.«* Mit einem Worte, die Idee von der Unsterblichkeit ist das Leben selbst, das lebendige Leben, seine endgültige Formel und die Hauptquelle der Wahrheit und der wahren Erkenntnis für die Menschheit. Das ist der Zweck meines Artikels, und ich glaubte, daß jeder, der ihn gelesen, diesen Zweck unwillkürlich erfassen werde.

## *Einiges über die Jugend*

Apropos. Man wird mir vielleicht vorhalten, daß in unserer Zeit auch solche Menschen Selbstmord begehen, die sich niemals mit irgendwelchen höchsten Fragen abgegeben haben; sie begehen Selbstmord ohne jeden sichtbaren Grund, so daß man vor einem Rätsel steht. Wir sehen in der Tat sehr häufig (diese Häufigkeit ist wiederum ein Rätsel seiner Art) sonderbare und rätselhafte Selbstmorde, die gar nicht aus Not, oder infolge einer Kränkung verübt worden sind, ohne jeden sichtbaren Grund, nicht infolge materieller Mängel, verschmähter Liebe, Eifersucht, Krankheit, Hypochondrie oder Wahnsinn, sondern Gott weiß warum. Solche Fälle stellen in unserer Zeit ein großes Ärgernis dar und werden, da man ihren epidemischen Charakter nicht leugnen kann, für sehr viele Menschen zu einer höchst beunruhigenden Frage. Alle diese Selbstmorde werde ich natürlich nicht erklären, was ich auch gar nicht kann[1], dafür bin ich fest davon überzeugt, daß alle diese Selbstmörder in ihrer Mehrheit, im allgemeinen, direkt oder indirekt infolge der gleichen geistigen Krankheit Hand an sich gelegt haben – infolge des Fehlens der höchsten Idee des Seins in ihren Seelen. In diesem Sinne hat unser Indifferentismus, als unsere moderne russische Krankheit, alle Seelen vergiftet. Es gibt bei uns wirklich Menschen, die sogar beten und zur Kirche gehen, dabei aber an die Unsterblichkeit ihrer Seelen nicht glauben, jedenfalls darüber niemals nachdenken. Dabei sind es zuweilen durchaus keine gußeisernen Menschen vom niederen, viehischen Typus. Und doch fließt nur aus diesem Glauben allein, wie ich schon oben sagte, der ganze höchste Sinn des Lebens, der Wille zum Leben, die Lust am Leben. Ich wiederhole, es gibt natürlich viele Liebhaber, ganz ohne Ideen und ohne jeden höchsten Lebenssinn zu leben, einfach ein tierisches Leben im Sinne des niederen Typus zu führen; aber es gibt auch sehr viele Menschen, die äußerlich sehr roh und lasterhaft erscheinen mögen, deren Wesen sich aber, vielleicht für sie selbst unbewußt, schon längst nach den höchsten Zielen und Zwecken des Lebens sehnt. Diese finden keine Beruhigung in der Liebe zum Essen, in der Liebe zu Fleischpasteten, zu hübschen Traberhengsten, zum Laster, zu Titeln, zur Beamtengewalt, zur Anbetung durch ihre Untergebenen, zu den Portiers vor ihren Haustüren. So ein Mensch erschießt sich scheinbar *ohne jeden Grund,* in Wirklichkeit aber ganz sicher aus der wenn auch unbewußten Sehnsucht nach dem höchsten Sinne des Lebens, den er hat nirgends finden können. Mancher von ihnen verübt noch unmittelbar vor seinem

1 Ich erhalte sehr viele Briefe mit Beschreibung von Selbstmorden und mit den Fragen, was ich mir über diese Selbstmorde denke und wie ich sie mir erkläre. Anm. Dostojewskijs.

Selbstmord irgendeinen skandalösen, ungeheuerlichen, gemeinen Streich. Bei vielen solchen Menschen will man kaum glauben, daß sie aus »Sehnsucht nach den höchsten Lebenszielen« Selbstmord verübt haben: »Sie haben ja an keinerlei Lebensziele gedacht, haben nie ein Wort darüber gesprochen, sondern nur Gemeinheiten gemacht« – das ist das allgemeine Urteil! Zugegeben, daß sie sich nie um die Lebensziele gekümmert und nur ihre »Gemeinheiten« gemacht haben, – wissen Sie denn so sicher, auf welchen komplizierten Wegen im Leben der Gesellschaft diese höhere Sehnsucht in manche Seele dringt und sie ansteckt? Die Ideen schweben in der Luft und verbreiten sich nach Gesetzen, die wir schwer erfassen können: die Ideen sind ansteckend, und wissen Sie auch, daß in der allgemeinen Stimmung des Lebens manche Idee, manche Sorge oder Sehnsucht, die nur einem hochgebildeten und hochentwickelten Geiste zugänglich ist, sich plötzlich einem fast unwissenden, rohen Wesen, das sich nie um etwas gekümmert hat, mitteilen und seine Seele durch ihren Einfluß anstekken kann? Man wird mir vielleicht wiederum einwenden, daß in unserer Zeit sogar Kinder Selbstmord begehen, junge Menschen, die das Leben noch gar nicht kennen gelernt haben. Ich habe aber eben die geheimnisvolle Überzeugung, daß unsere Jugend, gerade weil ihr die höchsten Lebensziele fehlen, so sehr leidet und sich in Sehnsucht verzehrt. In unseren Familien wird von den höchsten Lebenszielen fast nie gesprochen, was aber die Idee der Unsterblichkeit betrifft, so denkt man an sie nicht nur nicht, sondern behandelt sie nicht selten satirisch, und das in Gegenwart der Kinder, von ihrer frühesten Kindheit an, vielleicht sogar mit entsprechenden Belehrungen. [...]

Aber ich muß mit Herrn Enpe fertig werden. Ihm ist etwas passiert, was vielen von seinem »Typus« zustößt: für sie ist alles, was klar ist, und was sie allzuschnell begreifen können, immer dumm. Sie sind vielmehr geneigt, die Klarheit zu verachten, als zu loben. Ganz anders ist es, wenn die Sache einen Schnörkel hat oder nebelhaft ist: »Das verstehen wir nicht, also ist hier eine Tiefe.«

Er sagt, daß die »Betrachtungen« meines Selbstmörders nur ein »Delirium eines halbverrückten Menschen« und *längst bekannt* seien. Ich bin sehr geneigt, zu glauben, daß diese »Betrachtungen« ihm erst nach der Lektüre meines Artikels bekannt geworden sind. Was aber das »Delirium eines halbverrückten Menschen« betrifft, so ist dieses Delirium (ist das Herrn Enpe und seiner ganzen Kollektion bekannt?), d. h. die Folgerung der Notwendigkeit des Selbstmordes, für viele, sogar für allzuviele in Europa gleichsam das letzte Wort der Wissenschaft. Ich habe dieses »letzte Wort der Wissenschaft« klar und populär in kurzen Worten ausgesprochen, aber einzig, um es zu widerlegen, und zwar nicht durch Betrachtungen oder durch die Logik, denn durch die Logik läßt es sich gar nicht widerlegen (ich fordere nicht nur Herrn Enpe, sondern jeden Beliebigen auf, dieses »Delirium eines Halbverrückten« logisch zu widerlegen), – sondern durch den Glauben, durch die Folgerung der Notwendigkeit des Glaubens an die Unsterblichkeit der menschlichen Seele, der Überzeugung, daß dieser Glaube die einzige Quelle des lebendigen Lebens auf Erden ist, – des Lebens, der Gesundheit, der gesunden Ideen und gesunden Schlüsse und Folgerungen ...

Zum Schlusse etwas sehr Komisches. Im gleichen Oktoberheft schilderte ich den Selbstmord der Tochter des Emigranten: »Sie tränkte Watte mit Chloroform, band sie sich aufs Gesicht und legte sich aufs Bett. So starb sie auch. Vor dem Tode schrieb sie folgenden Zettel: ›Ich unternehme eine weite

Reise. Wenn die Sache mißlingt, so mögen sich alle versammeln, um meine Auferstehung mit einer Flasche Cliquot zu feiern. Wenn es aber gelingt, bitte ich, mich nicht eher zu beerdigen, als bis mein Tod feststeht, denn es ist sehr unangenehm, im Sarge unter der Erde zu erwachen. Das würde gar nicht schick sein.‹«

Herr Enpe zürnt dieser »seichten« Selbstmörderin mit Hochmut und erklärt, daß ihre Tat »keinerlei Beachtung verdiene«. Er zürnt auch mir wegen meiner »äußerst naiven« Frage, welche von beiden Selbstmörderinnen auf Erden mehr gelitten habe. Aber hier passiert etwas Komisches. Er fügt plötzlich hinzu: »Ich wage zu glauben, daß ein Mensch, der seine Rückkehr ins Leben mit Gläsern Champagner in den Händen – (es versteht sich von selbst, das in den Händen) *begrüßen* will, sich in diesem Leben nicht zu viel gequält hat, – da er mit solchem Triumph ins Leben zurückkehrt, ohne dessen Bedingungen im geringsten zu ändern, ohne an sie überhaupt zu denken ...«

Was für ein komischer Gedanke und was für ein komischer Standpunkt! Ihn ärgert hier am meisten der Champagner: »Wer Champagner trinkt, kann sich nicht gequält haben.« Ja, wenn sie den Champagner so sehr liebte, so wäre sie am Leben geblieben, um ihn zu trinken; sie schrieb aber das vom Champagner vor dem Tod, d. h. vor dem ernsthaften Tode, als sie zu gut wußte, daß sie sicher sterben würde. An die Chance, zum Leben zu erwachen, kann sie wirklich nicht geglaubt haben; diese Chance bot ihr auch nichts Erfreuliches, denn das Erwachen bedeutete für sie das Erwachen zu einem neuen Selbstmorde. Der Champagner hat also mit der Sache nichts zu tun, d. h. sie dachte gar nicht daran, ihn zu trinken, – muß ich es denn noch eigens erklären? Sie schrieb das vom Champagner, nur um vor dem Tode einen möglichst häßlichen und schmutzigen Streich zu spielen. Sie wählte den Champagner, weil sie sich kein schmutzigeres und gemeineres Bild vorstellen konnte, als das Trinkgelage nach ihrer »Auferstehung vom

Tode«. Sie mußte das schreiben, um mit diesem Schmutze alles zu beleidigen, was sie auf Erden zurückließ, um die Erde und ihr irdisches Leben zu verfluchen, um es anzuspeien und dies ihren Nächsten, die sie verließ, zur Kenntnis zu bringen. Woher kommt bloß diese Bosheit in einem siebzehnjährigen Mädchen? (NB. Sie war siebzehn Jahre alt, und nicht zwanzig; ich hatte mich in meinem Artikel geirrt und wurde von denen, die über diese Sache besser unterrichtet waren, korrigiert.) Und gegen wen ist diese Bosheit gerichtet? Niemand hat ihr was zu Leide getan, sie litt keine Not und ist anscheinend ohne Grund gestorben. Aber gerade dieser Zettel, gerade der Umstand, daß sie sich in einem solchen Augenblick für einen so schmutzigen und boshaften Streich *interessierte* (was offensichtlich ist), bringt mich auf den Gedanken, daß ihr Leben unvergleichlich reiner war als dieser schmutzige Streich, und daß die Bosheit, die maßlose Gehässigkeit dieses Streiches, vielmehr von einer qualvollen Geistesverfassung, von ihrer Verzweiflung in der letzten Minute ihres Lebens zeugen. Wäre sie vor Apathie oder Langeweile, ohne selbst zu wissen, warum, gestorben, so hätte sie diesen Streich nicht verübt. Eine solche Geistesverfassung soll mit mehr Menschenliebe behandelt werden. Die Qual ist hier offensichtlich, und sie ist zweifellos infolge geistiger Schmerzen und nach vielen Leiden gestorben. Womit hat sie sich aber in ihren siebzehn Jahren so sehr quälen können? Darin besteht eben die schreckliche Frage unserer Zeit. Ich äußerte die Mutmaßung, daß sie infolge einer allgemeinen (und viel zu frühen) Unlust und infolge der Zwecklosigkeit ihres Lebens gestorben sei, – nur infolge der von der Theorie verunstalteten Erziehung, die sie im Elternhause genossen, einer Erziehung mit falschen Ansichten über den höchsten Sinn und Zweck des Lebens, mit einer absichtlichen Vernichtung des Glaubens an die Unsterblichkeit in ihrer Seele. Mag das nur eine Mutmaßung von mir sein, aber sie ist doch wirklich nicht dazu gestorben, um den gemeinen Zettel zu hinterlassen, damit die Leute stau-

nen, wie es Herr Enpe anzunehmen scheint, »Niemand haßt sein eigen Fleisch«. Die Selbstvernichtung ist eine ernste Sache, trotz des »Schicks«, und die epidemische Selbstvernichtung, die sich in den Kreisen der Intelligenz immer mehr ausbreitet, ist eine gar zu ernste Sache, die eine unermüdliche Beobachtung und Aufmerksamkeit verdient. Vor eineinhalb Jahren zeigte mir ein hochbegabter und kompetenter Gerichtsbeamter ein Päckchen von ihm gesammelter eigenhändiger Briefe und Zettel von Selbstmördern, die sie vor dem Tode, d.h. fünf Minuten vor dem Tode geschrieben haben. Ich erinnere mich an die zwei Zeilen eines fünfzehnjährigen Mädchens, ich erinnere mich auch an die Krähenfüße, die ein Selbstmörder während der Fahrt in einem Omnibus geschrieben, in dem er sich auch das Leben genommen hat, ohne das Ziel der Fahrt zu erreichen. Ich meine, daß, wenn Herr Enpe diese höchst interessanten Briefe durchgesehen hätte, in seiner Seele vielleicht eine gewisse Wandlung geschehen und sein ruhiges Herz von einer Unruhe ergriffen worden wäre. Aber ich weiß es nicht. Jedenfalls muß man an solche Tatsachen mit mehr Menschenliebe und nicht so hochmütig herantreten. An diesen Tatsachen sind wir vielleicht alle mitschuldig, und kein Gußeisen wird uns von den traurigen Folgen unserer Ruhe und unseres Hochmuts erretten können, wenn die Zeiten sich erfüllen und die Frist für diese Folgen kommt.
Aber genug. Ich habe nicht nur diesem einen Herrn Enpe, sondern vielen Herren Enpe geantwortet.

## *Thomas Chatterton* Die geschlagenen Väter

Mr. Sladon, ein Kaufmann aus Bristol, erwarb durch Fleiß und gewissenhafte Hingabe an seinen Beruf ein beträchtliches Vermögen. Da er ein Feind jeglichen Aufsehens und Prunkes war, veränderte er weder sein Benehmen, noch bemühte er sich um eine glänzende äußere Erscheinung; der Gegenstand seiner Sorge war einzig Maria, seine schöne Tochter. Er scheute keine Kosten, um ihre Erziehung zu vervollkommnen, und ihr Talent belohnte ihn für seine Mühe, die Unterweisungen trugen Früchte, und sie zeichnete sich durch alle Tugenden aus, die ihrem Geschlecht Ehre machen. Im Alter von siebzehn Jahren wurde sie allgemein als ein Muster an Schönheit betrachtet. Der Leser möge dem Autor verzeihen, wenn er keine Beschreibung ihrer Person gibt; suche er lieber aus den Werken der Dichter und Maler alles aus, was seine Phantasie für schön hält, und füge er noch unbeschreibliche Sanftmut hinzu, dann hat er Maria.

Jung Hinckley, dessen Vater geschäftlich eng mit Mr. Sladon zusammenarbeitete, war hingerissen von dem ungewöhnlichen Reiz, der von Marias Erscheinung und Geist ausging, und er beschwor seinen Vater, ihm zu erlauben, um sie zu werben. »Georg«, sagte dieser Hohepriester des Geldes, »ich lobe deine Wahl, das Fräulein kann gut wirtschaften und wird wohl kaum etwas Geringeres als das Beste an Mitgift mitbekommen; nur zu – und viel Erfolg!« Jung Hinckley versicherte seinem Vater, er habe dabei nicht im mindesten kaufmännischen Vorteil im Sinn. »Fort mit dir«, erwiderte der alte Mann, »wenn du so viel Erfahrung gesammelt hast, wie ich, wirst du klüger sein.«

Jung Hinckley brauchte sich nicht über den Empfang zu beklagen, der ihm bereitet wurde; Maria hatte ihn niemals mit gleichgültigen Augen betrachtet. Mr. Sladon war von der Aussicht auf eine Verbindung hocherfreut, alle waren ein Herz und eine Seele, und noch vor Ablauf von zwei Monaten machte Georg seinen Vater mit der Absicht bekannt, Mr. Sladon zu bitten, den Tag festzusetzen, war aber wie vom Donner gerührt von dessen Befehl, nichts zu unternehmen, ehe er weitere Anordnungen von ihm erhalten werde.

Mr. Sladon, der selber ohne Falsch war, vermutete dergleichen auch bei anderen nicht; seine großherzige Offenheit machte ihn zum Opfer der schändlichen Kunstgriffe des alten Hinckley, und nachdem sie ein Jahr lang zusammengearbeitet hatten, stürzte dieser ihn ins Verderben und ruinierte ihn. Inzwischen hatte Maria die zärtlichste Neigung für Jung Hinckley gefaßt; das war entschuldbar, hatte sie ihn doch schon immer als ihren zukünftigen Gatten betrachtet. Das Ausmaß von Hinckleys Leidenschaft für sie vermögen Worte nicht auszudrücken. Unvorstellbar, welche Wirkung dieser Schlag auf beide ausüben mußte. Nur die Phantasie kann es sich ausmalen.

Mr. Sladon fühlte sich nur im Gedanken an seine Tochter getroffen; sein edel denkendes Herz zeigte sich erhaben über diesen Wechsel des Glücks; er triumphierte in seiner Armut über den reichen Schuft, der sein Elend verursacht hatte. Der alte Hinckley, dessen Vermögen durch seine niederträchtigen Machenschaften nicht geschmälert, sondern gewachsen war, beobachtete seines Sohnes Leidenschaft für Maria mit Verdruß. Er trachtete danach, dessen Aufmerksamkeit auf andere Frauen zu lenken, die reicher und daher in seinen Augen begehrenswerter waren, aber er bemühte sich vergeblich, denn nichts konnte Jung Hinckleys Liebe mindern. Mr. Sladon sah seine Leidenschaft und bedauerte ihn, konnte doch aber nicht daran denken, seine Tochter einem Manne zu verbinden, dessen Wohlstand sich aus seinem eigenen geschäftlichen Zusammenbruch ergeben hatte.

Als der alte Hinckley erkannte, daß aller Einspruch nutzlos war, ließ er Mr. Sladon durch einige Beauftragte davon überzeugen, daß Jung Hinckley von der Sache gewußt und folglich zu seinem Ruin beigetragen hatte. Die Umstände ließen dies möglich erscheinen; so glaubte es Sladon und verbot jenem sein Haus. Maria würde es jedem anderen Manne zugetraut haben; hier aber zweifelte sie. In ihrer Liebe stand sie auf Georgs Seite, aber da sie auch von seinem Vater früher nur das Beste geglaubt hatte, schwankte sie, ob sie nicht auch von dem Sohn getäuscht worden sein könnte. Sie befand sich in dieser unschlüssigen Verfassung, als Mr. Slodans einziger Diener ihr einen Brief von Jung Hinckley brachte. Sie kannte seine Handschrift und nahm ihn begierig an sich, dann besann sie sich und ließ ihn zu Boden fallen – nach einem langen Kampf zwischen Pflicht und Neigung sandte sie ihn ungeöffnet zurück. Wenn jemand mit gesundem Menschenverstand und angeborenen geistigen Fähigkeiten nicht das Glück einer religiösen Erziehung genießt, wird er normalerweise ein Deist oder ein Sozinianer[1]. So war es mit Jung Hinckley. Sein Vater, der bestrebt war, ihn tauglich für das Geschäft zu machen, vernachlässigte die christliche Erziehung; so verbanden sich bei ihm äußerst verfeinerte Begriffe von Ehre und Moral mit absoluter Verachtung für die Religion. Seine Leidenschaften waren heftig, aber da er beständig auf seiner Hut war, traten sie nur selten hervor. Als er hörte, daß Maria seinen Brief zurückgeschickt hatte, steigerte er sich in einen Zustand äußersten Wahnsinns hinein, dann setzte er sich nieder, scheinbar ruhig, schrieb einen Brief, versiegelte ihn und ließ ihn auf dem Tisch liegen. Darauf begab er sich in sein Zimmer und erschoß sich unverzüglich.

Kaum hatte der alte Hinckley die Explosion gehört, hastete er von seinen Berechnungen weg die Treppe hinauf und fand seinen Sohn ausgestreckt liegend und leblos. Er fiel in Ohnmacht und verharrte in diesem Zustand bis seine Diener, als sie zufällig das Zimmer betraten, ihn wieder belebten.

Der Brief, der an seinen Vater gerichtet war, enthielt das Folgende: »Ich werde nicht Dein Verhalten anklagen, denn Du bist mein Vater. Ich werde nur versuchen, die Tat zu rechtfertigen, die ich im Begriffe bin, zu tun. Dies kann leicht geschehen. Es gibt ein inneres Gesetz im Menschen – eine Spur Göttliches –, welches ihn zu Gottes Ebenbild macht. Du kannst es Gewissen nennen, Gnade, Eingebung, das Geistige, oder wel-

1 Sozinianer = Anhänger einer unitarischen Religionsgemeinschaft, genannt nach L. und F. Socini. A.d.Ü.

che Bezeichnung Dir auch immer zutreffend zu sein scheint. Wenn ein Mensch in Übereinstimmung mit diesem Gesetz handelt, ist er im Recht, wenn im Gegensatz dazu, befindet er sich im Unrecht. Es ist erwiesen, daß dieses Gesetz in jedem vernunftbegabten Wesen unterschiedlich ausgeprägt ist. Da *ich* Selbstmord mit diesem inneren Gesetz in Einklang bringen kann, ist er infolgedessen in meinem Falle kein Verbrechen. Manchmal ist Selbstmord ein edler Wahnsinn und oft das Ergebnis reifer und besonnener Einsicht der Seele. Wenn er überhaupt als Verbrechen bezeichnet werden kann, dann nur von der Gesellschaft. Ihr erscheint er allerdings immer als eine unsinnige Gefühlswallung. Aber wenn unser Wesen sich von der Gesellschaft gelöst hat, wenn wir der Gesellschaft weder helfen noch uns von ihr helfen lassen, dann verletzen wir sie nicht, indem wir die Last unseres Lebens niederlegen. Es mag sein, daß die Feststellung widersprüchlich anmutet, wir könnten uns selbst nichts Schlechtes zufügen, aber es ist sicher, daß wir Macht über unsere eigene Existenz haben. Dies ist meine Ansicht, und ich habe von dieser Macht Gebrauch gemacht.

Georg Hinckley«

Mit dieser Art Philosophie konnte der alte Hinckley nichts anfangen. Er war wirklich getroffen von dem Verlust seines Sohnes und überlebte ihn nicht einmal drei Monate. Maria! der schönen Maria, blieb eine noch kürzere Zeit. Sie hörte die vernichtende Nachricht und siechte innerhalb einer Woche dahin. – Mr. Sladon hatte seine Tochter zu sehr geliebt, um ohne sie leben zu können; er vervollständigte die Tragödie und sank ins Grab unter der Strafe der Vorsehung ergebungsvoll und zufrieden.

## *Nikolaus Lenau* Der Selbstmord

Scheitert unsre Brust an Klippen,
Hingeschellt von Sturmeswut;
Trinkt mit aufgerißnen Lippen
Unsre Wunde Schmerzensflut;

Schöpft das Herz dann hastig bange
Aus der Brust den Thränenguß,
Weil es sonst, vom Wellendrange
Ueberströmt, versinken muß:

Dann wird auch der Sturm beschworen,
Helle wird die Finsternis,
Es vertünchen milde Horen
An der Brust den Wundenriß.

Aber ist das Herz ein zages,
Wenn die Brust die Woge trinkt,
Starrt es ob des Klippenschlages
Störrisch, müßig – und versinkt.

Ist's ein wildes, ungezäumtes,
Wird es im Tumulte scheu,
Todestrunken glüht und schäumt es
Und zertrümmert sein Gebäu.

Wenn dann auch der Himmel heiter
Und mit lindem Hauche weht,
Sanft der Strom hinwiegt die Scheiter:
Für die Toten ist's zu spät.

Doch, ihr Schifflein, hört, ihr andern!
Seid ihr auch dem Sturm entwischt,
Ruhig mögt ihr weiter wandern,
Aber nicht gehöhnt, gezischt:

»Wie der Nachen ward zertrümmert!
Wie das Herz im Strom ersoff!
Warst wohl auch zu leicht gezimmert!
Warst wohl auch aus schlechtem Stoff!«

Hütet euch, ihr andern, hütet!
Denkt an eurer Fahrten Rest;
Denn die Nacht der Zukunft brütet
Manchen Sturm im dunkeln Nest.

## *Georg Christoph Lichtenberg*
## Zwei Aphorismen über den Selbstmord, Rede eines Selbstmörders kurz vor der Tat aufgesetzt

Man schreibt wider den Selbstmord mit Gründen, die unsere Vernunft in dem kritischen Augenblick bewegen sollen. Dieses ist aber alles vergeblich, solange man sich diese Gründe nicht selbst gefunden hat, das heißt, sobald sie nicht die Früchte, das Resultat unsrer ganzen Erkenntnis und unsres erworbenen Wesens sind. Also alles ruft uns zu, bemühe dich täglich um Wahrheit, lerne die Welt kennen, befleißige dich des Umgangs mit rechtschaffnen Menschen, so wirst du jederzeit handeln, wie dir's am zuträglichsten ist, und findest du dereinst den Selbstmord für zuträglich, das heißt, sind alle deine Gründe nicht hinreichend dich abzuhalten, so ist er dir auch – erlaubt.

Es wäre nicht gut, wenn die Selbstmörder oft mit der eigentlichen Sprache ihre Gründe erzählen könnten, so aber reduziert sie sich jeder Hörer auf seine eigene Sprache und entkräftet sie nicht sowohl dadurch, als macht ganz andere Dinge daraus. Einen Menschen recht zu verstehen, müßte man zuweilen der nämliche Mensch sein, den man verstehen will. Wer versteht, was Gedankensystem ist, wird mir Beifall geben.

Öfters allein zu sein und über sich selbst zu denken und seine Welt aus sich zu machen, kann uns großes Vergnügen gewähren; aber wir arbeiten auf diese Art unvermerkt an einer Philosophie, nach welcher der Selbstmord billig und erlaubt ist; es ist daher gut, sich durch ein Mädchen oder einen Freund wieder an die Welt anzuhalten, um nicht ganz abzufallen.

*Rede eines Selbstmörders kurz vor der Tat aufgesetzt*

Freunde! Ich stehe jetzt vor der Decke, im Begriff sie aufzuziehen, um zu sehen, ob es hinter derselben ruhiger sein wird als hier. Es ist dieses keine Anwandlung einer tollen Verzweiflung; ich kenne die Kette meiner Tage aus den wenigen Gliedern, die ich gelebt habe, zu wohl. Ich bin müde, weiterzugehen; hier will ich ganz ersterben oder doch wenigstens über Nacht bleiben. Hier nimm meinen Stoff wieder, Natur, knete ihn in die Masse der Wesen wieder ein, mache einen Busch, eine Wolke, alles was du willst aus mir, auch einen Menschen, aber mich nicht mehr. Dank sei es der Philosophie, daß mich jetzt keine frommen Possen in dem Zug meiner Gedanken stören. Genug, ich denke, ich fürchte nichts, gut, also weg mit dem Vorhang! – –

## *N. N.* Zwei Abschiedsbriefe

»Meine Lieben! Zürnet mir nicht aber ich muß aus dem Leben scheiden ich bin krank und kannte meine Krankheit nicht bis letzten Herbst da mir niemand sagte welche Krankheit ich habe, nun ist es zu spät und Ihr alle seit vielleicht auch krank.
Es ist schrecklich für mich wie auch für Euch Alle, das ich soviel unheil angestiftet habe aber ich bin nicht allein Schuld, warum sagt man mir nicht an was ich leide, so hätte ich sofort dafür gesorgt nun habe ich so vieles auf dem gewissen das ich es nicht mehr ertragen kann
Ihr werdet mich alle verachten aber Ihr habt recht ich bin nicht mehr wert. Marie.«

»Bin allein in voller Verzweiflung. Lebt wohl auf ein Wiedersehn im Himmel. L.«

## *Johann Christian Kestner*
## Nachrichten über den Tod Jerusalems

Jerusalem ist die ganze Zeit seines hiesigen Aufenthaltes mißvergnügt gewesen, es sey nun überhaupt wegen der Stelle die er hier bekleidete, und daß ihm gleich Anfangs (bey Graf Bassenheim) der Zutritt in den großen Gesellschaften auf eine unangenehme Art versagt worden, oder insbesondere wegen des Braunschweigischen Gesandten, mit dem er bald nach seiner Ankunft kundbar heftige Streitigkeiten hatte, die ihm Verweise vom Hofe zuzogen und noch weitere verdrießliche Folgen für ihn gehabt haben. Er wünschte längst, und arbeitete daran, von hier wieder wegzukommen; sein hiesiger Aufenthalt war ihm verhaßt, wie er oft gegen seine Bekannte geäußert hat, und durch meinen Bedienten, dem es der seinige oft gesagt, wußte ich dieses längst. Bisher hoffte er, das hiesige Geschäft sollte sich zerschlagen; da nun seit einiger Zeit mehrerer Anschein zur Wiedervereinigung war, und man im Publiko solches schon nahe und gewiß glaubte, ist er, etwa vor 8 Tagen, bey dem Gesandten Falke (dem er bekannt und von dem Vater empfohlen war) gewesen, und hat diesen darüber auszuforschen gesucht, der denn, obgleich keine völlige Gewißheit doch den Anschein und Hoffnung bezeuget.

Neben dieser Unzufriedenheit war er auch in des pfältz. Sekret. H ... Frau verliebt. Ich glaube nicht, daß diese zu dergleichen Galanterien aufgelegt ist, mithin, da der Mann noch dazu sehr eifersüchtig war, mußte diese Liebe vollends seiner Zufriedenheit und Ruhe den Stoß geben.

Er entzog sich allezeit der menschlichen Gesellschaft und den übrigen Zeitvertreiben und Zerstreuungen, liebte einsame Spaziergänge im Mondenscheine, ging oft viele Meilen weit und hing da seinem Verdruß und seiner Liebe ohne Hoffnung nach. Jedes ist schon im Stande die erfolgte Würkung hervorzubringen. Er hatte sich einst Nachts in einem Walde verirrt, fand endlich noch Bauern, die ihn zurechtwiesen, und kam um 2 Uhr nach Haus.

Dabey behielt er seinen ganzen Kummer bey sich, und entdeckte solchen, oder vielmehr die Ursachen davon, nicht einmal seinen Freunden. Selbst dem Kielmansegge hat er nie etwas von der H ... gesagt, wovon ich aber zuverlässig unterrichtet bin.

Er las viele Romane, und hat selbst gesagt, daß kaum ein Roman sein würde, den er nicht gelesen hätte. Die fürchterlichsten Trauerspiele waren ihm die liebsten. Er las ferner philosophische Schriftsteller mit großem Eyfer und grübelte darüber. Er hat auch verschiedene philosophische Aufsätze gemacht, die Kielmansegge gelesen und sehr von anderen Meinungen abweichend gefunden hat: unter andern auch einen besonderen Aufsatz, worin er den Selbstmord vertheidigte. Oft beklagte er sich gegen Kielmansegge über die engsten Gränzen, welche dem menschlichen Verstande gesetzt wären, wenigstens dem Seinigen; er konnte äußerst betrübt werden, wenn er davon sprach, was er wissen möchte, was er nicht ergründen könne. (Diesen Umstand habe ich erst kürzlich erfahren und ist, deucht mir, der Schlüssel eines großen Theils seines Verdrusses, und seiner Melancholie, die man beyde aus seinen Mienen lesen konnte; ein Umstand der ihm Ehre macht und seine letzte Handlung bei mir zu veredlen scheint.) Mendelsohns Phädon war seine liebste Lectüre; in der Materie vom Selbstmorde war er aber immer mit ihm unzufrieden; wobey zu bemerken ist, daß er denselben auch bei der Gewißheit von der Unsterblichkeit der Seele, die er glaubte, erlaubt hielt. Leibnitzen's Werke las er mit großem Fleiße.

Als letzthin das Gerücht vom Goué sich verbreitete, glaubte er diesen zwar nicht zum Selbstmorde fähig, stritt aber in Thesi eifrig für diesen, wie mir Kielmansegge und viele, die um ihn gewesen, versichert haben. Ein paar Tage vor dem unglücklichen, da die Rede vom Selbstmorde war, sagte er zu Schleunitz, es müsse aber doch eine dumme Sache seyn, wenn das Erschießen mißriethe.

Auch einige Tage zuvor sprachen Brandten mit ihm von seinen weiten einsamen Spaziergängen, daß ihm da leicht einmal ein Unglück zustoßen könnte, wie zum Ex. vor einiger Zeit, da einer beym entstandenen Gewitter sich unter ein Gemäuer retiriert, und dieses über ihm eingestürtzt wäre. Er antwortete: das würde mir eben recht seyn ...

In diesen Tagen hat er mich, da er im Brandtischen Hause war, ins Buffische Haus gehen sehen (oder vielmehr es geglaubt, da es eigentlich ein anderer war), und gesagt, mit einem besonderen Ton: wie glücklich ist Kestner! wie ruhig er dahin geht!

Vergangenen Dienstag kommt er zum kranken Kielmansegge, mit einem mißvergnügten Gesichte. Dieser frägt ihn, wie er sich befände? Er: Besser als mir lieb ist. Er hat auch den Tag viel von der Liebe gesprochen, welches er sonst nie gethan; und dann von der Frankfurter Zeitung, die ihm seit einiger Zeit mehr als sonst gefalle. Nachmittags (Dienstag) ist er bei Sekr. H ... gewesen. Bis Abends 8 Uhr spielen sie Tarock zusammen. Annchen Brandt war auch da; Jerusalem begleitet diese nach Haus. Im Gehen schlägt Jerusalem oft unmuthsvoll vor die Stirn und sagt wiederholt: Wer doch erst todt, – wer doch erst im Himmel wäre! – Annchen spaßt darüber; er bedingt sich bey ihr im Himmel einen Platz, und beim Abschiednehmen sagt er: Nun es bleibt dabey, ich bekomme bey Ihnen im Himmel einen Platz.

Am Mittwoch, da im Kronprinz groß Fest war und jeder jemanden zu Gast hatte, gieng er, ob er gleich sonst zu Hause aß, zu Tisch, und brachte den Secr. H ... mit sich. Er hat sich da nicht anders als sonst, vielmehr muntrer betragen. Nach dem Essen nimmt ihn Secret. H ... mit nach Hause zu seiner Frau. Sie trinken Kaffee. Jerusalem sagt zu der H ...: Liebe Frau Secretairin, diess ist der letzte Kaffee, den ich mit Ihnen trinke. – Sie hält es für Spaß und antwortet in diesem Tone. Diesen Nachmittag (Mittwoch) ist Jerusalem allein bei H ...s gewesen, was da vorgefallen, weiß man nicht; ... Inzwischen, oder noch später, ist unter H ... und seiner Frau etwas vorgegangen, wovon H ... einer Freundin vertrauet, daß sie sich über Jersualem etwas entzweyet und die Frau endlich verlangt, daß er ihm das Haus verbieten soll, worauf er es auch folgenden Tags mit einem Billet gethan ...

Donnerstags Morgens schickt Secret. H ... an Jerusalem ein Billet. Die Magd will keine Antwort abwarten und geht. Jerusalem hat sich eben rasiren lassen. Um 11 Uhr schickt Jerusalem wiederum ein Billet an Secr. H ... dieser nimmt es dem Bedienten nicht ab, und sagt, er brauche keine Antwort, er könne sich in keine Correspondenz einlassen, und sie sähen sich ja alle Tage auf der Dictatur ...

Mittags isset er zu Haus, aber wenig, etwas Suppe. Schickt um 1 Uhr ein Billet an mich und zugleich an seinen Gesandten, worin er diesen ersucht, ihm auf diesen (oder künftigen) Monat sein Geld zu schicken. Der Bediente kommt zu mir. Ich bin nicht zu Hause, mein Bedienter auch nicht. Jerusalem ist inzwischen ausgegangen, kommt um Viertelvier nach Haus, der Bediente giebt ihm das Billet wieder. Dieser sagt: Warum er es nicht in meinem Hause, etwa an eine Magd, abgegeben? Jener: Weil es offen und unversiegelt gewesen, hätte er es nicht thun mögen. – Jerusalem: Das hätte nichts gemacht, jeder könne es lesen, er sollte es wieder hinbringen. – Der Bediente hielt sich hierdurch berechtigt, es auch zu lesen, liest es und schickt es mir darauf durch einen Buben, der im Hause aufwartet. Ich war inzwischen zu Hause gekommen, es mochte Halbvier Uhr sein, als ich das Billet bekam:

»Dürfte ich Ew. Wohlgeb. wohl zu einer vorhabenden Reise um Ihre Pistolen gehorsamst ersuchen? J.«

Da ich nun von alle dem vorher erzählten und von seinen Grundsätzen nichts wußte, indem ich nie besondern Umgang mit ihm gehabt – so hatte ich nie den mindesten Anstand ihm die Pistolen sogleich zu schicken ...

Den ganzen Nachmittag war Jerusalem für sich allein beschäftigt, kramte in seinen Papieren, schrieb, ging, wie die Leute unten im Hause gehört, oft im Zimmer heftig auf und nieder. Er ist auch verschiedene Male ausgegangen, hat seine kleinen Schulden, und wo er nicht auf Rechnung ausgenommen, bezahlt ...

Etwa um 7 Uhr kam der Italiänische Sprachmeister zu ihm. Dieser fand ihn unruhig und verdrießlich. Er klagte, daß er seine Hypochondrie wieder stark habe, und über mancherley; erwähnt auch, daß es das Beste sey, sich aus der Welt zu schikken ...

Der Bediente ist zu Jerusalem gekommen, um ihm die Stiefel auszuziehen. Dieser hat aber gesagt, er ginge noch aus, wie er es auch wirklich gethan hat, vor das Silberthor auf die Starke Weide und sonst auf die Gasse, wo er bey Verschiedenen, den Hut tief in die Augen gedrückt, vorbey gerauscht ist, mit schnellen Schritten, ohne jemand anzusehen. Man hat ihn auch um diese Zeit eine ganze Weile an dem Fluß stehen sehen, in einer Stellung, als wenn er sich hineinstürzen wolle (so sagt man).

Vor 9 Uhr kommt er nach Haus, sagt dem Bedienten, es müsse im Ofen noch etwas nachgelegt werden, weil er sobald nicht zu Bette ginge, auch solle er auf Morgen früh 6 Uhr alles zurecht machen, läßt sich auch noch einen Schoppen Wein geben. Der Bediente, um recht früh bey der Hand zu seyn, legt sich mit den Kleidern ins Bette.

Da nun Jerusalem allein war, scheint er alles zu der schrecklichen Handlung vorbereitet zu haben. Er hat seine Briefschaften alle zerrissen und unter den Schreibtisch geworfen, wie ich selbst gesehen. Er hat zwey Briefe, eine an seine Verwandte, den Andern an H ... geschrieben; man meint auch einen an den Gesandten Höffler, den dieser vielleicht unterdrückt. Sie haben auf dem Schreibtisch gelegen. Erster, den der Medicus anderen Morgens gesehen, hat überhaupt nur folgendes enthalten, wie Dr. Held, der ihn gelesen, mir erzählt: Lieber Vater, liebe Mutter, liebe Schwestern und Schwager, verzeihen Sie Ihrem unglücklichen Sohn und Bruder; Gott, Gott, segne euch!

In dem zweyten hat er H ... um Verzeihung gebeten, daß er die Ruhe und das Glück seiner Ehe gestört, und unter diesem theuren Paar Unruhe gestiftet. Anfangs sey seine Neigung gegen seine Frau nur Tugend gewesen. In der Ewigkeit aber hoffe er ihr einen Kuß geben zu dürfen. Er soll drey Blätter groß gewesen seyn, und sich damit geschlossen haben: »Um 1 Uhr. In jenem Leben sehen wir uns nie wieder.« (Vermuthlich hat er sich sogleich erschossen, da er diesen Brief geendigt.) ...

## *Bettina Brentano*
## Bericht über den Selbstmord der Günderrode

Über die *Gründerrode* ist mir am Rhein unmöglich zu schreiben, ich bin nicht so empfindlich, aber ich bin hier am Platz nicht weit genug vom Gegenstand ab, um ihn ganz zu übersehen; – gestern war ich da unten, wo sie lag; die Weiden sind so gewachsen, daß sie den Ort ganz zudecken; und wie ich mir so dachte, wie sie voll Verzweiflung hier herlief, und so rasch das gewaltige Messer sich in die Brust stieß, und wie das da tagelang in ihr gekocht hatte, und ich, die so nah mit ihr stand, jetzt an demselben Ort gehe hin und her an demselben Ufer, in süßem Überlegen meines Glückes, und alles und das Geringste, was mir begegnet, scheint mir mit zu dem Reichtum meiner Seligkeit zu gehören; da bin ich wohl nicht geeignet, jetzt alles zu ordnen und den einfachen Faden unseres Freundelebens, von dem ich doch nur alles anspinnen könnte, zu verfolgen. – Nein es krankt mich und ich mache ihr Vorwürfe, wie ich ihr damals in Träumen machte, daß sie die schöne Erde verlassen hat; sie hätt noch lernen müssen, daß die Natur Geist und Seele hat und mit dem Menschen verkehrt und sich seiner und seines Geschickes annimmt und daß

Lebensverheißungen in den Lüften uns umwehen; ja, sie hat's bös mit mir gemacht, sie ist mir geflüchtet, grade wie ich mit ihr teilen wollte alle Genüsse. Sie war so zaghaft; eine junge Stiftsdame, die sich fürchtete, das Tischgebet laut herzusagen; sie sagte mir oft, daß sie sich fürchtet, weil die Reihe an ihr war; sie wollte vor den Stiftsdamen das Benedicite nicht laut hersagen. Unser Zusammenleben war schön; es war die erste Epoche, in der ich mich gewahr ward; – sie hatte mich zuerst aufgesucht in Offenbach, sie nahm mich bei der Hand und forderte, ich solle sie in der Stadt besuchen; nachher waren wir alle Tage beisammen; bei ihr lernte ich die ersten Bücher mit Verstand lesen; sie wollte mich Geschichte lehren, sie merkte aber bald, daß ich zu sehr mit der Gegenwart beschäftigt war, als daß mich die Vergangenheit hätte lange fesseln können. – Wie gern ging ich zu ihr! Ich konnte sie keinen Tag mehr missen, ich lief alle Nachmittage zu ihr; wenn ich an die Tür des Stifts kam, sah ich durch das Schlüsselloch bis nach ihrer Tür, bis mir aufgetan ward; – ihre kleine Wohnung war ebner Erde nach dem Garten; vor dem Fenster stand eine Silberpappel, auf die kletterte ich während dem Vorlesen; bei jedem Kapitel erstieg ich einen höheren Ast und las von oben herunter; – sie stand am Fenster und hörte zu und sprach zu mir hinauf, und dann und wann sagte sie: Bettine fall nicht; jetzt weiß ich erst, wie glücklich ich in der damaligen Zeit war, weil alles, auch das Geringste, sich als Erinnerung von Genuß in mich geprägt hat. – Sie war so sanft und weich in allen Zügen, wie eine Blondine; sie hatte braunes Haar, aber blaue Augen, die waren gedeckt mit langen Augenwimpern; wenn sie lachte, so war es nicht laut, es war vielmehr ein sanftes, gedämpftes Girren, in dem sich Lust und Heiterkeit sehr vernehmlich aussprach; – sie ging nicht, sie wandelte, wenn man verstehen will, was ich damit auszusprechen meine; – ihr Kleid war ein Gewand, was sie in schmeichelnden Falten umgab, das kam von ihren weichen Bewegungen her; – ihr Wuchs war hoch, ihre Gestalt war zu fließend, als daß man es mit dem Worte *schlank* ausdrücken könnte; sie war schüchtern-freundlich und viel zu willenlos, als daß sie in der Gesellschaft sich bemerkbar gemacht hätte. Einmal saß sie mit dem Fürst Primas mit allen Stiftsdamen zu Mittag; sie war im schwarzen Ordenskleid mit langer Schleppe und weißem Kragen mit dem Ordenskreuz; da machte jemand die Bemerkung, sie sähe aus wie eine Scheingestalt unter den andern Damen, als ob sie ein Geist sei, der eben in der Luft zerfließen werde. – Sie las mir ihre Gedichte vor und freute sich meines Beifalls, als wenn ich ein großes Publikum wär; ich war aber auch voll lebendiger Begierde es anzuhören; nicht als ob ich mit dem Verstand das Gehörte gefaßt habe, – es war vielmehr ein mir unbekanntes Element, und die weichen Verse wirkten auf mich wie der Wohllaut einer fremden Sprache, die einem schmeichelt, ohne daß man sie übersetzen kann. – Wir lasen zusammen den Werther und sprachen viel über den Selbstmord; sie sagte: ›Recht viel lernen, recht viel fassen mit dem Geist und dann früh sterben; ich mag's nicht erleben, daß mich die Jugend verläßt.‹ Wir lasen vom Jupiter Olymp des Phidias, daß die Griechen von dem sagten, der Sterbliche sei um das Herrlichste betrogen, der die Erde verlasse, ohne ihn gesehen zu haben. Die Günderrode sagte, wir müssen ihn sehen, wir wollen nicht zu den Unseligen gehören, die so die Erde verlassen. Wir machten ein Reiseprojekt, wir erdachten unsre Wege und Abenteuer, wir schrieben alles auf, wir malten alles aus, unsre Einbildung war so geschäftig, daß wir's in der Wirklichkeit nicht besser hätten erleben können; oft lasen wir in dem erfundenen Reisejournal, und freuten uns der allerliebsten Abenteuer, die wir drin erlebt hatten und die Erfindung wurde gleichsam zur Erinnerung, deren Beziehungen sich noch in der Gegenwart fortsetzten. Von dem, was sich in der Wirklichkeit ereignete, machten wir uns keine Mitteilungen; das Reich, in dem wir zusammentrafen, senkte sich herab wie eine Wolke, die sich öffnete, um uns in ein verborgenes Paradies aufzunehmen; da war alles neu, überraschend, aber passend für Geist und Herz; und so vergingen die Tage. Sie wollte mir Philosophie lehren; was sie mir mitteilte, verlangte sie von mir aufgefaßt, und dann auf meine Art schriftlich wiedergegeben; die Aufsätze, die ich ihr hierüber brachte, las sie mit Staunen; es war nie auch eine entfernte Ahnung von dem, was sie mir mitgeteilt hatte; ich behauptete im Gegenteil, so hätt ich verstanden; – sie nannte diese Aufsätze Offenbarungen, gehöht durch die süßesten Farben einer entzückten Immagination; sie sammelte sie sorgfältig; sie schrieb mir einmal: Jetzt verstehst Du nicht, wie tief diese Eingänge in das Bergwerk des Geistes führen, aber einst wird es Dir sehr wichtig sein, denn der Mensch geht oft öde Straßen; je mehr er Anlage hat durchzudringen, je schauerlicher ist die Einsamkeit seiner Wege, je endloser die Wüste. Wenn Du aber gewahr wirst, wie tief Du Dich hier in den Brunnen des Denkens niedergelassen hast und wie Du da unten ein neues Morgenrot findest und mit Lust wieder heraufkömmst und von Deiner tieferen Welt sprichst, dann wird Dichs trösten, denn die Welt wird nie mit Dir zusammenhängen, Du wirst keinen anderen Ausweg haben als zurück durch diesen Brunnen in den Zaubergarten Deiner Phantasie; es ist aber keine Phantasie, es ist eine Wahrheit, die sich in ihr spiegelt. Der Genius benützt die Phantasie, um unter ihren Formen das Göttliche, was der Menschengeist in seiner idealen Erscheinung nicht fassen könnte, mitzuteilen oder einzuflößen; ja Du wirst keinen anderen Weg des Genusses in Deinem Leben haben, als den sich die Kinder versprechen von Zauberhöhlen, von tiefen Brunnen; wenn man durch sie gekommen, so findet man blühende Gärten, Wunderfrüchte, kristallne Paläste, wo eine noch unbegriffne Musik erschallt und die Sonne mit ihren Strahlen Brücken baut, auf denen man festen Fußes in ihr Zentrum spazieren kann; – das alles wird sich Dir in diesen Blättern zu einem Schlüssel bilden, mit dem Du vielleicht tief versunkne Reiche wieder aufschließen kannst, drum verliere mir nichts und wehre auch nicht solchen Reiz, der Dich zum Schreiben treibt, sondern lerne mit Schmerzen denken, ohne welche nie der Genius in den Geist geboren wird; – wenn er erst in Dich eingefleischt ist, dann wirst Du Dich der Begeisterung freuen, wie der Tänzer sich der Musik freut. [...]

Wie ich von ihrem Grab zurückkam, da fand ich Leute, die nach ihrer Kuh suchten, die sich verlaufen hatte; ich ging mit ihnen; sie ahndeten gleich, daß ich dorther kam, sie wußten viel von der Günderrode zu erzählen, die oft freundlich bei ihnen eingesprochen und ihnen Almosen gegeben hatte; sie sagten, so oft sie dort vorbeigehen, beten sie ein Vaterunser; ich hab auch dort gebetet zu und um ihre Seele, und hab mich vom Mondlicht reinwaschen lassen, und hab es ihr laut gesagt, daß ich mich nach ihr sehne, nach jenen Stunden, in denen wir Gefühle und Gedanken harmlos gegeneinander austauschten.

Sie erzählte mir wenig von ihren sonstigen Angelegenheiten, ich wußte nicht, in welchen Verbindungen sie noch außer mir war; sie hatte mir zwar von Daub in Heidelberg gesprochen und auch von Kreuzer, aber ich wußte von keinem, ob er ihr lieber sei als der andre; einmal hatte ich von andern davon gehört, ich glaubte es nicht; einmal kam sie mir freudig entgegen und sagte: Gestern habe ich einen Chirurg gesprochen, der hat mir gesagt, daß es sehr leicht ist, sich umzubringen; – sie öffnete hastig ihr Kleid und zeigte mir unter der schönen Brust den Fleck; ihre Augen funkelten freudig; ich starrte sie an, es ward mir zum erstenmal unheimlich, ich fragte: Nun! – und was soll ich denn tun, wenn Du tot bist? – O, sagte sie, dann ist Dir nichts mehr an mir gelegen, bis dahin sind wir nicht mehr so eng verbunden, ich werd mich erst mit Dir entzweien; – ich wendete mich nach dem Fenster, um meine Tränen, mein vor Zorn klopfendes Herz zu verbergen, sie sich nach dem andern Fenster gewendet und schwieg; – ich sah sie nach der Seite an, ihr Aug war gen Himmel gewendet, aber der Strahl war gebrochen, als ob sich sein ganzes Feuer nach innen gewendet habe; – nachdem ich sie eine Weile beobachtet hatte, konnte ich mich nicht mehr fassen, – ich brach in lautes

Schreien aus, ich fiel ihr um den Hals und riß sie nieder auf den Sitz, und setzte mich auf ihre Knie und weinte viel Tränen und küßte sie zum *erstenmal* an ihren Mund und riß ihr das Kleid auf und küßte sie an die Stelle, wo sie gelernt hatte das Herz zu treffen; und ich bat mit schmerzlichen Tränen, daß sie sich meiner erbarme, und fiel ihr wieder um den Hals und küßte ihre Hände, die waren kalt und zitterten und ihre Lippen zuckten, und sie war ganz kalt und starr und totenblaß und konnte die Stimme nicht erheben; sie sagte leise: Bettine, brich mir das Herz nicht; – ach, da wollte ich mich aufreißen und wollte ihr nicht weh tun; ich lächelte und weinte und schluchzte laut, ihr schien immer banger zu werden, sie legte sich aufs Sofa; da wollt ich scherzen und wollte ihr beweisen, daß ich alles für Scherz nehme; da sprachen wir von ihrem Testament; sie vermachte einem jeden etwas; mir vermachte sie einen kleinen Apoll unter einer Glasglocke, dem sie einen Lorbeerkranz umgehängt hatte; ich schrieb alles auf; im Nachhausegehen machte ich mir Vorwürfe, daß ich so aufgeregt gewesen war; ich fühlte, daß es doch nur Scherz gewesen war, oder auch Phantasie, die in ein Reich gehört, welches nicht in der Wirklichkeit seine Wahrheit behauptet; ich fühlte, daß ich unrecht gehabt hatte und nicht sie, die ja oft auf diese Weise mit mir gesprochen hatte.

Am andern Tag führte ich ihr einen jungen französischen Husarenoffizier zu mit hoher Bärenmütze; es war der Wilhelm von Türkheim, der schönste aller Jünglinge, das wahre Kind voll Anmut und Scherz; er war unvermutet angekommen; ich sagte: da hab ich dir einen Liebhaber gebracht, der soll dir das Leben wieder lieb machen. Er vertrieb uns allen die Melancholie; wir scherzten und machten Verse, und da der schöne Wilhelm die schönsten gemacht zu haben behauptete, so wollte die Günderrode, ich solle ihm den Lorbeerkranz schenken; ich wollte mein Erbteil nicht geschmälert wissen, doch musst ich ihm endlich die Hälfte des Kranzes lassen; so hab ich denn nur die eine Hälfte.

Einmal kam ich zu ihr, da zeigte sie mir einen Dolch mit silbernem Griff, den sie auf der Messe gekauft hatte, sie freute sich über den schönen Stahl und über seine Schärfe; ich nahm das Messer in die Hand und probte es am Finger; da floß gleich Blut; sie erschrak; ich sagte: O Günderrode! Du bist so zaghaft und kannst kein Blut sehen, und gehest immer mit einer Idee um, die den höchsten Mut voraussetzt; ich habe doch noch das Bewußtsein, daß ich eher vermögend wär, etwas zu wagen, obschon ich mich nie umbringen würde; aber mich und Dich in einer Gefahr zu verteidigen, dazu hab ich Mut; und wenn ich jetzt mit dem Messer auf Dich eindringe, – siehst Du, wie Du Dich fürchtest? – sie zog sich ängstlich zurück; der alte Zorn regte sich wieder in mir unter der Decke des glühendsten Mutwills; ich ging immer ernstlicher auf sie ein, sie lief in ihr Schlafzimmer hinter den ledernen Sessel, um sich zu sichern; ich stach in den Sessel, ich riß ihn mit vielen Stichen in Stücke, das Roßhaar flog hier- und dahin in der Stube, sie stand flehend hinter dem Sessel und bat, ihr nichts zu tun. –

Ich sagte: Eh ich dulde, daß Du Dich umbringst, tu ich's lieber selbst. – Mein armer Stuhl! rief sie. – Ja was, Dein Stuhl, der soll den Dolch stumpf machen; – ich gab ihm ohne Barmherzigkeit Stich auf Stich, das ganze Zimmer wurde eine Staubwolke; so warf ich den Dolch weit in die Stube, daß er prasselnd unter das Sofa fuhr; ich nahm sie bei der Hand und führte sie in den Garten, in die Weinlaube, ich riß die jungen Weinreben ab und warf sie ihr vor die Füße; ich trat drauf und sagte: So mißhandelst Du unsre Freundschaft. – Ich zeigte ihr die Vögel auf den Zweigen und daß wir, wie jene, spielend aber treu gegeneinander bisher zusammengelebt hätten; ich sagte: Du kannst sicher auf mich bauen, es ist keine Stunde in der Nacht, die, wenn Du mir Deinen Willen kund tust, mich nur einen Augenblick besinnen machte; – komm vor mein Fenster und pfeif um Mitternacht, und ich geh ohne Vorbereitung mit Dir um die Welt; und was ich für mich nicht wagte, das wag ich für Dich; – aber Du! – was berechtigt Dich mich aufzugeben? – wie kannst Du solche Treue verraten; und versprich mir, daß Du nicht mehr Deine zaghafte Natur hinter so grausenhafte, prahlerische Ideen verschanzen willst. – Ich sah sie an, sie war beschämt und senkte den Kopf und sah auf die Seite und war blaß; wir waren beide still, lange Zeit. Günderrode, sagte ich, wenn es ernst ist, dann gib mir ein Zeichen; – sie nickte.

Sie reiste ins Rheingau; von dort aus schrieb sie mir ein paarmal, wenige Zeilen; – ich hab sie verloren, sonst würde ich sie hier einschalten. Einmal schrieb sie: Ist man allein am Rhein, so wird man ganz traurig, aber mit mehreren zusammen, da sind grade die schauerlichsten Plätze am lustaufreizendsten; mir aber ist doch lieb, den weiten gedehnten Purpurhimmel am Abend allein zu begrüßen; da dichte ich im Wandlen an einem Märchen, das will ich Dir vorlesen; ich bin jeden Abend begierig, wie es weitergeht, es wird manchmal recht schaurig und dann taucht es wieder auf. Da sie wieder zurückkam und ich das Märchen lesen wollte, sagte sie: es ist so traurig geworden, daß ich's nicht lesen kann; ich darf nichts mehr davon hören, ich kann es nicht mehr weiter schreiben: ich werde krank davon; und sie legte sich zu Bett und blieb liegen mehrere Tage, der Dolch lag an ihrem Bett; ich achtete nicht darauf, die Nachtlampe stand dabei, ich kam herein; Bettine, mir ist vor drei Wochen eine Schwester gestorben; sie war jünger als ich, Du hast sie nie gesehen; sie starb an der Schnellen Auszehrung. – Warum sagst Du mir dies heute erst? fragte ich. – Nun, was könnte Dich dies interessieren? Du hast sie nicht gekannt, ich muß so was allein tragen, sagte sie mit trockenen Augen. Mir war dies doch etwas sonderbar, mir jungen Natur waren alle Geschwister so lieb, daß ich glaubte, ich würde verzweifeln müssen, wenn einer stürbe, und daß ich mein Leben für jeden gelassen hätte; sie fuhr fort: Nun denk! vor drei Nächten ist mir diese Schwester erschienen; ich lag im Bett und die Nachtlampe brannte auf jenem Tisch; sie kam herein in weißem Gewand, langsam, und blieb an dem Tisch stehen; sie wendete den Kopf nach mir und senkte ihn und sah mich an; erst war ich erschrocken, aber bald war ich ganz ruhig, ich setzte mich im Bett auf, um mich zu überzeugen, daß ich nicht schlafe. Ich sah sie auch an und es war, als ob sie etwas bejahend nickte; und sie nahm dort den Dolch und hob ihn gen Himmel mit der rechten Hand, als ob sie mir ihn zeigen wolle und legte ihn wieder sanft und klanglos nieder; und dann nahm sie die Nachtlampe und hob sie auch in die Höhe und zeigte sie mir, und als ob sie mir bezeichnen wolle, daß ich sie verstehe, nickte sie sanft, führte die Lampe zu ihren Lippen und hauchte sie aus; denk nur, sagte sie voll Schauder, ausgeblasen – und im Dunkel hatte mein Auge noch das Gefühl von ihrer Gestalt; und da hat mich plötzlich eine Angst befallen, die ärger sein muß, als wenn man mit dem Tod ringt; ja denn ich wäre lieber gestorben, als noch länger diese Angst zu tragen.

Ich war gekommen, um Abschied zu nehmen, weil ich mit Savigny nach Marburg reisen wollte, aber nun wollte ich bei ihr bleiben. Reise nur fort, sagte sie, denn ich reise auch übermorgen wieder ins Rheingau – so ging ich denn weg. – Bettine, rief sie mir in der Tür zu: behalt diese Geschichte, sie ist doch merkwürdig! Das waren ihre letzten Worte. In Marburg schrieb ich ihr oft ins Rheingau von meinem wunderlichen Leben; – ich wohnte einen ganzen Winter am Berg dicht unter dem alten Schloß, der Garten war mit der Festungsmauer umgeben, aus den Fenstern hart ich eine weite Aussicht über die Stadt und das reich bebaute Hessenland; überall ragten die gotischen Türme aus den Schneedecken hervor; aus meinem Schlafzimmer ging ich in den Berggarten, ich kletterte über die Festungsmauer und stieg durch die verödeten Gärten; – wo sich die Pförtchen nicht aufzwingen ließen, da brach ich durch die Hecken, – da saß ich auf der Steintreppe, die Sonne schmolz den Schnee zu meinen Füßen, ich suchte die Moose und trug sie mit samt der angefrornen Erde nach Haus; – so hatt ich an dreißig bis vierzig Moosarten gesammelt, die alle in meiner kalten Schlafkammer, in erdnen Schüsselchen auf Eis gelegt, mein Bett umblühten; ich schrieb ihr davon, ohne zu sagen was es sei; ich schrieb in Versen: Mein Bett steht mitten im kalten Land, umgeben von viel Hainen, die blühen in allen Farben, und da sind silberne Haine uralter Stämme, wie der Hain auf der Insel Cypros; die Bäume stehen dicht gereiht und verflechten ihre gewaltigen Äste; der Rasen, aus dem sie hervorwachsen, ist rosenrot und blaßgrün; ich trug den ganzen Hain heut auf meiner erstarrten Hand in mein kaltes Eisbeetland; – da antwortet' sie wieder in Versen: Das sind Moose ewiger Zeiten, die den Teppich unterbreiten, ob die Herrn zur Jagd drauf reiten, ob die Lämmer drüber weiden, ob der Winterschnee die decket, oder Frühling Blumen wekket; in dem Haine schallt es wider, summen Mücken ihre Lieder; an der Silberbäume Wipfel, hängen Tröpfchen Tau am Gipfel; in dem klaren Tröpfchen Taue, spiegelt sich die ganze Aue; Du mußt andre Rätsel machen, will Dein Witz des meinen lachen!

Nun waren wir ins Rätselgeben und -lösen geraten; alle Augenblicke hatt ich ein kleines Abenteuer auf meinen Spazierwegen, was ich ihr verbrämt zu erraten gab; meistens löste sie es auf eine kindlich lustige Weise auf. Einmal hatte ich ihr ein Häschen, was mir auf wildem einsamen Waldweg begegnet war, als einen zierlichen Ritter beschrieben, ich nannte es la petite perfection und daß er mir mein Herz eingenommen habe. – Sie antwortete gleich: Auf einem schönen grünen Rasen, da ließ ein Held zur Mahlzeit blasen, da flüchteten sich alle Hasen; so hoff ich wird ein Held einst kommen, Dein Herz, von Hasen eingenommen, von diesen Wichten zu befreien und seine Gluten zu erneuen. – Dies waren Anspielungen auf kleine Liebensabenteuer. – So verging ein Teil des Winters; ich war in einer sehr glücklichen Geistesverfassung, andre würden sie Überspannung nennen, aber mir war sie eigen. An der Festungsmauer, die den großen Garten umgab, war eine Turmwarte, eine zerbrochne Leiter stand drin; – dicht bei uns war eingebrochen worden, man konnte den Spitzbuben nicht auf die Spur kommen, man glaubte, sie versteckten sich auf jenem Turm; ich hatte ihn bei Tag in Augenschein genommen und erkannt, daß es für einen starken Mann unmöglich war, an dieser morschen, beinahe stufenlosen himmelhohen Leiter hinaufzuklimmen; ich versuchte es, gleitete aber wieder herunter, nachdem ich eine Strecke hinaufgekommen war; in der Nacht nachdem ich schon eine Weile im Bett gelegen hatte und Meline schlief, ließ es mir keine Ruhe, ich warf ein Überkleid um, stieg zum Fenster heraus; ich hatte diese Steingruppe, die beide Arm in Arm sich weit aus dem Fenster lehnen, als wollten sie ihre Lande übersehen, schon oft bei Tage betrachtet, aber jetzt bei Nacht fürchtete ich mich so davor, daß ich in hohen Sprüngen davoneilte in den Turm; dort ergriff ich eine Leiterstange und half mir, Gott weiß wie, daran hinauf; was mir bei Tage nicht möglich war, gelang mir bei Nacht in der schwebenden Angst meines Herzens; wie ich beinah oben war, machte ich Halt; ich überlegte wie die Spitzbuben wirklich oben sein könnten, und da mich überfallen und von der Warte hinunterstürzen; da hing ich und wußte nicht hinunter oder herauf, aber die frische Luft, die ich witterte, lockte mich nach oben; – wie war mir da, wie ich plötzlich durch Schnee und Mondlicht die weitverbreitete Natur überschaute, allein und gesichert, das große Heer der Sterne über mir! – so ist es nach dem Tode: die freiheitsstrebende Seele, der der Leib am angstvollsten lastet, im Augenblick, da sie ihn abwerfen will, sie siegt endlich und ist der Angst erledigt; – da hatte ich bloß das Gefühl allein zu sein, da war kein Gegenstand, der mir näher war als meine Einsamkeit, und alles mußte vor dieser Beseligung zusammensinken. Ich schrieb der Günderrode, daß wieder einmal mein ganzes Glück von der Laune dieser Grille abhänge; ich schrieb ihr jeden Tag, was ich auf der freien Warte mache und denke; ich setzte mich auf die Brustmauern und hing die

Beine hinab. – Sie wollte immer mehr von diesen Turmbegeisterungen, sie sagte: es ist mein Labsal, Du sprichst wie ein auferstandener Prophet! – wie ich ihr aber schrieb, daß ich auf der Mauer, die kaum zwei Fuß breit war, im Kreis herumlaufe und lustig nach den Sternen sähe und daß mir zwar am Anfang geschwindelt habe, daß ich jetzt aber ganz keck und wie am Boden mich da oben befinde, – da schrieb sie: Um Gottes willen, falle nicht, ich habs noch nicht herauskriegen können, ob Du das Spiel böser oder guter Dämonen bist; – falle nicht, schrieb sie mir wieder: obschon es mir wohltätig war, Deine Stimme von oben herab über den Tod zu vernehmen, so fürchte ich nichts mehr, als daß Du elend und *unwillkürlich* zerschmettert ins Grab stürzest. – Ihre Vermahnungen aber erregten mir keine Furcht und keinen Schwindel, im Gegenteil war ich tollkühn; ich wußte Bescheid, ich hatte die triumphierende Überzeugung, daß ich von Geistern geschützt sei. Das Seltsame war, daß ichs oft vergaß, daß es mich oft mitten aus dem Schlaf weckte, und ich noch in unbestimmter Nachtzeit hineilte, daß ich auf dem Hinweg immer Angst hatte und auf der Leiter jeden Abend wie den ersten und daß ich oben allemal die Beseligung einer von schwerem Druck befreiten Brust empfand; – oben, wenn Schnee lag, schrieb ich der Günderrode ihren Namen hinein und: Jesus nazarenus, rex judäeorum als schützender Talisman darüber, das war mir, als sei sie gesichert gegen böse Eingebungen.

Jetzt kam Creuzer nach Marburg, um Savigny zu besuchen. Häßlich, wie er war, war es zugleich unbegreiflich, daß er ein Weib interessieren könne; ich hörte, daß er von der Günderrode sprach, in Ausdrücken, als ob er ein Recht an ihre Liebe habe; ich hatte in meinem, von allem äußeren Einfluß abgeschiedenen Verhältnis zu ihr früher nichts davon geahndet, und war im Augenblick aufs heftigste eifersüchtig. Er nahm in meiner Gegenwart ein kleines Kind auf den Schoß und sagte: wie heißt Du? – Sofie. – Nun, Du sollst, so lange ich hier bin, Karoline heißen; Karoline, gib mir einen Kuß; da ward ich zornig, ich riß ihm das Kind vom Schoß und trug es hinaus, fort durch den Garten auf den Turm; da oben stellt ich es in den Schnee neben ihren Namen und legte mich mit dem glühenden Gesicht hinein und weinte laut und das Kind weinte mit; und da ich herunter kam, begegnete mir Creuzer; ich sagte: Weg aus meinem Weg, fort! Der Philolog konnte sich einbilden, daß Ganymed ihm die Schale des Jupiter reichen werde. – Es war in der Neujahrsnacht; ich saß auf meiner Warte und schaute in die Tiefe; alles war so still – kein Laut bis in die weiteste Ferne, und ich war betrübt um die Günderrode, die mir keine Antwort gab; die Stadt lag unter mir, auf einmal schlug es Mitternacht, – da stürmte es herauf, die Trommeln rührten sich, die Posthörner schmetterten, sie lösten ihre Flinten, sie jauchzten, die Studentenlieder tönten von allen Seiten, es stieg der Jubellärm, daß er mich beinah wie ein Meer umbrauste; – das vergesse ich nie, aber sagen kann ich auch nicht, wie mir so wunderlich war da oben auf schwindelnder Höhe und wie es allmählich wieder still ward und ich mich ganz allein empfand. Ich ging zurück und schrieb an die Günderrode. Vielleicht finde ich den Brief noch unter meinen Papieren, dann will ich ihn beilegen; ich weiß, daß ich ihr die heißesten Bitten tat, mir zu antworten; ich schrieb ihr von diesen Studentenliedern, wie die gen Himmel geschallt hätten und mir das tiefste Herz aufgeregt; ja, ich legte meinen Kopf auf ihre Füße und bat um Antwort und wartete mit heißer Sehnsucht acht Tage, aber nie erhielt ich eine Antwort; ich war blind, ich war taub, ich ahndete nichts. Noch zwei Monate gingen vorüber – da war ich wieder in Frankfurt; – ich lief ins Stift, machte die Tür auf: siehe, da stand sie und sah mich an; kalt, wie es schien; Günderrod, rief ich, darf ich herein kommen? – Sie schwieg und wendete sich ab. Günderrod, sag nur ein Wort, und ich lieg an Deinem Herzen. Nein, sagte sie, komme nicht näher, kehre wieder um, wir müssen uns doch trennen. – Was heißt das? – So viel, daß wir uns ineinander geirrt haben, und daß wir nicht zusammen gehören. – Ach, ich

wendete um! Ach, erste Verzweiflung, erster grausamer Schlag; so empfindlich für ein junges Herz! Ich, die nichts kannte, wie die Unterwerfung, die Hingebung in dieser Liebe, mußte so zurückgewiesen werden. – Ich lief nach Haus zur Meline, ich bat sie mitzugehen zur Günderrode, zu sehen, was ihr fehle, sie zu bewegen, mir einen Augenblick ihr Angesicht zu gönnen; ich dachte, wenn ich sie nur einmal ins Auge fassen könne, dann wolle ich sie zwingen; ich lief über die Straße, vor der Zimmertür blieb ich stehen, ich ließ die Meline allein zu ihr eintreten, ich wartete, ich zitterte und rang die Hände in dem kleinen engen Gang, der mich so oft zu ihr geführt hatte; – die Meline kam heraus mit verweinten Augen, sie zog mich schweigend mit sich fort; – einen Augenblick hatte mich der Schmerz übermannt, aber gleich stand ich wieder auf den Füßen; nun! dacht ich, wenn das Schicksal mir nicht schmeicheln will, so wollen wir Ball mit ihm spielen; ich war heiter, ich war lustig; ich war überreizt, aber Nächtens weinte ich im Schlaf. – Am zweiten Tag ging ich des Wegs, wo ihre Wohnung war: da sah ich die Wohnung von Goethes Mutter, die ich nicht näher kannte und nie besucht hatte; ich trat ein. Frau Rat, sagte ich, ich will Ihre Bekanntschaft machen, mir ist eine Freundin in der Stiftsdame Günderrode verloren gegangen, und die sollen Sie mir ersetzen. – Wir wollen es versuchen, sagte sie, und so kam ich alle Tage und setzte mich auf den Schemel und ließ mir von ihrem Sohn erzählen und schriebs alles auf und schickte es der Günderrode; – wie sie ins Rheingau ging, sendete sie mir die Papiere zurück; die Magd, die sie mir brachte, sagte, es habe der Stiftsdame heftig das Herz geklopft, da sie ihr die Papiere gegeben, und auf ihre Frage, was sie bestellen solle, habe sie geantwortet: Nichts. –
Es vergingen vierzehn Tage, da kam Fritz Schlosser; er bat mich um ein paar Zeilen an die Günderrode, weil er ins Rheingau reisen werde, und wolle gern ihre Bekanntschaft machen. Ich sagte, daß ich mit ihr brouilliert sei, ich bäte ihn aber, von mir zu sprechen und acht zu geben, was es für einen Eindruck

auf sie mache. – Wann gehen Sie hin, sagte ich, morgen? – Nein, in acht Tagen. – O gehen Sie morgen, sonst treffen Sie sie nicht mehr; – am Rhein ist's melancholisch, sagte ich scherzend, da könnte sie sich ein Leids antun. – Schlosser sah mich ängstlich an. – Ja, ja, sagt ich mutwillig, sie stürzt sich ins Wasser oder sie ersticht sich aus bloßer Laune. – Freveln Sie nicht, sagte Schlosser, und nun frevelte ich erst recht: Geben Sie acht, Schlosser, Sie finden sie nicht mehr, wenn Sie nach alter Gewohnheit zögern, und ich sage Ihnen, gehen Sie heute lieber wie morgen und retten Sie sie vor unzeitiger melancholischer Laune. – Und im Scherz beschrieb ich sie, wie sie sich umbringen werde im roten Kleid, mit aufgelöstem Schnürband, dicht unter der Brust die Wunde; das nannte man tollen Übermut von mir, es war aber bewußtloser Überreiz, indem ich die Wahrheit vollkommen genau beschrieb. – Am andern Tag kam Franz und sagte: Mädchen, wir wollen ins Rheingau gehen, da kannst Du die Günderrode besuchen. – Wann? fragte ich. – Morgen, sagte er; – ach, ich packte mit Übereile ein, ich konnte kaum erwarten, daß wir gingen; alles, was ich begegnete, schob ich hastig aus dem Weg, aber es vergingen mehrere Tage und es ward die Reise immer verschoben; endlich, da war meine Lust zur Reise in tiefe Trauer verwandelt, und ich wäre lieber zurückgeblieben. –
Da wir in Geisenheim ankamen, wo wir übernachteten, lag ich im Fenster und sah ins mondbespiegelte Wasser; meine Schwägerin Toni saß am Fenster; die Magd, die den Tisch deckte, sagte: Gestern hat sich auch eine junge schöne Dame, die schon sechs Wochen hier sich aufhielt, bei Winkel umgebracht; sie ging am Rhein spazieren ganz lang, dann lief sie nach Hause, holte ein Handtuch; am Abend suchte man sie vergebens, am andern Morgen fand man sie am Ufer unter Weidenbüschen, sie hatte das Handtuch voll Steine gesammelt und sich um den Hals gebunden, wahrscheinlich weil sie sich in den Rhein versenken wollte, aber da sie sich ins Herz stach, fiel sie rückwärts, und so fand sie ein Bauer am Rhein liegen

unter den Weiden an einem Ort, wo es am tiefsten ist. Er riß ihr den Dolch aus dem Herzen, und schleuderte ihn voll Abscheu weit in den Rhein, die Schiffer sahen ihn fliegen, – da kamen sie herbei und trugen sie in die Stadt. –
Ich hatte im Anfang nicht zugehört, aber zuletzt hört ichs mit an und rief: das ist die Günderrode! Man redete mirs aus und sagte, es sei wohl eine andere, da soviel Frankfurter im Rheingau waren. Ich ließ mirs gefallen und dachte: grade was man prophezeihe, sei gewöhnlich nicht wahr. – In der Nacht träumte mir, sie käme mir auf einem mit Kränzen geschmückten Nachen entgegen, um sich mit mir zu versöhnen; ich sprang aus dem Bett in des Bruders Zimmer und rief: Es ist alles nicht wahr, eben hat mirs lebhaft geträumt' Ach, sagte der Bruder, baue nicht auf Träume! – Ich träumte noch einmal, ich sei eilig in einem Kahn über den Rhein gefahren, um sie zu suchen; da war das Wasser trüb und schilflig, und die Luft war dunkel und es war sehr kalt; – ich landete an einem sumpfigen Ufer, da war ein Haus mit feuchten Mauern, aus dem schwebte sie hervor und sah mich ängstlich an und deutete mir, daß sie nicht sprechen könne; – ich lief wieder zum Schlafzimmer der Geschwister und rief: Nein, es ist gewiß wahr, denn mir hat geträumt, daß ich sie gesehen habe, und ich hab gefragt: Günderrode, warum hast Du mir dies getan? Und da hat sie geschwiegen und hat den Kopf gesenkt, und hat sich traurig nicht verantworten können. Nun überlegte ich im Bett alles und besann mich, daß sie mir früher gesagt hatte, sie wolle sich erst mit mir entzweien, eh sie diesen Entschluß ausführen werde; nun war mir unsre Trennung erklärt; auch daß sie mir ein Zeichen geben werde, wenn ihr Entschluß reif sei; – das war also die Geschichte von ihrer toten Schwester, die sie mir ein halb Jahr früher mitteilte; da war der Entschluß schon gefaßt. – O ihr großen Seelen, dieses Lamm in seiner Unschuld, dieses junge zaghafte Herz, welche ungeheure Gewalt hat es bewogen, so zu handeln?

Am andern Morgen fuhren wir bei früher Zeit auf dem Rhein weiter. – Franz hatte befohlen, daß das Schiff jenseits sich halten solle, um zu vermeiden, daß wir dem Platz zu nahe kämen, aber dort stand der Fritz Schlosser am Ufer, und der Bauer, der sie gefunden, zeigte ihm, wo der Kopf gelegen hatte und die Füße und daß das Gras noch nieder liege, – und der Schiffer lenkte unwillkürlich dorthin, und Franz bewußtlos sprach im Schilf alles dem Bauer nach, was er in der Ferne verstehen konnte, und da mußte ich denn mit anhören die schauderhaften Bruchstücke der Erzählung, vom roten Kleid, das aufgeschnürt war, und der Dolch, den ich so gut kannte, und das Tuch mit Steinen um ihren Hals, und die breite Wunde; – aber ich weinte nicht, ich schwieg. – Da kam der Bruder zu mir und sagte: sei stark, Mädchen. – Wir landeten in Rüdesheim; überall erzählte man sich die Geschichte; ich lief in Windeseile an allen vorüber, den Ostein hinauf eine halbe Stunde bergan, ohne auszuruhen; – oben war mir der Atem vergangen, mein Kopf brannte, ich war den andern weit voraus geeilt. – Da lag der herrliche Rhein mit seinem smaragdnen Schmuck der Inseln; da sah ich die Ströme von allen Seiten dem Rhein zufließen und die reichen friedlichen Städte an beiden Ufern und die gesegneten Gelände an beiden Seiten; da fragte ich mich, ob mich die Zeit über diesen Verlust beschwichtigen werde, und da war auch der Entschluß gefaßt, kühn mich über den Jammer herauszuschwingen, denn es schien mir unwürdig, Jammer zu äußern, den ich einstens beherrschen könne.

## *Georg Heym* Morituri

Selbstmörder gehen, wenn sie sterben wollen,
Nicht weit von Straßen ab und vollen Wegen,
Daß nicht zu fern des Lebens Wogen rollen,
Wenn sie zum Tod bereit sich niederlegen.

Sie springen wohl von Brücken in die Flüsse,
Aus Menschenschwarme in das Land der Toten.
Im Stadtlärm hörst du öfter ihre Schüsse,
Als wo dir Einsamkeit und Stille drohten.

Denn ist im Grame auch der Geist erfroren,
Und starr geworden in den Finsternissen,
Er wünschet dennoch an des Todes Toren,
Daß er zurück ins Leben werd gerissen.

So wissen sie den dunklen Wald zu meiden,
Wo ihre Tränen nur auf Steine fallen,
Und wo der Seele ungehörte Leiden
Im Echo als Gelächter widerhallen.

## *Fanny Godwin* Abschiedsbrief

Ich habe lange überlegt, doch das Beste, was ich tun konnte, war ein Ende zu machen mit dem Dasein eines Wesens, dessen Geburt ein Unglück – und dessen Leben ständige Mühe für alle war, die ihr eigenes Wohl hintansetzten, damit es ihm besser gehe. Es wird sie vielleicht schmerzen, wenn sie von meinem Tode hören, aber bald werden sie den Segen des Vergessens empfinden, daß so ein Geschöpf jemals existierte wie …

## *Charlotte Stieglitz*
## Abschiedsbrief an Heinrich Stieglitz

Unglücklicher konntest Du nicht werden, Vielgeliebter! Wohl aber glücklicher im wahrhaften Unglück. In dem unglücklich sein liegt oft ein wunderbarer Segen, er wird sicher über Dich kommen!!! Wir litten Beide ein Leiden Du weißt es, wie ich in mir selber litt; nie komme ein Vorwurf über Dich, Du hast mich vielgeliebt! Es wird besser mit Dir werden, viel besser jetzt, warum? ich fühle es ohne Worte dafür zu haben. Wir werden uns einst wieder begegnen, freier, gelöster! Du aber wirst noch hier Dich herausleben, und mußt Dich noch tüchtig in der Welt herumtummeln.
Grüß alle, die ich liebte und die mich wiederliebten! Bis in alle Ewigkeit!

Deine Charlotte.

Zeige Dich nicht schwach, sei ruhig und stark und groß!

## *Kane* Abschiedsbrief

Ich hinterlasse diesen Brief:

Wie Ihr wißt, war es im letzten Frühling, daß ich Tashiro-San zu lieben begann, und auch er schenkte mir sein Herz. Aber ach! – Nun, da der Einfluß unserer Beziehungen in einer anderen Geburt uns heimgesucht hat, wo unser Gelöbnis, Mann und Frau zu werden, gebrochen wurde, muß ich heute noch die Fahrt zum Meido antreten.
Ihr habt mich nicht nur gütig behandelt, obgleich Ihr mich so einfältig und ohne Einfluß fandet, sondern habt um meines unwürdigen Selbst willen auch Mutter und Schwester beigestanden. Und nun, da ich nicht einmal imstande war, auch nur den hunderttausendsten Teil dieser Eurer Güte und Eures

Erbarmens, in die Ihr mich eingehüllt, zu vergelten – des Erbarmens, groß wie Berge und Meer, hättet Ihr wohl guten Grund, mich als eine große Verbrecherin zu verabscheuen.
Aber obgleich ich weiß, daß das, was ich im Begriffe bin, zu tun, eine verwerfliche Torheit scheinen wird, zwingen mich doch Umstände und mein eigenes Herz dazu. Weshalb ich die Bitte wage, mein Vergehen zu entschuldigen. Und ob ich schon zum Meido gehe, werde ich nimmer Euer Erbarmen vergessen, das Erbarmen, so groß wie Berge und Meer. Aus dem Schatten der Gräser werde ich trachten, Euch zu vergelten, – Euch und Eurem Hause meine Dankbarkeit zukommen zu lassen. Noch einmal aus tiefstem Herzensgrunde bitte ich, zürnet mir nicht.
Noch mancherlei Dinge möchte ich schreiben, – aber ich muß nun bald von hinnen gehen. Und so lege ich meinen Pinsel hin.
Dies ist so unbeholfen geschrieben. Kane wirft sich zu Euren Füßen nieder.

## *Virginia Woolf*
## Abschiedsbrief an Leonard Woolf (28. 3. 1941)

Liebster,
ich spüre genau, daß ich wieder wahnsinnig werde. Ich glaube, daß wir eine solche schreckliche Zeit nicht noch einmal durchmachen können. Und diesmal werde ich nicht wieder gesund werden. Ich höre Stimmen, und ich kann mich nicht konzentrieren. Darum tue ich, was mir in dieser Situation das Beste scheint. Du hast mir das größtmögliche Glück geschenkt. Du bist mir alles gewesen, was einem einer sein kann. Ich glaube nicht, daß zwei Menschen haben glücklicher sein können – bis die schreckliche Krankheit kam. Ich kann nicht länger dagegen ankämpfen. Ich weiß, daß ich Dir Dein Leben ruiniere und daß Du ohne mich würdest arbeiten können. Und ich

weiß, Du wirst es tun. Du siehst, nicht einmal das kann ich richtig hinschreiben. Ich kann nicht lesen. Was ich sagen möchte, ist, daß ich alles Glück meines Lebens Dir verdanke. Du bist unglaublich geduldig mit mir und unglaublich gut zu mir gewesen. Das möchte ich sagen – jeder weiß es. Hätte mich jemand retten können, wärest Du es gewesen. Alles, außer der Gewißheit Deiner Güte, hat mich verlassen. Ich kann Dein Leben nicht länger ruinieren.
Ich glaube nicht, daß zwei Menschen glücklicher hätten sein können, als wir gewesen sind.

## *Else Lasker-Schüler* Selbstmord

Wilde Fratzen schneidet der Mond in den Sumpf
    Und dumpf
    Kreist die Welt.
Hätt' ich nur die Welt überstanden!
Damals als wir uns beide fanden
Blickte auch die Natur so gemein,
Aber dann kam der Sonnenschein
Und sang sein Strahlenlied
    Bis über den Norden.

Nun nagt der Maulwurf an Deinem Gebein,
In der Truhe heult die rote Katze.
Ein Kater schlich, sie lustzumorden
Aus vollmondblutendem Abendschein.

Wie die Nacht voll grausamer Sehnsucht blüht!
Der Tod selbst fürchtet sich zu zwei'n
Und kriecht in seinen Erdenschrein,
Aber – ich pack' ihn mit meiner Tatze!

## *Georg Heym* Der Tod der Liebenden

Durch hohe Tore wird das Meer gezogen
Und goldne Wolkensäulen, wo noch säumt
Der späte Tag am hellen Himmelsbogen
Und fern hinab des Meeres Weite träumt.

»Vergiß der Traurigkeit, die sich verlor
Ins ferne Spiel der Wasser, und der Zeit
Versunkner Tage. Singt der Wind ins Ohr
Dir seine Schwermut, höre nicht sein Leid.

Laß ab vom Weinen. Bei den Toten unten
Im Schattenlande werden bald wir wohnen
Und ewig schlafen in den Tiefen drunten,
In den verborgenen Städten der Dämonen.

Dort wird uns Einsamkeit die Lider schließen.
Wir hören nichts in unserer Hallen Räumen,
Die Fische nur, die durch die Fenster schießen,
Und leisen Wind in den Korallenbäumen.

Wir werden immer beieinander bleiben
Im schattenhaften Walde auf dem Grunde.
Die gleiche Woge wird uns dunkel treiben,
Und gleiche Träume trinkt der Kuß vom Munde.

Der Tod ist sanft. Und die uns niemand gab,
Er gibt uns Heimat. Und er trägt uns weich
In seinem Mantel in das dunkle Grab,
Wo viele schlafen schon im stillen Reich.«

Des Meeres Seele singt am leeren Kahn.
Er treibt davon, ein Spiel den tauben Winden

In Meeres Einsamkeit. Der Ozean
Türmt fern sich auf zu schwarzer Nacht, der blinden.

In hohen Wogen schweift ein Kormoran
Mit grünen Fittichs dunkler Träumerei.
Darunter ziehn die Toten ihre Bahn.
Wie blasse Blumen treiben sie vorbei.

Sie sinken tief. Das Meer schließt seinen Mund
Und schillert weiß. Der Horizont nur bebt
Wie eines Adlers Flug, der von dem Sund
Ins Abendmeer die blaue Schwinge hebt.

## *N. N.* Zwei Abschiedsbriefe

»Bei vollem Bewußtsein beging ich diese Tat wegen meinem finanziellen Zusammenbruch durch schlechte Leute. Bitte gegen Abend der Frau Mitteilung machen mit Abschiedsgruß. 11.20 Uhr.«

»Bern 26. II. 1928 Salü meine Angehörigen. Meinem Leben habe ich ein Ende gemacht, denn ich habe genug von dieser Welt. Adio meine Mutter. Auf Wiedersehn. X. Y.«

*Arthur Schnitzler*

# Andreas Thameyers letzter Brief

Keineswegs kann ich weiterleben. Denn solange ich lebe, würden die Leute höhnen, und niemand sähe die Wahrheit ein. Die Wahrheit aber ist, daß mir meine Frau treu war – ich schwöre es bei allem, was mir heilig ist, und ich besiegle es durch meinen Tod. Auch habe ich in vielen Büchern nachgelesen, die diese schwierige und rätselhafte Materie behandeln, und wenn es auch Leute gibt, welche die Tatsache an sich bezweifeln, so sind doch anderseits Gelehrte von Bedeutung aufgestanden, die völlig überzeugt sind, und ich gedenke hierselbst Beispiele anzuführen, die jedem Unparteiischen als unwidersprechlich erscheinen müssen. So erzählte Malebranche, daß eine Frau anläßlich der Kanonisationsfeier des heiligen Pius dessen Bildnis so scharf betrachtete, daß der Knabe, den sie bald darauf zur Welt brachte, diesem Heiligen vollkommen glich; – ja sein Antlitz zeigte die müden Züge des Alters, seine Arme waren über die Brust gekreuzt, seine Augen gen Himmel gerichtet, und zum Überfluß zeigte sich noch auf einer Schulter in Gestalt eines Muttermales die herabhängende Mütze. Wem aber diese Erzählung trotz der Autorität des Zeugen, der ein Nachfolger des berühmten Philosophen Cartesius war, nicht genügend beglaubigt erscheint, dem wird vielleicht Martin Luther als Gewährsmann genügen. Luther nämlich – so ist in seinen Tischreden nachzulesen – hat in Wittenberg einen Bürger mit einem Totenkopf gekannt, und es war erwiesen, daß die Mutter dieses bedauernswerten Mannes während ihrer Schwangerschaft durch den Anblick eines Leichnams aufs heftigste erschreckt worden war. Die Geschichte aber, die mir am wichtigsten erscheint und an der zu zweifeln kein vernünftiger Anlaß vorliegt, wird von Heliodor in den *»Libri aethiopicorum«* berichtet. Diesem geschätzten Autor nach hat die Königin Persina nach zehnjähriger kinderloser Ehe ihrem Gatten, dem Äthioperkönig Hydaspes, eine weiße Tochter geboren, die sie aus Angst vor dem voraussichtlichen Zorn ihres Gemahls gleich nach der Geburt aussetzen ließ. Doch gab sie ihr einen Gürtel mit, auf dem der wahre Grund des verhängnisvollen Zufalls angegeben war: im Garten des königlichen Palastes, wo die Königin die Umarmungen ihres schwarzen Ehegemahls empfing, waren herrliche Marmorstatuen griechischer Götter und Göttinnen aufgestellt gewesen, auf die Persina ihre entzückten Blicke gerichtet hatte. Aber noch weiter geht die Macht des Geistes, und nicht nur Abergläubische oder Ungebildete huldigen dieser Anschauung, wie die folgende Geschichte beweist, die sich im Jahre 1637 in Frankreich zutrug. Dortselbst gebar ein Weib nach vierjähriger Abwesenheit ihres Gatten einen Knaben und schwor, daß sie in der entsprechenden Zeit vorher mit der vollkommensten Lebhaftigkeit von der inbrünstigen Umarmung ihres Gatten geträumt hatte. Die Ärzte und Wehefrauen von Montpellier erklärten eidlich die Tatsache für möglich, und der Gerichtshof von Havre sprach dem Kinde alle Rechte der legitimen Geburt zu. Des ferneren finde ich in Hambergs »Rätselhaften Vorgängen der Natur«, Seite 74, die Geschichte von einer Frau, die ein Kind mit einem Löwenkopf zur Welt brachte, nachdem sie im siebenten Monate ihrer Schwangerschaft mit ihrem Gatten und ihrer Mutter der Produktion eines Löwenbändigers beigewohnt hatte. Ich habe ferner eine Geschichte gelesen – sie ist zu finden in Limböcks »Über das Versehen der Frauen«, Basel 1846, Seite 19 – daß ein Kind mit einem großen Brandmal auf der Wange geboren wurde, weil die Mutter einige Wochen vor der Geburt das Haus gegenüber in Flammen hatte aufgehen sehen. In diesem Buch stehen noch andere, höchst verwunderliche Dinge. Während ich dieses schreibe, liegt es vor mir auf dem Tisch, eben habe ich wieder darin geblättert, und es sind beglaubigte, wissenschaftlich feststehende Tatsachen, die darin erzählt werden, und ebenso beglaubigt ist die Tatsache, die ich selbst erlebt habe, oder vielmehr mein gutes Weib, das mir treu gewesen ist, so wahr ich in diesem Augenblick noch lebe! Wirst du mir verzeihen, liebe Gattin, daß ich nun sterben gehe? Siehe, du mußt es tun. Es ist ja nur aus Liebe zu dir, daß ich sterbe, denn ich kann es nicht ertragen, daß die Leute höhnen, daß sie dich verlachen und mich! Nun werden sie wohl aufhören zu lachen, nun werden sie es verstehen, wie ich es verstehe. Ihr, die Ihr mich, die Ihr diesen Brief finden werdet, wisset, daß sie, während ich dieses schreibe, in dem Zimmer nebenan schläft, ruhig schläft, wie man nur mit einem guten Gewissen schlafen kann; und ihr Kind – unser Kind, das nun vierzehn Tage alt ist, liegt in der Wiege neben dem Bett und schläft gleichfalls. Und bevor ich das Haus verlasse, werde ich hingehen und werde meine Frau und mein Kind auf die Stirne küssen, ohne sie aufzuwecken. Ich schreibe das alles so genau, damit man nicht etwa meint, ich sei wahnsinnig ... nein, es ist wohlüberlegt, und ich bin vollkommen ruhig. Sobald ich diesen Brief beendet habe, gehe ich fort, in tiefer Nacht, durch die leeren Straßen, immer weiter, den Weg, den ich so oft mit meiner Frau gegangen bin im ersten Jahre unserer Ehe, nach Dornbach – und immer weiter, bis in den Wald. Ja, es ist alles wohl überlegt, und ich bin im Vollbesitze meiner Sinne. Und so verhält sich die Sache. Ich heiße Andreas Thameyer, bin Beamter in der österreichischen Sparkassa, vierunddreißig Jahre alt, wohnhaft Hernalser Hauptstraße Nr. 64, verheiratet seit vier Jahren. Ich habe meine Frau sieben Jahre gekannt, ehe sie meine Gattin wurde, und sie hat zwei Bewerber ausgeschlagen, weil sie mich liebte und auf mich wartete: einen Kommissär mit 1800 Gulden Gehalt, und einen sehr schönen jungen Kandidaten der Medizin aus Triest, der als Zimmerherr bei ihren Eltern wohnte, man merke auf! – ausgeschlagen um meinetwillen, obzwar ich weder schön, noch reich war, und obwohl sich unsere Heirat von Jahr zu Jahr verzögerte. Und nun wollen die Leute behaupten, daß diese Frau mich betrogen hat, die sieben Jahre auf mich geduldig wartete! Die Menschen sind dumm und armselig, sie können, wie ich mich ausdrücken möchte, in unser Inneres nicht hineinblicken, sie sind schadenfroh und höchst gemein! Aber nun werden sie alle verstummen ... ja, nun werden sie alle sagen: wir haben unrecht getan, wir sehen es ein, deine Frau ist dir treu gewesen, und es war gar nicht notwendig, daß du dich umbringst ... Aber ich sage euch: es ist notwendig! Denn solange ich am Leben bliebe, würdet ihr weiter höhnen, ihr alle. Nur einer ist edel und gut: das ist der alte Doktor Walter Brauner ... Ja, er hat es mir gleich gesagt; bevor er mich hineinführte, sagte er mir: »Mein lieber Thameyer, erschrecken Sie nicht und regen Sie sich und Ihre Frau nicht auf. Solche Dinge sind schon öfters dagewesen. Ich werde Ihnen morgen das Buch von Limböck bringen und andere über das Versehen der Schwangeren.« – Diese Bücher liegen vor mir – jawohl! und ich richte die höfliche Bitte an meine Angehörigen, daß diesem vortrefflichen Mann, dem Doktor Brauner, seine Bücher mit ergebenstem Danke zurückgestellt werden. Weiter habe ich keine Verfügungen zu treffen. Mein Testament ist längst gemacht, ich habe keinen Grund, es abzuändern, denn meine Frau ist mir treu gewesen, und das Kind, das sie mir geboren hat, ist mein Kind. Und daß es eine so eigentümliche Hautfarbe hat, werde ich nunmehr auf die einfachste Weise erklären. Nur Böswilligkeit und Unbildung kann sich dieser Erklärung verschließen, und ich wage zu behaupten, wenn wir unter Menschen lebten, die nicht boshaft und albern wären, könnte ich am Leben bleiben, denn jeder sähe es ein. So aber will es niemand einsehen, und sie lächeln und lachen. Sogar Herr Gustav Rengelhofer, der Onkel meiner Frau, dem ich stets die größte Achtung erwiesen, hat in einer mich sehr verletzenden Weise mit den Augen gezwinkert, als er mein Kind zum erstenmal sah, und meine eigene Mutter – sie hat mir die Hand gedrückt, in einer höchst sonderbaren Art, als bedürfe ich ihrer Teilnahme. Und meine Kollegen im Bureau haben miteinander geflüstert, als ich gestern eintrat, und der Hausmeister, dessen Kindern ich zu Weihnachten meine alte verdorbene Uhr geschenkt habe –

immerhin, als Spielzeug tut solch ein Uhrgehäuse seine Dienste ... der Hausmeister hat sich das Lachen verbissen, als ich gestern an ihm vorbeiging, und unsere Köchin macht ein Gesicht, so lustig, als wenn sie betrunken wäre, und der Spezereihändler an der Ecke hat mir nachgeschaut, schon drei- oder viermal ... neulich ist er an der Türe stehen geblieben und sagte zu einer alten Dame: das ist er. Und ein Beweis für die schleunige Verbreitung der unsinnigsten Gerüchte: – es gibt Leute, die ich gar nicht kenne, und die es wissen, ich weiß nicht, woher. Als ich vorgestern im Stellwagen nach Hause fuhr, hörte ich drei alte Weiber drin über mich sprechen, ich hörte meinen Vornamen ganz genau; ich stand auf der Plattform. Daher frage ich laut: (ich gebrauche diesen Ausdruck absichtlich, obwohl dies schriftliche Aufzeichnungen sind) – ich frage mit vernehmlicher Stimme: Was soll ich tun? Was bleibt mir übrig? Ich kann es nicht jedem sagen: Leset Hambergs »Wunder der Natur« und Limböcks vorzügliches Werk »Über das Versehen der Schwangeren«. Ich kann nicht vor ihnen niederknien und sie anflehen: »Seid nicht so grausam ... seht es doch ein ... meine Frau ist mir immer treu gewesen!« Sie hat sich versehen, als sie im August mit ihrer Schwester unten im Tiergarten war, wo diese fremden Leute ihr Lager hatten, diese unheimlichen Schwarzen. Ich kann es beschwören, daß sie sich versehen hat, denn die Geschichte trug sich folgendermaßen zu: Ich war an jenem Tag – und schon ein paar Tage vorher – bei meinen Eltern auf dem Lande gewesen – mein Vater war nämlich krank – sehr krank ... Man ermesse es daraus, daß er tatsächlich wenige Wochen darauf verstorben ist. – Aber dies gehört nicht her. – Nun, Anna war allein. Und als ich zurückkam, fand ich meine Frau zu Bett liegen – jawohl, vor Aufregung, vor Sehnsucht ... was weiß ich! lag sie danieder. – Und ich war doch nur drei Tage fort gewesen. So sehr liebte mich meine Frau. Und ich mußte mich gleich an ihr Bett setzen und mir erzählen lassen, wie sie die drei Tage verbracht hatte. Und ohne daß ich sie erst fragte, erzählte sie alles. Ich notiere es hier mit der in diesem Falle erforderlichen Genauigkeit. Montag war sie den ganzen Vormittag zu Hause gewesen. Nachmittag aber ging sie mit Fritzi – so nennen wir ihre ledige Schwester, ihr Taufname ist Friederike – mit Fritzi in die innere Stadt, Einkäufe besorgen. Fritzi ist verlobt mit einem sehr braven jungen Mann, der nun eine Stellung in Deutschland hat, und zwar in Bremen in einem großen Handlungshaus, und Fritzi soll ihm bald nachkommen, um seine Frau zu werden ... Doch auch dies ist nebensächlich. Ich weiß es sehr wohl. Dienstag verbrachte meine Frau den ganzen Tag zu Hause, denn es regnete. – Auch auf dem Lande, bei meinen Eltern, regnete es an diesem Tage, wie ich mich genau erinnern kann. Dann kam der Mittwoch. An diesem Tag gingen meine Frau und Fritzi gegen Abend in den Tiergarten, wo Neger ihr Lager aufgeschlagen hatten. Hier füge ich bei, daß ich selbst diese Leute später gesehen habe, im September nämlich, und zwar ging ich mit Rudolf Bittner hinunter, mit ihm und seiner Frau, an einem Sonntagsabend; Anna wollte durchaus nicht mit, ein solches Grauen war ihr zurückgeblieben seit jenem Mittwoch. Sie sagte mir, niemals in ihrem Leben habe sie ein solches Grauen empfunden als an jenem Abend, da sie allein bei den Negern war ... Allein, denn Fritzi hatte sich plötzlich verloren ... Es ist mir nicht möglich, diese Tatsache zu verschweigen. Nun, ich will gegen Fritzi nichts sagen, da dieses mein letzter Brief ist. Aber hier scheint es mir am Platze, an Fritzi die ernste Mahnung zu richten, ihren Bräutigam nicht zu kränken, da dieser als anständiger Mensch darüber sehr unglücklich wäre. Leider aber bleibt es eine Tatsache, daß an jenem Abend Herr ... doch wozu soll ich hier einen Namen niederschreiben ... kurz und gut, mit diesem Herrn, den ich sehr wohl kenne und der sich nicht des besten Rufes erfreut, obzwar er verheiratet ist, verlor sich Fritzi an jenem Abend, und meine arme Frau war plötzlich allein. Es war ein nebeliger Abend, wie sie im Spätsommer zuweilen vorkommen; ich für meinen

Teil gehe niemals abends ohne Überrock in den Prater ... ich erinnere mich, daß da auf den Wiesen oft graue Dämpfe liegen, in denen sich die Lichter spiegeln ... Nun, solch ein Abend war es an jenem Mittwoch, und Fritzi war plötzlich fort, und meine Anna war allein – mit einem Male allein ... wer begreift nicht, daß sie unter diesen Umständen ein ungeheures Grauen vor diesen Riesenmenschen mit den glühenden Augen und den großen schwarzen Bärten empfinden mußte? ... Zwei Stunden lang wartete sie auf Fritzi und hoffte immer, daß sie wiederkommen würde, endlich wurden die Tore geschlossen, da mußte sie gehen. So war es. Dies alles erzählte mir Anna in der Frühe, als ich an ihrem Bette saß, wie ich schon früher bemerkt habe ..., sie hatte die Arme um meinen Nacken geschlungen und zitterte, ihre Augen waren ganz trüb, ich selber bekam Angst, und dabei wußte ich an diesem Tag noch nicht, was ich später wußte, so wenig als sie. Denn hätte ich gewußt, daß sie bereits unser Kind unter dem Herzen trage, dann hätte ich nie und nimmer gestattet, daß sie mit Fritzi an einem nebeligen Abend in den Prater ginge und sich allerlei Gefahren aussetzte. Denn für eine Frau in solchem Zustand ist alles Gefahr ... Freilich, wenn Fritzi sich nicht verloren hätte, so wäre meine Frau nie und nimmer in eine so entsetzliche Angst geraten; aber dies war eben das große Unglück, daß sie so allein war und um Fritzi zitterte ... Nun ist ja alles vorüber, und ich werfe auf niemand einen Stein. Aber ich habe dies alles aufgeschrieben, denn ich finde es notwendig, daß diese Sache völlig klar gestellt werde. Würde ich das nicht tun, wer weiß, ob die Leute in ihrer Erbärmlichkeit nicht endlich noch sagten: Er hat sich umgebracht, weil seine Frau ihn betrogen hat ... Nein, ihr Leute, nochmals, meine Frau ist treu, und das Kind, das sie geboren hat, ist mein Kind! Und ich liebe sie beide bis zum letzten Augenblick. In den Tod treibt nur ihr mich, ihr alle, die ihr zu armselig oder zu boshaft seid zu glauben oder zu verstehen. Und je mehr ich zu euch reden und versuchen würde, euch den Vorfall wissenschaftlich zu erklären ... ich weiß es ja, um so mehr würdet ihr höhnen und lachen, wenn auch nicht vor mir, so hinter meinem Rükken – oder ihr würdet gar sagen: »Thameyer ist wahnsinnig.« Nun ist euch das genommen, meine Verehrten, ich sterbe für meine Überzeugung, für die Wahrheit und vor allem für die Ehre meiner Frau; denn wenn ich tot bin, werdet ihr meine Frau nicht verhöhnen und werdet über mich nicht lachen; ihr werdet einsehen, daß es solche Dinge gibt, wie sie Hamberg, Heliodor, Malebranche, Welsenburg, Preuß, Limböck und andere berichten. – Auch du, liebe Mutter – wahrhaftig, du mußtest mir nicht die Hand drücken, als wäre ich zu bedauern! Du wirst jetzt doch meine Frau um Verzeihung bitten – ich weiß es ... Nun, scheint mir, habe ich nichts mehr zu sagen. Es schlägt eins. Gute Nacht, meine Lieben. Nun geh' ich noch einmal ins Nebenzimmer und küsse mein Kind und meine Frau zum letzten Mal – dann geh' ich fort. – Lebt wohl.

## *N. N.* Abschiedsbrief

Du brauchst uns nicht zu suchen! Unser Leben hast Du uns genug versalzen. Was denkst Du eigentlich? Hast Du uns noch nicht genug angetan? Jezt kannste alles draufwiksen guck wie Du fertig wirst Du änders Dich ja doch nie Alles und alles willst Du genau so wie mit den Hühner und dann kümmerst Du Dich nicht drumm. Jezt kannst Du jeden Tag nach Köln oder Düsseldorf oder M. Gladbach oder der Hebbens Alte für Bier zu trinken fährst Du doch sicher nicht! oder doch? ist der Seckt doch besser? Vielleicht bekommst Du Deine Strafe noch, für die unangenehme Wege war ich immer gut genug, sonst hättes Du vielleicht auch schon mal gesessen. Ich war für Dich ja doch blos ein Hure od Nut das kann ja nur so einer wie Du. Also streng Dich für nichts an. Lieber Scheintot im Maßßengrab als so ein Leben.

## *Johann Friedrich Ernst Albrecht* Herr von P.

*Et nulius hominum erat inimicus, sui antum, vel amicus.*

Die Leiche dieses Mannes sahe ich nach dem Tode, den er sich selbst gegeben. Ruhig und fast heiter war seine Miene. Die Stirn, die, wie Freunde von ihm mir versichert, kurz vor seinem Tode, Kummer umwölkt hatte, war entwölkt von allen Leiden. Wenn aus den Zügen des Sterbenden auf den Zustand seiner Seele beim Sterben der Schluß sich machen läßt, so war der seinige in dieser entscheidenden Stunde beneidenswerth. Ich habe nicht geglaubt, daß bei dem, der selbst Hand an sich legt, das der Fall sein könnte. Ich wollte auch erst ihn nicht sehen. Züge von Verzweiflung, die ich erwartete, ließen mich fürchten, der Eindruk möchte haften; und man kömmt leicht in den Fall, das Menschsein zu verwünschen, wenn man zu sehr davon gedrükt wird, und die wunderlichen und traurigen Lagen erblikt, in die es andere sezt, und vor denen wir bei gleichen Schwachheiten nicht sicher sind. Ich wurde überredet, und gieng, aber es hat mich nicht gereuet. Ich konnte friedlich in sein Gesicht bliken, denn es verrieth Frieden. Es schien zu sagen, im Sterben hab ich mich mit der Menschheit ausgesöhnt.

Wer vermag in die geheimen Triebfedern überlegter Handlungen zu dringen? Wir können uns selbst nicht erforschen, und der Fall sollte bei andern es sein können! Daß dieser Entschluß überlegt war, gaben die Umstände deutlich genug zu erkennen. Er hatte sich mit einem seiner besten Freunde am Abend vorher lange unterhalten. So viel ließ sich merken, daß dieser um den Entschluß wußte, daß er alle Gründe, ihn von dem Unternehmen abzurathen, hervorgesucht, daß aber diese alle, wo nicht so richtig, doch so herzlich widerlegt wurden, daß jener durch Theilnehmung nur noch antworten können.

Doch war Herr von P. vorsichtig genug gewesen, um auch nicht den entferntesten Schein von Antheil auf seines Freundes Gewissen zu bringen, ihm zu versprechen, daß er noch einige Tage anstehen und sehen wolle, ob andere Gesinnungen in ihm erwachten. Allein kaum war er zu Hause angekommen, als er schon alles entfernte, um in seinem Plane ganz ungestört zu sein.

Um auch den Anblick so wenig als möglich schrecklich zu machen, wollte er wie Seneka einst sich verbluten. Er schnitt sich die Adern an den Füßen auf, und ein Behälter mit Sand sollte mit seinem Blute sein Leben aufnehmen. Wahrscheinlich war sein Gedanke dabei, daß diese Todesart sanftere Gefühle bei denen erwecken würde, die ihn zuerst so fänden, als eine schreklichere.

Aber seine Berechnung war unrichtig. Das Blut weigerte sich, durch die entfernten Oeffnungen seinen Weg zu nehmen, und die Natur widersezte sich dieser Todesart. Jezt war er schon zu weit, um andere Masregeln zu einem ähnlichen Tode zu ergreifen. Vielleicht dachte er, wenn der Versuch sich verriethe, würden die Menschen nach ihrer gewöhnlichen Art über andre zu disponiren, ihm seine Freiheit nehmen, und eine Gattung von Schande in sein Leben bringen, die ihn mehr getroffen haben würde, als einen minder edeldenkenden. Ich glaube zwar nicht, daß der Gedanke bei ihm gewesen, daß ein solcher fehlgeschlagener Versuch Verachtung, dagegen ein glüklich ausgeführter Theilnehmung nach sich zieht. Den bedurfte er nicht zu denken. Aber weil sein Entschluß überlegt war, so vermogte ein Hinderniß der Art ihn nicht davon abzubringen. Er hatte einen Schuß gerade durchs Herz. Daß er auf diesen sich vorbereitet, läßt sich nicht denken. Er war also kaltblütig genug gewesen, erst nachdem er sahe, mit dem Verbluten gienge es nicht, eine Pistole zu laden.

Wer kann nach allem diesen behaupten, hier sei Uebereilung und nicht Entschluß. Und da der Mensch selbstständiges Wesen sein soll, da sein Thun und Lassen, sobald es keinen Bezug auf andre hat, blos auf sich selbst geht, ganz allein von

ihm abhängt, wer kann auftreten und sagen: Der Mann hat unrecht!
Ich sage nicht, er hat recht. Das kann nur er allein sagen, das muß er sagen, und hatte er unrecht, so kann nur der ihn davon belehren, der unser aller Recht oder Unrecht einsieht, und zu beurtheilen vermag.
Daß er durch Tod und Handlung niemanden betrübte, läßt sich nicht behaupten. Aber ob er nicht voraussahe, daß er diese weit mehr betrübt haben würde, wenn er gelebt hätte, das ist eine andere Frage, über die nur er selbst entscheiden könnte. Die er zu versorgen hatte, verlies er versorgt. Also von der Seite war er gedekt. Seine Umstände waren nicht gerade glänzend, allein auch nichts weniger als mittelmäßig.
Und somit läge also kein Grund außer ihm selbst, warum er den Entschluß gefaßt.
O ja! es giebt einen, der wo nicht zu seinem Keimen, doch gewiß zu der Beschleunigung desselben Anlaß gegeben haben kann.
Wir sind größtentheils auf dieser Welt unterworfen der Obrigkeit, die Gewalt über uns hat. Auch außerdem haben wir es mit Menschen zu thun, die, wenn sie gerade nicht unsern Gehorsam, doch eine gewisse Art von Biegung von uns verlangen können, die oft macht, daß wir gewisse Dinge, die andern nicht ungeahndet hingehen würden, von ihnen übersehen müssen.
In einem Falle dieser Art war Herr von P. gewesen. War es einer seiner Obern, oder einer der leztern Gattung, das kann ich nicht bestimmen, genug von einem von beiden hatte er eine Behandlung erfahren müssen, die ihm durch die Seele gieng. Man hatte etwas gemißbilligt, was gut war, man hatte die Last einer Laune, die man nicht selbst tragen wollte, wenigstens zum Theil auf seine Schultern abgeschüttelt. Er durfte nicht widersprechen. Er mußte einen Verweis einnehmen, wo er keinen verdient.
Wenn nun seine Stimmung gerade schon so war, daß ihm sein

Leben eine Last war, wenn es ihm dieses durch diesen Umstand nur um so mehr wurde, wenn – doch wer wird nicht ohne weitere Wenns fühlen, daß er zu entschuldigen ist?
O ihr, die ihr über andere gesezt seid, warum lernt ihr nicht fühlen, wie hart das ist, daß der Mensch dem Menschen unterworfen sein muß? Warum lernt ihr nicht erkennen, wie sehr es euch adeln würde, wenn ihr sorgsam bedacht wäret, euren Untergebnen zu eurem Freund zu machen, wie viel mehr ihr dann Ansprüche auf seine Liebe, auf seine Erkenntlichkeit zu machen hättet! Welche Beruhigung müßte es für euch sein, wenn ihr auftreten und sagen könntet: Ich kenne keinen Feind unter meinen Untergebenen. Wer es ja ist, ists aus Boßheit, mit Recht keiner –
Ich kannte Vorgesezte aus allen Ständen, die das sagen konnten, und ich fand, daß sie den Himmel auf dieser Welt hatten. Die es nicht können, wenn schon keine Hölle ihr Loos ist, verspielen doch ihren Himmel.
Da diese Geschichte neu, und gewis vielen meiner Leser bekannt ist, so bitte ich diejenigen, welche unter diese Zahl gehören, nicht etwa einen Misbrauch davon zu machen. Meine Absicht ist nicht unedel, legten sie mir sie bei irgend einem von denen, welche die Sache näher angeht, so aus, so beleidigen sie sich selbst am meisten.
Blos die ganz andere Stimmung, in der ich war, als ich diesen Mann gesehen hatte, hat mich bewogen, seine That öffentlich aufzuführen. Ich will denen, die so kasuistisch strenge über den selbsteignen Heimgang aus dieser Welt urtheilen, dadurch zeigen, wie sehr sie sich übereilen.

## *Julius Heinrich Gottlieb Schlegel*
## Selbstmorde durch Erschießen

*Non è ver che sia la morte*
*Il peggior di tutti i mali*
*E un sollievo d'e mortali*
*Che son stanchi di soffrir.*
*Metastasio.*

1. N. N. war von Jugend auf ein Kind guter Art, dritter Sohn seiner Aeltern, still, fromm, fleißig. Sein Vater ein Landgeistlicher, rieth ihm deswegen Theologie zu studiren, schickte ihn erst auf ein Gymnasium, wo er aber seinen Fleiß so sehr übertrieb, daß er die größten Leiden an Leib und an Gemüth ausstehen mußte und man ihm oft die Angst seiner Seele ansah. Er war zuweilen seiner Sinne nicht mächtig, entlief z. B. heimlich ohne gehörige Kleidung, hielt sich in Wäldern auf, wo er erst, nachdem er 2 Nächte daselbst zugebracht, durch eine Bekannte aufgefunden und wieder zurückgebracht wurde; dann aber Handlungen beging, die seiner Sinnesart in gesundem Zustande ganz entgegen waren.
Drei Aerzte erklärten seinen Zustand für eine sehr bedeutende Schwermuth mit Wahnsinn, glaubten den Sitz derselben im Unterleibe in zähen Schleiminfarkten daselbst zu finden. Patient ward nach den, diesen Ansichten gemäß, verordneten Arzneien, besser und bezog, auf sein dringendes Verlangen, die Universität, mit dem Vorsatz: Theologie zu studiren, obgleich ihm jetzt sein Vater ein andres Studium oder einen andern Beruf angerathen hatte.
Nachdem er sich dort fast zwei Jahre lang durch Studiren sehr angestrengt, mußte ihn sein Vater nach Hause kommen lassen, weil sich neue Merkmale seiner – mit Wildheit verbundenen – Krankheit äußerten. Zu Hause schien er sich besser zu befinden, studirte fleißig, wurde examinirt, predigte zu verschiedenen Malen und machte bei seinem ordentlichen guten Betra-

gen Hoffnung, daß er der Kirche nützliche Dienste leisten werde. Im Winter 1791 fanden sich einige seiner vorigen Zufälle wieder ein. Der eine Arzt fand am 19. Februar 1791 in dem alten Übel die Ursache seiner Leiden, es wurden wieder Mittel dagegen angewendet, welche man in solchen Fällen für die besten hielt.

Manchmal hatte der Kranke helle Zwischenräume, manchmal war er außerordentlich schwermüthig, letzteres hauptsächlich dann, wenn Krämpfe im Unterleibe das Blut zu sehr nach dem Kopfe trieben. Nun bekam er Beängstigungen etc. – Am 24. März 1791 bemerkte man an ihm Aengstlichkeit, am 25sten d. M. Mittags, daß sein Kopf glühte; man vermuthete aber, es sey nicht so viel Gefahr da, als vor 3 Jahren.

Aus den Liedern, die er am 24sten März von dem Vertrauen auf Gott und aus der Materie vom Glauben an Gott noch in einem Buche gelesen, glaubte man auf den Kampf schließen zu dürfen, dem er, von seinen körperlichen Leiden überwältigt, unterlag. Früh gedachten Tages nahm der Kranke Medicin ein und unter dem Vorwande, daß sie bei ihm wirke, ging er Mittags, wo sein Vater predigte, nicht in die Kirche. Seine Schwester blieb zu Haus, ihr Bruder las in einem Buche, verließ dann dieß Zimmer, nicht lange darauf, zwischen 2 und 3 Uhr hörte seine Schwester einen Schuß, lief in die Studirstube ihres Bruders und fand ihn daselbst todt in seinem Blute liegen.

Der Physikus fand am Schlaf der rechten Seite des Kopfes die äußere Bedeckung vielfältig zerrissen, die Muskeln blosliegend, hart und verbrannt, ein Schuß hatte das Schlafbein bis in die innere Substanz des – aus einer Oeffnung fließenden – Gehirns durchdrungen. Es war bereits eine tödtliche Blutung erfolgt.

Der Kranke hatte 2 Pistolen, die eine mit groben Schroten, die andere mit Dunst geladen, auf seinem Tische in der Studirstube liegen gehabt. Letztere fand man losgeschossen.

2. Der Chirurg *, einziger Sohn des Amts- und Centchirurgs * in *, lernte bei seinem Vater Barbieren, Aderlassen etc.; begab

sich dann nach Straßburg, kehrte nach ein Paar Jahren von da zurück und mochte sich gute Kenntnisse in seinem Fache erworben haben, da er doch mehrere glückliche Kuren verrichtet hat. Sein Vater, ein außerst heftiger leidenschaftlicher, übrigens auch nicht ungeschickter Mann, schien auf die größere Geschicklichkeit seines Sohnes und den mehreren Beifall, den dieser fand, neidisch zu werden. Die beständige Uneinigkeit unter beiden bewog endlich den Sohn, preußischer Soldat zu werden, wobei er aber seine Wissenschaft nicht vernachlässigte und ums Jahr 1789 oder 90 wieder nach R. zurückkehrte; leider! aber dem Trunke stark ergeben war. Die Einigkeit zwischen Vater und Sohn dauerte wieder nicht lange, und so zog letzterer für sich, konnte aber nicht so viel verdienen, als seine Bedürfnisse erforderten, machte Schulden, vereinigte sich jedoch endlich wieder mit seinem Vater, bis er in der Neujahrsnacht 1794 sich erschoß, nachdem er wahrscheinlich brav gezecht, und so im Rausche diesen Schritt gethan hat.

3. Ein Musikus aus dem Auslande erschoß sich in A. wegen unglücklicher Liebe.

4. W. S. in S. erschoß sich mit einer Pistol. Er war lange Kutscher gewesen, zuletzt in bedrängten Umständen.

5. H. L. in M., ein Bauersmann, heirathete eine Person (welche schon außer der Ehe ein Kind gehabt hatte) in der löblichen Absicht, um ihr Kind und durch dasselbe ihr Vermögen zu bekommen. (!!) Am 15. Sept. 1801 ging er erst zu Bette, nachdem seine Frau, sein Knecht (ein 15jähriger Bursche) und die übrigen im Hause sich schlafen gelegt hatten, bevor er sich aber niederlegte, hörte er das Bett seiner Frau krachen, dann ihre Thüre knarren. Nicht lange nachher sprang seine Frau im bloßen Hemde vor ihm vorbei in ihre Kammer, und als er derselben dahin folgte, traf er, der ein Licht in der Hand hatte, in derselben Kammer, hinter der Thüre seinen Knecht V. B., ebenfalls im Hemde an, zog denselben, der in großer Angst war, bei den Haaren hinter der Türe hervor, fragte ihn, was er da mache? ob er sich nicht gleich aus der Kammer entfernen

wolle? – Worauf seine, inzwischen aus der Kammer entlaufene und wieder gekommene Frau ihm zurief: sie habe dem Burschen etwas Salat zu essen gegeben, was auch B. zu ihm sagte. – Der Mann vom Hause kettelte nun die Kammer seines Knechts, nachdem dieser in dieselbe gegangen, zu; so wie die seiner Frau unter denselben Verhältnissen, und legte selbst sich dann nieder. –

Als er früh aufstand, ging er an seines Knechts Kammer, klopfte an dieselbe, rief: er möge ihm aufmachen. Nachdem dies geschehen, sagte er zu ihm: du, gesteh' mir's, hat sie dich verreizt, oder hast du sie verreizt? Sag' mir s – es soll dir Nichts geschehen! – Worauf ihm B. antwortete: Nein! ich habe Nichts mit ihr. –

Der Bube schützte jetzt Krankheit vor, blieb allein zu Hause, und als sämmtliche Bewohner desselben sich entfernt hatten, hörte man, gegen 11 Uhr Vormittags, einen Schuß, und fand ihn, durch einen Schuß mit groben Schroten – welcher in die rechte Seite des Kopfes, über dem Ohre, bis ganz durch die entgegengesetzte Seite ging, den ganzen Hinterkopf zerschmettert, das gesamte Gehirn destruirt hatte – getötet. –

Der 15jährige Dienstjunge hatte bis dahin einen guten Ruf gehabt. Das ihm angeschuldigte Verbrechen des Ehebruchs mit seiner Dienstfrau war nicht erwiesen – er wenigstens als der verführte Theil zu betrachten, insofern seine Dienstfrau für liederlich bekannt war, einen leichtsinnigen, sträflichen Lebenswandel führte. – Der unglückliche junge Mensch hatte sich offenbar aus Furcht vor einer ihm bevorstehenden Untersuchung etc. selbst das Leben genommen. Das visum repertum wurde sehr mangelhaft gefunden – der Physikus bekam wegen seiner Fahrlässigkeit einen Verweis.

6. Am 13. Juli 1805, Mittags, war der Förster B. in A. in sein Revier gegangen, und früh 4 Uhr am 14. Juli, noch nicht wiedergekommen. Sein Sohn befürchtete nun, es möge seinem Vater etwas zugestoßen seyn, suchte ihn auf und fand ihn auf dem Windsberge, an einer starken Buche sitzend erschossen,

seine Flinte kurz vor ihm, den Ladestock in der rechten Hand. Seiner Stellung nach hatte er sitzend die Flinte mit der linken Hand bei der Mündung an den Kopf gelegt und mit der rechten, mittelst des, noch darin befindlichen Ladestocks die Flinte abgedrückt. Das rechte Auge fehlte – die rechte Seite des Kopfs war ganz zerschmettert, von einander geschlagen, so daß der größte Theil des Gehirns neben demselben zur linken Seite lag; die linke Hand fand man von dem Schießpulver schwarzgebrannt. –

Man hob den Leichnam nun gehörigermaßen auf und brachte ihn auf einem Wagen nach A. Man hatte schon lange vermuthet, daß gedachter Förster – ein ehrlicher treuer Diener, der fast Jahr und Tag immer in sich selbst gekehrt, überspannt, wiewohl größtenteils bei Verstande war – sich noch selbst entleiben würde. Sein Chef hatte ihm nicht lange vorher die liebreichsten Vorstellungen gegen seine zeitherigen ängstlichen Aeußerungen und ihm die bündigsten Versicherungen erteilth, daß seine Fürstin und Vorgesetzten mit der Erfüllung seiner Dienstpflichten vollkommen zufrieden wären – er ganz beruhigt hierüber sein könne. Es schien auch, als wenn dies Zureden nicht fruchtlos gewesen; denn er wurde hierauf ganz munter und gesprächig, versprach auch gedachtem, seinem Chef, alle seitherigen Grillen sich aus dem Kopfe zu schlagen, und schied von jenem, dem Anscheine nach, ganz vergnügt und zufrieden. Dieses Unglücklichen letzte Zeilen an seinen Sohn waren: »schreibe die Specifikation, Holz und Reisich, damit du solche dem Herrn Oberjägermeister übergeben kannst; denn er möchte heute hierher kommen. Ich habe Schuld an meinem und eurem Unglück. – O weh! ich werde nicht bei Gott bestehen.« –

7. Ein Landmann, einige und fünfzig Jahre alt (M. R. in H.), ein guter unbescholtner Mann, war doch von jeher, besonders seit den letzten Jahren, etwas schläfrig, einfältig, tief und stumpfsinnig in sich gekehrt. Beim letzten Getreideeinfahren stand er öfters im Felde ganz stille und vergaß, was er tun

wollte, bis er daran erinnert wurde, daß er dies und jenes tun müsse, zankte sich auch manchmal mit seiner Frau, that ihr aber nie etwas zuleide, arbeitete zwar, aber nicht so, wie es sein sollte; mußte deshalb oft von seiner Frau zurechtgewiesen werden, wenn der Haushalt bestehen sollte, ließ sich dann manchmal verlauten: »er müsse ja auch nicht da seyn«; welche Aeußerung nicht auffiel, weil man sie für Einfalt hielt. – Am Körper war er ein äußerst gesunder und starker Mann, daher seine Frau lachte, wenn er manchmal sagte: mit ihm werde es nicht lange dauern, und bei einem ähnlichen Gespräche ihm erwiderte: du mit deinem gesunden rothen Gesicht siehst nicht so aus, als wenn du vor mir sterben würdest. Er entgegnete aber, an seine Stirn deutend: »da oben sitze es bei ihm.« – Am Sonntag den 24sten Sept. 1809 ging er Vormittags in die Kirche; nach dem Essen und vor dem nachmittäglichen Gottesdienst hinaus in den Hof und Garten, wo er aber nicht blieb, sondern wieder in das Haus zurückkehrte. – Nachmittags gieng seine Frau mit der Magd in die Kirche, verschloß das Haus, glaubte, ihr Mann habe sich, wie gewöhnlich, Schlafen gelegt. Als er aber Abends nicht zu Tische kam, rief man ihn im Hause, weil er aber nicht antwortete, hielt man dafür: er sey in die Nachbarschaft gegangen oder liege auf dem Heu und schlafe – denn er verschlief oft das Abendessen. Den andern Morgen ward es aber der Frau bedenklich, daß ihr Mann sich nicht sehen ließ; sie suchte ihn, als sie ihn aber nicht fand, meinte sie, er wäre ins Feld gegangen. Mittlerweile schickte sie zum Backen, ging, um Rahm zum Kuchen zu holen, in den Keller; aber welcher Schreck ergriff sie, als sie bei Eröffnung der Kellerthüre Pulverdampf roch und gleich unten an der Kellertreppe eine Pistole sah. Nachdem sie Leute herbeigeholt und ein Licht angezündet, ging sie hinein, fand ihren Mann tot im Blute liegend, die Pistole nicht weit von ihm – den Lauf derselben zersprungen, das Schloß abgesprengt, den Leichnam vorwärts liegend, dessen Kopf vom rechten Arm bedeckt. Als man sich von dem wirklichen Tod überzeugt hatte, ließ man den Leichnam in der gefundenen Lage, verschloß den Keller, machte Anzeige im Amte. Dieses ließ nun den Keller wieder eröffnen. Die Obduktion erwies fast als gewiß, daß der Verstorbene auf einem Steine im Keller mit dem Rücken nach der Mauer zu sitzend die Mündung der überladenen Pistole auf die Brust gedrückt und durch den Schuß augenblicklich sich getötet hatte. Das Herz, die großen Gefäße und die rechte Lunge waren zerrissen, Rippen zerschmettert u.s.f.

## *Heinrich Conrad John Reuling*
## Die Obduktion der Leiche Mercks

»Auf Ersuchen H. *Assessor Merck's* haben wir Endtes Unterschriebene Dienstags den 28ten Junij Vormittags (von halb 11 bis halb 1 Uhr) den Tages zuvor Abends um 5 Uhr in seinem Zimmer erschoßen gefundenen Herrn Kriegsrath Merck gehörig geöffnet.

Die Section geschah in dem Wohnhauß des Verblichenen, in der geräumigen und hellen Hinterstube über dem Thorhauß; es ware außer uns niemand dabey als der *Mousquetier Lippert*, der uns an Handen gienge.

In dießer Stube fanden wir den Leichnam sizzend (wohin er aus dem Zimmer, worin er verschieden ware, gebracht worden) in seinen Kleidern, welche in einer grauen Pekesche, einen wollenen Camisolgen mit Ermeln und einem barchenten Unter-Camisolgen ohne Ermel (die auf dem Rücken durchschoßen und blutig waren), Barchenten Unterhoßen und leinenen Strümpfen bestanden. Das Hemd ware vorn an der Halßschlizze zum Theil schwarz und der Jabot auf der rechten Seite drey Finger breit gänzlich weggebrannt. Das Hemd hatte auf dem Rücken, ebenfalls, gleich denen andern Kleidern, ein Loch, wodurch die Kugel herausgegangen, und ware blutig.

Nachdem der Cörper auf einen Tisch gelegt und von denen Kleidern entblößt worden, so fand sich:

1. Am linken Ohr, auf dieser Seite am Halße, Schultern und Rücken, an denen Schenkeln und Füßen und am *scroto* [Hoden] eine braune und blaue Farbe und dergl. Flecken, grade so wie bei Leuten, die am Schlage sterben; an der lincken Hand ware der Daumen, der Zeigefinger und Mauß schwarz, und in dem rechten Daumen und der Mauß waren viele Pulver-Körner eingesprengt, welches wahrscheinlich von dem abgebrannten Pulver auf der Pfanne geschehen ist; sonst ware am ganzen Körper keine Beschädigung zu bemerken. Aber
2. An der linken Brust-Warze, 2. Zoll einwärts nach dem *sterno* [Brustbein] zu, ware eine Pistolen-Kugel-Wunde, die 10. Linien im Durchschnitt hatte; dieße Wunde war außer ihrem Circul noch ein wenig aufgerißen, und die Haut ware 3 Finger breit rings um dießelbe schwarz und angebrannt und es hängte ein schmahler, 2. Zoll langer Streifen von der Lunge heraus.
3. Nachdem die äußeren Bedeckungen abgenommen und die Brust mit der gehörigen Vorsicht geöffnet worden, fanden wir, daß der Schuß auf der 2ten Rippe von oben herab in die Brust eingedrungen, dieße 2te Rippe dicht am *sterno* abgeschoßen und 2 1/2 Zoll lang ganz verschmettert war. Die 4te Rippe ware 2 Zoll lang vom *sterno* entzwey gebrochen, und auf dieser sowohl als auf der 5ten ware eine starke *sugillatio sanguinis* [blutunterlaufener Fleck]. Die rechte Lunge ware zußammen gefallen, die linke Brust-Höhle aber ware voller dünnem und schwarzem Bluth, das stark roche. Der lincke Lungenflügel ware fast gänzlich zerstört und wurde mit kleinen Stücken herausgenommen; nachdem dieße und das ausgetrettene Bluth herausgeschafft war, so fanden wir das Herz in *basi* (und dessen Beutel) biß über die Mitte durch und durch aufgerißen; vom linken Herzohr sah man keine Spur mehr, die großen Blutgefäße nebst dem Schlund

waren gänzlich abgeschoßen, und die Luft-Röhre war entzwey. Durch die 8te Rippe, die zerschoßen war, dichte an der rechten Seite des Rückgrades, ging der Schuß wieder heraus, und hier lage auch der Pfropfen vom Schuß, der aus Löschpapier gemacht ware und den ich wegen des großen Gestankes wegwarfe. Nachdem wir nun

4. den Unterleib auch geöffnet hatten, so fanden wir den Magen etwas aufgetrieben, und er enthielte ein wenig Weiß-Brod. Die Leber ware größer als gewöhnlich, und der *lobus major* [Großer Leberlappen] war ganz verhärtet. In der Gallen-Blase war nur wenige Galle. Die Miltz ware aufgetrieben und dahere viel größer, als es im geßunden Zustand zu seyn pfleget, und ware überdießes gänzlich verhärtet; ebenso ware das *Pancreas* [Bauchspeicheldrüse] und die *Glandulae Mesaraicae* [nicht zu ermitteln]. Die übrigen Eingeweide waren geßund, und alle Blutgefäße waren leer.

Daß diese Verwundung nun (die auf die Vermuthung eines gefallenen Schusses den 27ten morgens um 7 Uhr geschehen) *absolut* tödtlich geweßen, daran wird wohl niemand zweifeln, und daß sie nicht bey völligem Verstand, sondern *in affectu melancholico* [in einem Anfall von Melancholie] von dem Verstorbenen verrichtet worden, erhellet daraus, daß *denatus* [der Verstorbene] vor einigen Jahren schon eine merkliche *alienationem mentis* [Sinnesverwirrung] hatte, die ihn zu allen Amts- und häußlichen Geschäften auf eine Zeitlang unfähig machten, welches alles statt- und landkundig ist, und daß er von dießem Übel nie gänzlich wiederhergestellt worden, ist auch bekannt; denn von dießer Zeit an klagte er immer mehr oder weniger Schmerzen im Kopf und Unterleibe, so daß er nach Außage der Verwandten manchmal aufsprange, sich beklagte und außagte, daß er mehr Qualen empfinde als ein Missethäter, der zur Gerichtsstätte geführt würde. Dießes alles, wie auch daß er nicht recht schlafen könne, immer fürchterliche Träume und Schmerzen in denen Seiten habe, und daß er manchmal der Verzweiflung nahe sey, klagte er mir noch vor wenigen Wochen. Dieße Außagen zusammen genommen und die Verhärtungen der genannten Eingeweide dazu summieret, sind mehr als hinlänglich, eine Verwirrung des Verstandes zu bewürcken; und ich halte dahero nach meiner ganzen Überzeugung und *aus Principiis Phisiologico-Medicis* dafür,

> ›Daß sich der Verstorbene dieße durchaus
> tödtliche und unheilbare Schuswunde
> höchstwahrscheinlich in einem heftigen Anfall
> der *Melancholie* zugefüget habe.‹

Daß dießes alles nach meiner besten Überzeugung von mir niedergeschrieben worden, bekräftige ich hierdurch nach Pflichten.

Darmstadt, den 30. Junij 1791

*Dr. Reuling*
Heinrich Conrad John *Chirurgus.*«

## *N. N.* Zwei Abschiedsbriefe

»Mein Name: X. Y. Wegen langer Krankheit. Habe mit der Speiseröhre zu tun.«

»Liebe Eltern! Man kann auch sterben, ohne daß es alle Leute wissen, daß es gewollt war. Ich kann im Garage einschlafen und niemand wird merken, warum. Es ist ein Unfall gewesen. Verzeiht mir, so kanns ja nicht mehr weiter gehen, es ist besser, ich gehe. T.« Am Rand: »Er hat mich nun in den Tod gehetzt; jetzt ist er dann frei und kann er machen wie er will.«

## *Anonymer antiker Verfasser* Der Selbstmörder

Als mich die Not und das Alter erschöpft und keiner der Menschen mir ein mildes Geschenk in meinem Elend gereicht, stieg ich mit zitternden Beinen geräuschlos zur Grube. Hier fand ich, wenn auch mit Mühe, das Ziel für meines Lebens Beschwer,
aber anders als sonst bei Toten: Ich starb nicht und wurde später begraben, nein, *ich* wurde begraben und starb.

## *Heinrich von Kleist*
## Letzter Brief an Marie von Kleist

Meine liebste Marie, wenn Du wüßtest, wie der Tod und die Liebe sich abwechseln, um diese letzten Augenblicke meines Lebens mit Blumen, himmlischen und irdischen, zu bekränzen, gewiß Du würdest mich gern sterben lassen. Ach, ich versichre Dich, ich bin ganz selig. Morgens und abends knie ich nieder, was ich nie gekonnt habe, und bete zu Gott; ich kann ihm mein Leben, das allerqualvollste, das je ein Mensch geführt hat, jetzo danken, weil er es mir durch den herrlichsten und wollüstigsten aller Tode vergütigt. Ach, könnt ich nur etwas für Dich tun, das den herben Schmerz, den ich Dir verursachen werde, mildern könnte! Auf einen Augenblick war es mein Wille mich malen zu lassen; aber alsdann glaubte ich wieder zuviel Unrecht gegen Dich zu haben, als daß mir erlaubt sein könnte vorauszusetzen, mein Bild würde Dir viel Freude machen. Kann es Dich trösten, wenn ich Dir sage, daß ich diese Freundin niemals gegen Dich vertauscht haben würde, wenn sie weiter nichts gewollt hätte, als mit mir leben? Gewiß, meine liebste Marie, so ist es; es hat Augenblicke gegeben, wo ich meiner lieben Freundin, offenherzig, diese Worte gesagt habe. Ach, ich versichre Dich, ich habe Dich so lieb, Du bist mir so überaus teuer und wert, daß ich kaum sagen kann, ich liebe diese liebe vergötterte Freundin mehr als Dich. Der Entschluß, der in ihrer Seele aufging, mit mir zu sterben, zog mich, ich kann Dir nicht sagen, mit welcher unaussprechlichen und unwiderstehlichen Gewalt, an ihre Brust; erinnerst Du Dich wohl, daß ich Dich mehrmals gefragt habe, ob Du mit mir sterben willst? – Aber Du sagtest immer nein – Ein Strudel von nie empfundner Seligkeit hat mich ergriffen, und ich kann Dir nicht leugnen, daß mir ihr Grab lieber ist als die Betten aller Kaiserinnen der Welt. – Ach, meine teure Freundin, möchte Dich Gott bald abrufen in jene bessere Welt, wo wir uns alle, mit der Liebe der Engel, einander werden ans Herz drücken können. – Adieu.

## *Carl von Hohenhausen*
## Abschiedsbrief an den Vater

Minden, den 18ten März 1833.

Theurer unglücklicher Vater!
Bevor Du dieses liesest, gedenke der Vergänglichkeit des Irdischen, der Trüglichkeit aller Hoffnungen; des Unterganges so vieles Großen, welcher den des Kleineren übersehen läßt; der *Unsterblichkeit* und ihrer Verheißungen, an die Du ja doch glaubst, und endlich der *Vorsehung*, welche Dich zum *Manne* schuf. –
Wenn ich so anfange, kann Du ahnen, wie ich enden werde. – In der That, nicht so schwarz diese Schrift, als die Kunde, welche sie Euch bringt, und wenn je ein Schicksal Deines Lebens Fassung und Duldekraft erforderte, so ist es dieses; Du mußt dich *selbst* nicht nur, sondern auch Deine Angehörigen trösten und ermuthigen. Denn weiß ich doch zu gut, wie sehr Ihr alle mich unverdient geliebt habt, zu sehr, als daß ich ohne tiefen Schauder der Wirkung denken kann, die es auf Euch üben wird, wenn ich hier verzweifelnd schreibe: Ich bin ein – Selbst-

mörder! Sei stark, Vater! tröste sie und Dich, als Familienvater – verzeih, wenn ich Dich in demselben Augenblicke an Deine Pflicht erinnere, wo ich die heiligste verletzen will, die Religion und Kindesliebe jemals auferlegten! Aber, bei meinem Unglück! ich habe getan, was ich nicht lassen konnte; darum fluche mir nicht, denn es ist Sünde; fluche mir nicht, denn ich brauche ja Euren Fluch nicht mehr, um der Unglücklichste aller Menschen zu sein. – Mich würde er nicht erreichen, aber auf Dich, auf Euch fällt er zurück; er würde das Herz der Wehmuth verschließen und der hülfreichen Hand der Zeit, welche doch Alles heilt: darum fluchet mir nicht! Mein letzter Schritt mag mir noch so schwer werden: schwerer nicht, als diese Zeilen an Euch, Vater, Mutter, Schwestern, Schwager! Aber, Gott! nicht von *mir* fordert die gerauften grauen Haare meines Vaters; nicht von mir das zertrümmerte Lebensglück meiner Mutter; die Ruhe meiner Schwestern nicht von mir; was immer durch mich zerschmettert werden mag – nein, fordert Alles von – *Gott!* Ich mag nicht lästern in der Stunde meines Scheidens, aber ich begreife den Rath nicht, durch den Du mich vernichtest! Ich konnte nicht anders; warum Euch mein Unglück mit traf, darum fraget die Macht, die Euer Geschick an meines kettete! Doch was helfen all' die Phrasen; ich habe zwar nicht Zeit, noch Lust, noch Fassung, meinen Schritt systematisch zu rechtfertigen, aber daß ich dagegen gekämpft habe, drei Jahre lang, mit Aufzehrung meiner besten Kräfte, das kann ich mit heiligen Eiden beschwören, und glaubt Ihr, daß ich in dieser Stunde einen *Meineid* thun mag?!

Ich kann von meinen Papieren beilegen, welche das beweisen. Ach! ist denn meine That selbst nicht ihre eigene Rechtfertigung? Wo der Jüngling, ja, der Knabe schon verzweifelte, kann da der Mann leben? Kann sich die Blume entfalten, wo der Wurm in die Knospe drang? – Solltet Ihr ihn nie nagen gesehen haben? – Wohl wäre es meine Pflicht, Euch Rede und Antwort zu stehen über meinen Schmerz und seine Quelle; aber würdet Ihr mich verstehen? Der Gram redet seine eigene

Sprache. In der That, so entsetzlich elend war mein Zustand, daß ich fast sagen möchte: Ich bin *kein* Selbstmörder! Denn ich war schon todt! Oder ist der mehr, als ein bewegter Leichnam, der an Niemand Antheil nimmt und von Niemand ihn verlangt; der Nichts hofft, Nichts fürchtet, an Nichts glaubt und an Nichts zweifelt; dessen Körper seine Pflicht nur halb thut –; ist solch ein Leben, wenn es ja den Namen verdient, nicht unter dem Thiere, nein unter dem Pflanzenleben? Ja, wenn ich noch hätte lieben können ein Wesen unter dem Monde, daß ich an seinem Glücke mich vergessen; wenn ich noch hätte hassen können ein Wesen unter dem Monde, daß ich an seinem Unglück mich geweidet hätte: so wäre mir das Leben keine Unmöglichkeit gewesen. Aber in diesem grellen Indifferentismus, wo selbst an mein Dasein mich kaum etwas Anderes erinnerte als der – Schmerz; – da halte ich es für keine Sünde, sondern für eine Rettung der Menschenehre, daß ich es noch vermochte, mit meiner letzten Energie den Tod zu wählen. – Ja mein Zustand war, wenn nicht der eines Todten, doch der eines lebendig Begrabenen. Meine körperlichen Uebel, die Ihr immer verkanntet, sind der erste Grund meines Unglücks; nachher wurden die Wirkungen größer, als die Ursache, und die geistigen überwogen. – Als ich allmählig das Seelen-Auge, erwachend aus dem Schlummer der Kindheit, öffnete, war es nur, um eine fürchterliche Entdeckung nach der andern zu machen, und es in gleichem Stufengange wieder zu schließen. Ich hatte einen hellen Verstand, viel Selbstgefühl, eine Brust voll Leidenschaften und Pläne; ich glaubte den Weltenpuls in meinen Adern zu fühlen, als ich an der Schwelle des Jünglingsalters stand; kein Ziel war mir zu hoch, der Ruhm sollte mein Bruder, die Gefahr meine Braut sein! – Und ach! da stürzte ich urplötzlich von der schwindelnden Höhe meines geträumten Glückes und schlug mir Wunden, die nie geheilt sind. – Als so die Trümmer meiner Hoffnungen vor mir niederschlugen, hatte ich noch die Kraft, zu überwinden, und resignirte auf Alles, was sonst ein Menschenherz erheben kann, bis auf

Eins: die *Wissenschaft;* das *Studium* sollte mich trösten, und ihre Hand mich zur Lebenstüchtigkeit leiten. Aber, als ich diese Hoffnung mit aller Inbrunst meiner verlassenen Seele ergreifen wollte, zerrann auch sie, ein leeres Trugbild. – Mögt Ihr noch so wenig von meinen Papieren entziffern: warum *das* geschah, werden sie Euch erklären. – Ich war unglücklicher, als ich nur gefürchtet hatte. – Jener Schlag des Schicksals hatte nicht allein mein Herz gebrochen, er hatte auch mein Hirn verwüstet, mein Gedächtnis gelähmt; das war der schwerste Stoß, weil er mit das *Letzte* nahm. Es wogte auf in mir von Verbrechen und Sünde, aber die Ebbe kam doch wieder, und seitdem war es aus mit mir. Schon damals hatte ich beschlossen, zu enden, was ich nicht wenden konnte, aber die That, vielleicht aus Stärke, vielleicht aus Schwäche, aufgegeben. Gott! zerschmettern war leicht, aber aufrichten ist so schwer, und das wolltest Du mir *allein* überlassen? Dennoch bot ich dem Schicksal Schach, aber vergebens; jeder Schritt vorwärts brachte mich zehn zurück; bei meinem Unglück! ich habe gebetet und gearbeitet, aber ich lernte nichts, als daß ich rettungslos elend sei. Ich hatte keinen Lebensmut, keine Phantasie, nichts Kluges gedacht noch vollbracht, und war ein Jüngling von 17 Jahren! O, daß eine Jünglings-Verzweiflung nur drei Jahre braucht, um auszurasen! Das Geschick nahm mir, was den Mann in der Menschheit unterscheidet: das Selbstbewußtsein; oft raubte es mir auch das, was den Menschen in der Schöpfung unterscheidet: das Bewußtsein. Ja, ich war nahe an Blödsinn, und wer weiß, ob Ihr mich nicht, statt nach Bonn, nach Marsberg (Siegburg) hättet schicken können, von da nach Würzburg und zuletzt nach Lyon.

Hinweg über das traurige Gemälde meiner Leiden, das Euch doch dunkel bleiben muß. Oft, wenn ich in jener Zeit meinen Leib betrachtet, war es mir ein bitterer Jammer, daß ich doch nichts war und bin, als ein übertünchtes Grab, den Frühling des Lebens auf den Wangen und den Winter im Herzen; den Blitz im Auge und in der Seele Nacht. – Und zuweilen in einsamer Stunde, wenn mir so recht wüst und wirr im Innern war, wollte es mir scheinen, als sei nicht *mein* Leib allein ein übertünchtes Grab, als sei auch die ganze ungeheure Schöpfung eine ebenso ungeheure *Lüge*, die tausend und abermal tausend Millionen Menschenherzen betrog mit der gleißenden Fabel von der Liebe. Weisheit und Allmacht eines ewigen Wesens. So verlor ich den Glauben an Gott, weil ich den an mich selbst verloren hatte. Wohl fein muß solche Lüge, undurchdringlich ihr Gewebe sein; wohl sind die Grundsätze der Religion dem jugendlichen empfänglichen Herzen tief mit Flammenschrift in das Metall des Gewissens und Glaubens gebrannt; aber wenn das Unglück wilde Jagd heranbraus't, so verweht die Flammenschrift, wie Spreu vor dem Winde, und dann bleibt nur die Oede, und Raum genug für die Dämonen der Verzweiflung. Unlösbare Leiden mögen sonst großen Werth für Denken und Handeln haben; in der Jugend nicht. Der Jüngling hat noch keine Vergangenheit, die ihn über die Zukunft trösten kann, und dann ist es viel zu schwer, alle Hoffnungen noch vor der Blüthe selbst erstickt zu sehen. – Vor drei Jahren hatte auch ich noch keine Vergangenheit; als diese umliefen, *wurde* sie mir, und die hypochondrischen Erinnerungen drückten mich fast mehr, als die Schmerzen der Gegenwart, die Drohungen der Zukunft; daher auch kommt es, daß jedesmal, wenn ich den Entschluß des Selbstmordes erneuerte, meine Seele ruhiger war als vorher, ob sie gleich der Gedanke einer Sünde beschwerte; denn alle die Schrecknisse der Vergangenheit, die sich grinsend zwischen mich und das Leben gestellt hatten, und mein Streben als Unsinn erscheinen ließen, wurden eben darum zu Rechtfertigungen meines Schrittes. Ach! und ich hatte nirgends eine Stelle, wo ich hätte Fuß fassen können; der Gram machte mich mißtrauisch gegen alles, was die Seele sonst Heiliges kennt. – Der Gram ist überhaupt wie ein reißendes Thier. So lange der Verfolgte in des Wolfes Rachen noch irgend einen Raub schleudern kann, ist sein Leben gerettet, und so lange der Leidende noch irgend eine tröstende Idee zu opfern hat, kann er dulden. – Zuletzt aber ist das Leben doch das letzte Opfer, auf Erden wenigstens. – So war auch ich zuletzt bettelarm, selbst Liebe zu Eltern und Geschwistern konnte den Sturm nicht beschwören. – Aber glaubt mir, mein Herz hing an Euch, ich hätte für Euch *sterben* können: *leben* konnte ich *nicht* für Euch! Glaubt mir, wie nur je Eltern von ihrem Sohne es haben hoffen können, habe ich Euch geliebt. Ihr waret mir das Theuerste auf Erden, mehr, Ihr waret mit theurer, als diese Erde selbst; aber, ach! Ich hätte ja für den Plunder, Erde, Sonnen- und Weltsystem, keinen Kirschkern gegeben! für mich selbst noch weniger. – Aber nein, Ihr waret mir auch theurer als Ueberirdisches; Ihr waret mir, ich darf es fast sagen, theurer selbst, als – Gott!! Als ich über meinen Selbstmord meditirte, war ich mit der Religion schon längst fertig und abgefunden, als ich bei dem Gedanken an Euch noch heillos schwankte. Auch dieses Mal hatte er mich fast zurückgeschreckt. Wenn ich Euch so ganz verloren sah in heiteren Aussichten, deren Mittelpunkt *ich* war, wenn ich Euch am Rande des Abgrundes sorglos spielen sah, schnitt es mir oft tief in das gefühllose Herz. – Aber *»Heil mir!«* so rief ich aus Ueberzeugung; jede neue bittere Erfahrung, deren ich noch manche machte, gab mir all' meine Mannheit wieder.

Es brauchte ein Gedanke, an den eine traurige Erinnerung sich knüpfte, meine Seele nur leicht zu streifen, so erwachte ein wildes Echo in meiner Brust und war nicht müde, es unzählig zu wiederholen. Dann rief es in mir mit tausend Zungen: *Du mußt;* und das ist das Leibwort, die Parole des Schicksals. –

Dazu kam, daß die kindliche Liebe, obwohl das Heiligste, was ich kannte, mir doch bald sehr precär erschien. Daß sie oft *angeboren* sein mag, will gar nichts sagen; sie ist vielleicht eben so oft *anerzogen,* nicht selten auch keins von Beiden. Aber gesetzt auch, sie sei allgemein, so kann sie *natürlich* sein, ohne *Pflicht* zu werden. Was soll man den Eltern danken?

Etwa, daß sie dem natürlichen Triebe folgten, ein Leben schufen, dessen glückliches oder unglückliches Schicksal nicht in ihrer Macht stand? – Es kömmt immer darauf an, wie man das Leben ansieht. Ist es unglücklich, so halte ich es für eine Qual, und ist es glücklich, so sehe ich doch bei meinem Unglück nicht ein, mit welchem Rechte irgend eine Macht im Himmel und auf Erden mich zwingen will, glücklich zu sein?! Schon das empört mich und raubt mir alles Glück, daß ich gezwungen bin, wie ein gepreßter Matrose. Darum auch konnte ich mich zur Dankbarkeit gegen Gott, meinen Vater im entfernteren Sinne, nie überreden, wenigstens nicht zu dem Glauben, daß ich die Pflicht habe, das Leben, auch wenn es unerträglich würde, zu tragen.
Nur ein grenzenloser Despotismus hat das erste bewußte Dasein geschaffen, ein Despotismus, dem nichts gleich kommt, als seine empörende Forderung, ihn zu heiligen! Nicht genug, daß der *physische* Mensch vor dem Tode durch eigene Hand zurückgeschreckt, auch der *moralische* soll ihn scheuen. Das ist zu viel! Was gibt solchen Anmaßungen auch nur einen Schatten von Recht? Die ewige Seligkeit! Wer will mich zwingen, selig zu sein? Wie, wenn ich darauf verzichte? Es hat Momente gegeben in meiner Spanne Lebenszeit, in denen eine Ewigkeit von Qualen lag, und die mir deshalb auch keine Ewigkeit der Freuden aufwiegen kann. – O! über eure bettelhaften Verheißungen, ihr Posaunenengel der ewigen Gnade. Die Seligkeit ist eine Hoffnung, wie andere, und wird täuschen, wie ihre Schwestern. – *Bien heureux ceux qui croyent!*
Wer mir die Grundfrage beantwortet hätte *vom Recht der Geburt*, der hätte sich einen Gotteslohn an mir erworben! Die Werkzeuge jenes Despotismus sind niemand als die – Eltern! Das Hazardspiel des Lebens fängt vor der Geburt der Kinder an. Auf des Kindes Gefahr thun die Eltern den ersten Wurf, werfen, bis es selbst werfen kann, und wenn sie verspielen, mit welchem Recht wollen sie es zwingen, ihre Zeche zu bezah-

len, das ganze Spiel anzuerkennen? Als Knabe war ich zu jung, Alles dies zu fühlen; ich träumte von Gewinn, sagte: *va banque!* und habe Alles verloren!

Ohne Euch Eltern wäre ich kein Selbstmörder geworden!! Aber Euch klage ich nicht an, nur das Schicksal, um nicht Gott zu sagen. *Ihr* seid *kurzsichtige* Menschen, aber Gott!! – Ach! Ihr wartet so gute böse Eltern! Zwar die ersten Urheber meines Unglücks, habt Ihr doch so redlich gestrebt, mein Glück zu gründen. Ich fühle nur zu tiefen Schmerz, daß ich Euch das Erste vergelten muß, das Andere nicht vergelten kann. Aber wahrlich, so unschuldig Ihr an meinem, so unschuldig bin ich an Euren Unglück. *Ihr* mußtet, *ich* mußte. Ihr wolltet nicht mein, ich will nicht Euer Unglück. Ersparen will ich Euch durch ein großes Uebel tausend *größere.* Oder meint Ihr, es könnte keinen schwereren Schlag geben? Habe ich doch noch meine *Ehre,* und ein Gewissen, woran nur *ein* großer Flecken haftet. Es ist ein Blutmaal, mein Blut, euer Blut. Glaubt mir, es handelte sich darum, ob *Ihr,* oder *ich* selbst mich verlieren sollte. Ich verlor an mir Alles, Ihr wenig oder nichts; das werdet Ihr jetzt wohl begreifen. Entweder giebt es keine Fortdauer, und dann ist der ganze Bettel der Rede nicht werth; dann giebt es so wenig Tugend, als Sünde, und meine That ist gleichgültig. Oder giebt es eine Fortdauer, d. h. eine *ewige,* so ist das Leben ein untergeordnetes Interesse, und ich habe besser gethan, dieses, als mich selbst, den Rest von Menschenwerth zu verlieren.

Ich habe nichts gethan, als einen Fehler corrigirt, den die Natur, oder wer weiß gemacht hatte. Wer weiß, was aus mir geworden wäre? Glaubt mir, es würde weniger *Schurken* geben, wenn es mehr Selbstmörder gäbe; aber nicht umgekehrt.

Ein Schurke kann Alles tragen, auch ein erbärmliches Leben. *Mir* ist der Gedanken an meinen Selbstmord zuweilen sogar erhebend gewesen.

Leider! wohl gehört es zu dem Fluch meines Daseins, daß ich ein *Christ* bin; das hat meinen Kampf sehr erschwert. Ich

wollte übrigens, ich hätte meinen Plan schon vor einem halben Jahre ausgeführt. Da war mein Gefühl weit poetischer, idealisirter! Jetzt bin ich zu verbittert, um an irgend etwas mit Begeisterung denken zu können. Anfangs dachte ich, ich sollte erst die Examenwirthschaft abmachen, und Euch dann von Bonn aus in meinem ersten und letzten Briefe schreiben, was Ihr gelesen habt: aber das schien mir doch eine zu arge Ironie auf Menschenglück! O! wie ist sie blind, die Spottgeburt. Nicht des Seidenwurms Fäden sind die feinsten, sondern die der Schicksalsspindel.
Genug, ich könnte noch bogenlang jammern und klagen, und fände doch keine Ende. Herr! Du siehst mein Herz, kennst meine Thränen, hörtest meine Seufzer. Ich habe redlich, aber vergebens gestrebt. – Fluch mir, wenn ich nicht die heilige Überzeugung habe: ich kann nicht anders!! – Noch Eins muß ich berühren. Man hat durch allerlei falsche Prämissen, z. B. daß das Leben zu tragen Pflicht und Bestimmung sei, herausklügeln wollen: der Selbstmord ist Feigheit. Ich aber habe das Leben mein Lebtage als einen Feind betrachtet; ich habe mit ihm gerungen, aber ich war zu schwach. War nun mein Schritt Feigheit, so ist der Krieger feige, der sich lieber in sein *Schwert stürzt*, als Helot wird. – Schicksal, laß Dir *meine* Verzweiflung genügen; schone meine Eltern. Ich drücke Euch in Gedanken zum letzten Male an mein wundes Herz; seid stark, verzweifelt nicht! Ihr seid einer schweren Sorge ledig: eine Stütze wäre ich Euch nie geworden. Denkt, ich wäre nie geboren, das wäre wohl besser gewesen für mich und Euch. Vater, fasse Deine Männerkraft. Bleib der Ernährer Deiner Familie durch Dein Amt. Ist sie nicht durch *mich* schon unglücklich genug? Sollten auch Nahrungssorgen sie belasten?
Und Du, mein geliebter Bruder[1], der Du so großes Anrecht an meine Liebe hast, richte mich nicht so streng. Ist es ein Wun-

1 Der Gemahl von Carls Schwester.

der, wenn das Schicksal stärker ist, als der Mensch? Ich war kein gemeiner Sünder; ich habe, was ich gethan, nicht mehr aus Schwäche, als aus Ueberzeugung gethan. Ich bin vom Pfad der sogenannten Pflicht nicht gewichen, nein *gepeitscht*. Wer will den ersten Stein auf mich werfen?! Dich trifft dieser Schlag nicht so unmittelbar; Dich scheint also die Vorsehung zum Tröster in diesem Jammer ausersehen zu haben.

Giebt es für uns kein Wiedersehen, nun, so fahret wohl auf ewig! Sehen wir uns wieder, so muß es glücklicher sein; denn elender kann ich nicht werden, und ist Vernichtung vielleicht eine Strafe meines Fehltrittes, so ist diese Strafe die höchste Wohlthat, welche mir je erwiesen wurde.

Ich gehe also besserem Geschick entgegen: Von meinen Papieren habe ich Einiges beigelegt, damit Ihr über meinen Zustand mehr aufgeklärt werdet, als ich es in diesen wenigen Stunden vermochte. Ich habe mich zu urplötzlich entschlossen, um mehr zu schreiben; denn das Unglück schreitet schnell.

Bei Gott! theure Angehörigen, dieser Brief war bis jetzt die schwerste Arbeit meines Lebens. Noch einmal, um Euretwillen, fluchet mir nicht; laßt mir diesen einzigen Trost. Ja vergeßt, daß Euch jemals angehörte

*Der Unglücklichste der Menschen.*

## *Alfred Lichtenstein*
## Der Selbstmord des Zöglings Müller

Ein Herr Ludwig Lenzlicht war Erzieher und Hauslehrer in einer Anstalt für psychopatische Kinder. Er wurde immer »Herr Kandidat« gerufen. Er war bartlos wie ein Schauspieler, auch sprach er so. Meist trug er eine strenge scharfe Maske auf dem Gesicht.

Dieser Herr Lenzlicht fand zwei Tage nach der Beerdigung des Zöglings Martin Müller (der hatte sich vorher mit den Strümpfen der Erzieherin Nora Neumann an dem Fensterriegel einer Bodenluke erhängt) in einem dunklen Winkel seines Pultes ein Schreibheft. Er nahm es heraus. Und sah es an. Auf dem Etikett war zu lesen: Dieses Werk widmet Martin Müller den neuen Primitiven. Auf der ersten Seite war zu lesen: Lieber Lenzlicht, Sie sind der einzige von den Imbezillen der Anstalt, dem ich etwas Verständnis für die Betrachtungen zutraue, die ich hier niedergeschrieben habe. Doch daß auch Sie an meiner Persönlichkeit, ohne deren Kulturkraft zu fühlen, wie an einem leeren Gesicht vorbeigerannt sind, armer Blinder, wird Ihnen die Lektüre beweisen. Vielleicht werden Sie halbhell. (Dann wären Sie ein Glücklicher zu nennen.) Ich werde mich jetzt in der Dachluke zerstören, ein Einsamer in der Erkenntnis. Mein Werk wird dauern. Martin Müller.

Herr Lenzlicht wunderte sich, als er die Sätze las. Nachher dachte er über Größenvorstellungen bei Knaben. Er war nicht lustig und nicht traurig, aber er sah finster aus. Das Denken war ihm keine Leidenschaft, deshalb las er bald weiter.

Auf den nächsten Seiten waren einige Abhandlungen über den Wert der Kunst geschrieben, über ihre Zukunft, über die Wechselwirkung der einzelnen Künste, über die Architektur des literarischen Stils, über die neuen Primitiven, die, von Müller ausgehend, eine siegessichere Revolution in dem Kunstleben herbeiführen würden. Die Abhandlungen füllten das Heft fast. Herr Lenzlicht las sie ohne regere Anteilnahme, oft überblätterte er Seiten.

Der letzte Aufsatz des Heftes schien ihn mehr zu interessieren. Die Augen waren weit, sie klammerten sich an die Schriftzeichen. Auch hielt er das Papier wie ein Kurzsichtiger; und mit beiden Händen. Manchmal sprach er etwas Undeutliches. Oder er lachte, ohne es zu wissen. Oder er lachte, wie einer Donnerwetter sagt. Oder er ließ die Zunge aus dem Mund hängen. In dem Heft war zu lesen:

Ich sitze an dem Arbeitstisch und träume, was dem guten Lenzlicht bedenklich erscheinen würde: Die Jungen dürfen nicht träumen. Und dem Lenzlicht ist schon aufgefallen, daß

die Haut um meine Augen wie Asche geworden ist. Er sagt häufig mit sonderbarer Betonung: ob ich denn schlecht schlafe, ich sähe so komisch aus. Einmal wurde ich ärgerlich, ich sagte: »Sie auch, Herr Kandidat.«
Verlegen lächelnd schlug er mich blutig.
Ich mußte das Schreiben unterbrechen, weil Fräulein Neumann hineinkam. Sie hat heute bunte Beine mit Lackschuhen, das reizt mich. Ich hatte mir zwar vorgenommen, sie nicht mehr zu beachten ... Sie hat sich neulich so prüde gezeigt ... Sie war nachmittags in die Stadt gefahren. Sie kam spät zurück. Ich begegnete ihr auf der Treppe. Sie riß sich aber los. Und sagte erregt: »Bett ist Bett.« Und ging in ihre Stube. In den folgenden Tagen sah ich sie nicht. Der Hausdiener Hermann sagte, sie müsse das Zimmer hüten. Ich fragte, warum. – Er sagte, sie habe sich verlobt. Er schmunzelte.
Mir sind die erotischen Unterhaltungen allmählich ein Greuel geworden. Immer versuche ich, frei zu werden. Es gelingt selten. Ich weiß, daß ein begreifendes Weib mich erlösen kann. Hier gibt es das nicht: Fräulein Neumann ist ein albernes junges Ding von achtundzwanzig Jahren. Die Köchin ist ein unreifes Schwein. Das Stubenmädchen Minna ist hochmütig, sie ist ohne Grund unzugänglich. In Betracht käme vielleicht die Leiterin, Doktor Mondmilch; aber wenn ich einmal versuche, ihr meine Leiden und Schönheiten in ernster Unterhaltung verständlich zu machen, sehnsüchtig auf ihre Augen schaue, mich ihr gebe ... ist sie fremd, macht Notizen, hat geheime Unterredungen mit Lenzlicht, verordnet mir Beruhigungsmittel. Sie ist sehr brutal, ich glaube zuweilen: sie liebt mich heimlich. Sie scheint unglücklich zu sein, ich habe sie gern. –
Gestern konnte ich nicht weiterschreiben, weil der fette Idiot Backberg mich zu Tisch rief. Ich sitze neben der Russin Recha. Die kneift mich gern in die Beine; sie sagt, ich sei zu dick. Den langen Lehkind küßt sie, weil er wie ein Skelett aussieht. Überhaupt vertrage ich mich mit den Viechern, die man hier

zusammengebracht hat, nicht. Täglich ist Ärger. Besonders der überaus kleine siebenjährige Max Mechenmal – übrigens ein außergewöhnlich unbedeutender Mensch – macht mir viel zu schaffen. Er mag mich nicht, weil er meine Überlegenheit fühlt; er versucht auf jede Weise, mich unmöglich zu machen. Er ist hinterlistig und feig. Niemand findet ihn nett. Er tut nichts lieber, als uns aufeinander zu hetzen, arge Klatschereien zu verbreiten, möglichst viel Schaden anzurichten. Er versteht, sich in dem Hintergrund zu halten, in dem geeigneten Augenblick zu verschwinden. –
Einmal schrieb ich, nichts Böses vermutend, in unserem geräumigen Bade- und Klosettraum (hier bin ich vor Überraschungen sicher) eine längere Arbeit über den »Schwindel von dem Genie«. Ich führte etwa aus: Genie ist ein Titel, keine Eigenschaft. Das wird nicht bedacht, deshalb ist die große Verwirrung. Titel ist Zufallssache, zumeist verdächtig. Wer Genie genannt wird, ist darum nicht ein genialer Mensch. Geniale Menschen werden diesen Titel, der von der Menge verliehen wird, regelmäßig nicht erlangen. Die genialsten Menschen aller Zeiten sind gewiß in Tollhäusern und Gefängnissen geborsten. Wer von tausend Alltagsleuten verstanden wird, geliebt wird ... gilt mir nicht. –
Da wurde ich durch das langsame, seelenvolle Geschrei des blinden kleinen Kohn, mit dem ich trotz meiner antisemitischen Grundsätze innig befreundet bin, erschreckt. Ich sprang auf, eilte hinaus. Ich sah, wie Max Mechenmal hin und her lief, den kleinen Kohn in die Beine zwickte oder ähnliche Bosheiten tat; dabei rief er: »Fange mich.« – Der kleine Kohn war bleicher. In seiner Hilflosigkeit. Er hielt den Rücken gegen eine Wand. Die dünnen leidenden Hände tasteten in der Luft ... Ich habe niemals so viel konzentrierten Schmerz gesehen, wie auf den verstorbenen Augen des kleinen Kohn lag. Ich eilte, ohne mir Zeit zu lassen, die Kleider in Ordnung zu bringen, auf Mechenmal zu, um ihn für die rohe Gesinnung zu züchtigen. Meine Hose wurde durch einen Nagel,

der aus der Wand ragte, beschädigt. Mechenmal benutzte die Verzögerung, schlüpfte an mir vorbei, lief in den Klosettraum, den er hinter sich verriegelte. Ich schlug an die Tür. Er sagte: »Besetzt!« Ich war sehr ärgerlich. Mir fiel zudem ein, daß ich die Papiere, auf denen die Arbeit über den »Schwindel von dem Genie« geschrieben war, in der Eile vergessen hatte mitzunehmen. Ich rief, er möge sie herausgeben. Er antwortete nicht. Später hörte ich, wie er gewaltig kicherte. Und ich wußte: Das Manuskript, das ich der neuen Zeitschrift »Das andere A« einreichen wollte, werde ich nicht wiedersehen. Traurig ging ich fort. –

Ach, der kleine Kohn ist nun leider tot. Er ist an seinen Gespenstern gestorben, er hat mir das oft vorausgesagt. Seine Gespenster hat er gesehen, der blinde kleine Kohn. Manchmal, wenn heller Tag war. Dann fand man ihn zitternd und weiß in einem Winkel. Die Beine hatte er so weit angezogen, daß die Oberschenkel gegen die eingesunkene Brust gepreßt waren. Zwischen den Knien lag der Kopf. Die winzigen erschrockenen Fingerchen krampften sich um die Schuhspitzen. Wenn man ihn berührte, schrie es aus ihm. Der Schrei war so gellend grauenhaft, daß man unwillkürlich losließ, als hätte man einen Stoß erhalten. Sooft das geschah, war man ratlos wie bei dem ersten Mal. Doktor Mondmilch wurde gerufen. Sie streichelte ihn ganz wenig. Die Starrheit löste sich in Schluchzen auf. Er bekam Tropfen, wurde in sein Bett gelegt, schlief schlimm. Mechenmal rief, daß es bis auf die Straße schallte: »Kohn ist wieder verrückt.«

In der letzten Zeit hatten sich die Anfälle gehäuft, besonders nachts. Die Ohnmachten waren tiefer, die nachfolgende Ermattung trostloser. Als an einem Abend Doktor Mondmilch, einer Einladung des Tier- und Nervenarztes Bruno Bibelbauer folgend, für längere Zeit weggegangen war, trat die Katastrophe ein. Der kleine Kohn lag bald tot im Bett. Mechenmal sagte: »Jetzt stört er einen wenigstens nicht mehr, wenn man schlafen will.« Der fette Idiot Backberg freute sich auf die Beerdigung. Die Köchin heulte; und das Stubenmädchen Minna. Nora Neumann hatte sich in ein Zimmer eingeschlossen; ich glaube, sie dichtete. Die Russin Recha war verschwunden; nachher fand Lenzlicht sie in dem Sterbezimmer. Sie saß auf dem Bett, hielt die eine Hand Kohns verzückt an ihr Herz, mit der rechten Hand zog sie das Lid seines rechten Auges hin und her. Ich hörte, wie sie weinte und sagte: das sei so interessant. Lenzlicht schimpfte wehmütig.

Noch jetzt sagt Mechenmal, wenn er von dem kleinen Kohn spricht: »Der war ja verrückt.« Ich bestreite das. Jeder nicht stupide Mensch hat dann und wann Erlebnisse, die mit den althergebrachten, allen zugänglichen Geschichten nicht in Einklang zu bringen sind. Manchmal ist man feinfühliger als sonst und als die anderen. Wenn man allein ist, die bekannten Dinge ruhiger sind ... vielleicht, wenn Abend ist, bei einer halbhellen Lampe ... in der Dämmerstunde in einsamen Räumen ... in Nächten, die keinen Schlaf tragen. Da heben sich aus der Stille Geräusche, die ich niemals gehört habe, die ich nicht erklären kann. Ich schrecke auf – fürchte mich – will in die heiße Helligkeit zu vielen lustigen Menschen – will nicht hören ... höre feiner. Die Stille reißt auseinander. Alles klafft ... und klingt. Bewegung kommt in die Gegenstände. Bösartige Schatten ängstigen. Alle Formen verlieren ihre Gewohnheit. Ich warte ... auf ein entsetzliches Wunder, auf Unkörper.

Ich bin ein entschiedener Feind von Geistern und Gespenstern und ähnlichen Dingen. Ich finde diese Erscheinungen wenig sinnig und ohne Witz, ich will nichts mit ihnen zu tun haben. Und konnte doch nicht hindern, daß mir erst kürzlich gegen die Mittagsruhe eine antike Frauengestalt mit herben Gesichtszügen erschienen ist. Ich war davon unangenehm berührt. Um so mehr, als mir später einfiel, daß das möglicherweise meine selige Mama gewesen ist.

Es ist nicht weniger vernünftig, die Geister zu leugnen, als unvernünftig ist, Wunder anzuerkennen. Wenn Gespenster

alltäglich wären, würden die Philosophen ein Naturgesetz für sie konstruieren, damit man sie daraus herleiten könnte. Und ohne Aufregung übersehen könnte.
Ich werde mich weiteren Grübeleien über diese verwirrten Dinge entziehen, indem ich mir das Leben nehme. Man wird empört sein. Mir die Berechtigung absprechen, über mich zu verfügen. Man wird mich für überspannt erklären. Und das medizinisch begründen. Um sich zu beruhigen; denn wenn jeder so dächte, gäbe es bald ein allgemeines Protestieren gegen das Dasein. Das Leben würde boykottiert. Das darf nicht geschehen. Wenn man fragt: warum nicht? – wird man ein Sophist gescholten. Die Leute sterben nicht gern, das heißt Lebensenergie. Sie helfen sich mit Göttern und heiterer Weltanschauung. Wenn einem der Jammer doch zu grell wird, fährt er in ein besseres Irrenheim.
Zu dem Entschluß, mich von mir zu befreien, bin ich vor langer Zeit gekommen. Der wichtigste Beweggrund war: ich bin mir ernsthaft unsympathisch. Ich kann zufällig nicht aushalten, über ein ganzes Leben bei mir zu bleiben. Ich kenne mich zu genau. Ich habe häufig geweint, daß ich von mir nicht loskommen kann. Ich empfinde mich als eine häßliche Last. Ich möchte in einem mutigen, ehrlichen, reinen Jungen sein. Mein Mensch ist unwahr, unästhetisch, plump. Ich weiß, daß der Tod mich gründlich zugrunde richten wird; der Gedanke ist für mich Ursache zu lebhafter Verzweiflung; ich kann ihn nicht lange denken. Ich verliere die Fähigkeit zu atmen. Habe das Gefühl, als presse ein Ungeheures von innen. Die Gehirntätigkeit scheint ausgeschaltet. Die Hände ballen sich in tierischer Angst. Ich weine trocken. Die Institution des Todes ist wohl für manche Menschen nicht angebracht; man hätte Mittel und Wege finden sollen, den Tod zu umgehen. Aber – das Sterben ist eine Bagatelle. Nur darf nicht an den Tod denken, wer sein Sterben vorbereitet.

## *Edme Théodore Bourg* Letzte Aufzeichnungen, meinen Kindern zu übergeben

»25. März, 10½ Uhr. – Ich komme eben zurück. Von dem Rest der Kohlen, die ich für neunzehn Sous vor sechs bis acht Tagen gekauft habe, mache ich ein wenig Feuer, da der Abend kalt war und die Nacht verspricht, es zu werden.
Ich werde mich nicht mehr hinlegen!
Ich habe meine Maßregeln getroffen: mein Bart ist gepflegt, mein Leib ist gewaschen, ich habe ein frisches Hemd angezogen; ich habe die Uhr aufgezogen, überall gefegt und abgestaubt; ich habe viele Papiere verbrannt, eine große Anzahl habe ich eingereiht.
Ich habe heute morgen ein paar Bücher verkauft, um frühstükken zu können, eine Mittagsmahlzeit einzunehmen und Kerzen zu kaufen, die meine Körper beleuchten, gemäß dem Gebrauch.
Seit vier Uhr war ich unterwegs. Ich war in der rue Richelieu 110, dann habe ich zu Mittag gegessen, welches Mittagsmahl! einundzwanzig Sous! rue Fontaine-Molière.
In meine Behausung zurückgekehrt, habe ich dem Brief an meine Kinder und dem an Monglave ein post-scriptum zugefügt.
Nachdem ich drei Pakete verschnürt und versiegelt habe, eines für Aglaé, das zweite für Monglave und das dritte für meine Kinder, habe ich mich wieder auf den Weg gemacht.
Ich habe das Paket für Monglave abgegeben.
Ich bin bei Aglaé gewesen und habe ihr das ihre selbst übergeben; aber ich habe sie nur kurz und nur auf dem Treppenabsatz sprechen können; denn die Mutter meiner Kinder war bei ihr. Sie glaubt, daß ich verreisen werde.
Ich bin rue de la Paix gewesen. Meine Kinder sind heruntergekommen, und ich habe sie ein letztes Mal umarmen können. Welcher Schmerz! Sie sollten mich den nächsten Morgen besuchen kommen; ich mußte ihrem Schritt zuvorkommen.

Ich habe ihnen gesagt, daß sie bei Emil vorbeigehen sollten, bevor sie zu mir kämen, um dort ein Paket abzuholen, das im Laufe des Abends dort abgegeben werden soll. Sie haben keinerlei Verdacht gehabt, die armen Kleinen, und sie werden wenigstens eine gute Nacht verbringen.

Ich war bei Sophie, wo sich Octavie und Alphonsine befanden. Sie haben alle drei gearbeitet. Wir haben dreiviertel Stunden lang gesprochen. Ich habe ihnen gesagt, daß es möglich sei, daß ich infolge einer Verabredung, die ich um zehn Uhr habe, eine Reise unternehmen müsse. Sophie wollte wissen, wohin ich ginge. Ich habe ihr geantwortet, daß ich es nicht wisse, was ja wahr ist! Aber daß sie morgen früh einen Brief von mir haben würde.

Ich bin um das Palais-Royal herumgegangen.

Bei meiner Rückkehr habe ich alle meine Briefe in die kleine Post der rue de l'Ancienne Comédie, dicht bei der rue Saint-Antoine-des-Arts, getragen.

Mitternacht. – Ich bereite die Strümpfe, das Hemd und das Bettuch vor, die meine letzten Kleider sein sollen.

Ich fühle, daß der Augenblick herannaht. Ich fühle es an einer Bewegung der Seele, deren ich mich nicht erwehren kann, trotz meines Mutes.

Ich bete zu Gott, für die Ruhe von Marias Seele, für meine Kinder, für mich selbst; denn es gibt einen inneren Schrei, der die süßesten, die besten Herzensgründe zu sich ruft, und mit ihnen das Vertrauen und die Hoffnung.

Ich unterhalte das Feuer. Es scheint mir, daß es etwas Lebendiges nahe bei mir gibt.

Wenn ich nicht verraten und verlassen worden wäre, wäre ich sicher nicht dort, wo ich jetzt bin.

Aber einsam, von einem brennenden Schmerz hingerissen und verzehrt seit Marias Tod, ohne Trost, ohne Hoffnung, von Not und Elend verfolgt, gedemütigt, verleumdet, beschimpft, habe ich nur ein Mittel gesehen, aus dieser äußersten Lage herauszukommen, und dieses Mittel ist der Selbstmord.

Zwei Uhr. – Wie rasch die Zeit vergeht! Es schlägt zwei Uhr! Draußen bläst ein heftiger Wind! Es tobt im Raum ein Sturm, der auf dem Grunde meines Herzens widerhallt.
Ich habe eben meinen Schlüssel ins Schloß gesteckt, von der Seite der Treppe, und ich habe an einem roten Faden meinen Brief an Frau Louise, meine Portierfrau, aufgehängt, in welchem ich ihr das Ereignis mitteile und ihr einige Verhaltensmaßregeln gebe, so daß der erste Mensch, der heute morgen kommen wird, ihn sehen, an sich nehmen und abgeben wird.
Halb drei Uhr. – Ich muß mich aber doch um die Vorbereitungen kümmern. Ich will nicht, daß der Tag mich noch vorfinde. Die Art des Todes war mir nicht gleichgültig. Ich wollte mir eine Kugel ins Herz schießen; das wäre ein leichtes und promptes Mittel gewesen. Ich habe mir aber keine Pistole beschaffen können. Mich ertränken – das wäre außerhalb meiner Wohnung gewesen! Und außerdem habe ich immer ein Grauen vor dem Wasser gehabt. Mich mit Kohlendunst erstikken, das wäre ein harter und langsamer Todeskampf gewesen. Ich habe folgendes Mittel angenommen.
Ich habe den Versuch der Strangulation (Erdrosselung) auf die Art des Pichegru gemacht und habe eingesehen, daß das leicht ausführbar ist.
Ich werde also mehrere Holzstückchen zusammenbinden. Ich habe sie voriges Jahr von Montmorency mitgebracht, wo ich mit meinen Kindern, Sophie und ihren Schwestern hingegangen war. Wenn sie so verbunden sind, werden sie mehr Gewalt haben. Ich werde sie in den Knoten meines Halstuches einfügen, und dann werde ich drehen, solange meine Kräfte es mir erlauben werden.
Um des Erfolges noch sicherer zu sein, werde ich oben an meinem Bücherschrank einen Knotenstrick, den ich schon lange besitze, befestigen; ich werde einen Knoten darin machen und ihn mir um den Hals legen; ich werde den Stuhl unter meinen Füßen wegstoßen und werde schließlich aufgehängt bleiben.

Das Erdrosseln und das Aufhängen müssen unfehlbar ihre Wirkung haben.
Wir werden sehen!
Drei Uhr. – Das Feuer erlischt; das verstimmt mich.
Ich mache eine Beobachtung, daß nämlich die natürlichen Bedürfnisse häufiger sind als vorher.
Ich höre den Lärm der Karren, mit denen die Gemüsegärtner zur Halle fahren. – Ich werde nichts mehr von dem, was sie bringen, genießen.
Nun zu!
O meine lieben Kinder! Eure süßen Gesichter sind vor mir und beunruhigen mich.
Mut!
Halb vier Uhr. – Ich habe den Knotenstrick befestigt. – Ich habe die zusammengebundenen kleinen Holzstückchen probiert, konnte sie aber nicht funktionieren machen.
Ich habe ein Holzstückchen genommen.
Um vier Uhr oder ein Viertel nach vier werde ich ausführen, wenn nur alles nach meinen Wünschen geht.
Ich fürchte den Tod nicht, da ich ihn suche, da ich ihn will!
Aber der verlängerte Schmerz erschreckt mich.
Ich gehe auf und ab; die Ideen versinken.
Ich habe nur das Bewußtsein meiner Kinder.
Das Feuer wird schwarz.
Welche Stille rings um mich!
Vier Uhr. – Es schlägt vier Uhr. Der Augenblick des Opfers ist gekommen.
Ich lege meine Tabacdose in die Schieblade meines Schreibtisches.
Lebt wohl, meine lieben Töchter!
Gott wird meinen Schmerzen verzeihen.
Ich lege meine Brille in meine Schieblade.
Lebt wohl ... lebt nochmal wohl, meine geliebten Kinder! ... Ihr habt meinen letzten Gedanken. Euch gelten die letzten Schläge meines Herzens ...«

## *Albert Ehrenstein* Der Selbstmörder

Ich bin einer der Versunkenen,
Die durch tausend Wälder schweigen,
Ich bin einer der Ertrunkenen,
Die kein Leid je wieder zeugen.

Ihr aber freut euch des Schiffs,
Verekelt mit Segeln den See.
Ich will tiefer zur Tiefe.
Stürzen, schmelzen, erblinden zu Eis.

O Sirupsprache der Gletscher!
Was soll mir der Gipfel –
Die Sonne betrat ihn!
Am Berge lockt mich der Abgrund,
Der Entspanner, Erlöser, Empfänger.

Bahnen, wohltätige Bahnen!
Niederfährt eiserne Kraft
Unselige Menschen.

Ich grüße den Tod.
Denn Sein ist Gefängnis,
Im Hirn haust die Qual,
Das Auge verengt Welt,
Und schlecht ist Geschlecht,
Es vermehrt sich.

Schön ist es, ein Skelett zu sein oder Sand.

Gott hat mir große Gaben gegeben. Vielen jedoch hat er den Krebs gegeben, andere hat er als Dummköpfe geschaffen, andere hat er schon als kleine Kinder fallen lassen. Man weiß nicht, wo diese große Güte ist. Hier sind 5000 Lire für den Pfarrer von Castellazzo, so wird er weiterhin seine Geschichten predigen; hoffen wird, daß wenigstens er daran glaubt. Laßt es Euch wohl gehn. Ich fühle mich so wohl wie ein Fisch im Eis.

Cesare

Da ich erlebt habe, daß man von meinen Liebeshändeln von den Alpen bis Capo Passero spricht, will ich Dir nur sagen, daß ich, wie Cortez, die Schiffe hinter mir verbrannt habe. Ich weiß nicht, ob ich den Schatz von Montezuma finden werde, aber ich weiß, auf der Hochebene von Tenochtitlán werden Menschenopfer dargebracht. Seit vielen Jahren dachte ich nicht mehr an diese Dinge – ich schrieb. Jetzt werde ich nicht mehr schreiben! Mit der Dickköpfigkeit, mit dem stoischen Willen der Menschen von den Langhe werde ich meine Reise ins Reich der Toten machen. Willst Du wissen, wer ich jetzt bin, so lies wieder *La Belva* in den *Dialoghi von Leucò:* wie immer, habe ich alles vor fünf Jahren vorausgesehen. Je weniger Du von dieser Geschichte mit ›Leuten‹ sprichst, um so dankbarer werde ich Dir dafür sein. Doch werde ich es noch können? Du weißt, was Du zu tun hast.

Ciao auf immer
Dein Cesare

man muss sich umbringen um die hoffnung zu begraben. es gibt keine hoffnung.
jedoch ist ein lebender mensch ein hoffender. contradictio in se.

frage: worauf hoffen?
es gibt nichts was zu erreichen wäre außer dem tod.
also, üblicherweise wird versucht ein ziel möglichst schnell zu erreichen, wenn es bekannt.
ich habe gegen meine natur versucht und gegen meinen instinkt (!) den optimistischen standpunkt einzunehmen. ich habe viel versucht, ich habe gegen mein besseres wissen behauptet: das leben ist wert gelebt zu werden um seiner selbst willen, wie dumm, ein vorwand diese unangenehme prozedur nicht vornehmen zu müssen. es gibt keine schuld, keine sünde, nicht gut, nicht böse, keinen gott, keine möglichkeit, nur den schein für den schein leben zu können. wozu der mensch als ethische fehlkonstruktion mit ethischer einstellung behaftet sein kann? ein scherz. es ist gräßlich, daß die hoffnung wie ein böses geschwür bis zur letzten sekunde wuchert. die dinge bleiben wie sie sind, idealismus ist unangebracht. unter diesen auspizien vertrete ich (natürlich nur für mich, da ja ich mit dieser meinung behaftet bin) als richtig, der. falsch, für. ich bin einfach nicht einverstanden, würde gerne den menschen gegen das tauschen wofür er sich hält oder fälschlich für möglich hält zu erreichen. so betrachtet will ich gerne den anfang machen, das gute beispiel. –

## *N. N.* Abschiedsbrief

»Ich kann hier nicht mehr bleiben, Deine Mutter hat auch im Treppenhaus Hure und Kuh gerufen für Euch war ich eben nur die Hure. Auch oben daß hinterlistige Volk hatt sich voll gefressen und über mich hergezogen. Die können bei Dir weiter (unleserlich). Der Junge ist in Norf. Andrea bring ich auch noch gut unter. Und Dein Wagen wirst Du auch heil zurückbekommen. Eine Hure braucht Ihr ja nicht. Keiner braucht mir mal nachtrauern. Wenn die Kinder mal größer sind hast Du es dann auch besser. Am besten tust Du Sie alle drei in ein Heim.«

## *Sergej Jessenin* Leb wohl, liebster Freund

Leb wohl, liebster Freund, lebe wohl.
Du Lieber, an meiner Brust.
Die vorbestimmte Trennung
Verheißt ein Wiedersehn!
Auf Wiedersehn, mein Freund.
Ohne Handdruck und Abschiedswort.
Weine nicht, und mach kein trauriges Gesicht.
Sterben ist nicht neu auf dieser Welt.
Doch zum Leben find ich keine Kraft mehr ...

## *Wladimir Majakowski*
## Nachruf auf Sergej Jessenin

Nun sind Sie fort,
wie man so sagt,
in eine andre Welt.
Leere ...
Sie fliegen
zwischen Himmelslichtern.
Ohne Kneipe,
ohne Vorschußgeld.
Nüchtern.
Nein, Jessenin,
das ist
kein Witz –
mir sitzt im Hals
ein Klumpen Schmerz,
kein Schabernack.
Ich seh, wie Sie
– die Hand schlapp, aufgeschlitzt –

schwingen
den eigenen
Knochensack.
Hören Sie auf,
genug!
Sind Sie denn bei Verstand?
Zusehn
wie Todeskreide
Ihre Wangen
bleicht?
Ihnen gelang doch
manchmal allerhand,
was in der Welt
kein anderer
erreicht.
Also weshalb,
wozu?
Verzweiflungsakt.
Die Kritiker krakeelen:
»Schuld war hier
da dies, da das,
vor allem:
kein Kontakt
und folglich
so viel Schnaps und Bier.«
Sicher,
hätte auf Sie
statt der Boheme
die Klasse
gewirkt,
es gäbe keinen Streit. Jedoch:

löscht denn die Klasse
ihren Durst
mit Wasser?

Die Klasse – nun, auch sie
säuft wie ein Loch.
Sicher,
hätte Sie einer von der »Wacht«
beschützt
Sie hätten
an Format
gewonnen:
Sie hätten
täglich
hundert Zeilen
geschwitzt,
lang
und langweilig
wie Doronin.
Ich denke,
hätt man diesen Quatsch
vollstreckt,
Sie baumelten
schon längst am Seile.
Dann besser schon
an Wodka verreckt
als an Langeweile!
Nichts klärt uns
die Motive
Ihrer Tat,
kein Strick,
kein Taschenmesser, leider.
Vielleicht,
hätt das Hotel
Tinte gehabt,
gäbs keinen Grund
die Vene
aufzuschneiden.

Die Epigonen jubeln:
»Noch einmal!«
Man zählt
schon haufenweis
die Freitodfälle.
Es reichte
ohnehin
die Selbstmordzahl.
Viel besser wär's
mehr Tinte
herzustellen!
Stumm
ist Ihr Mund.
Für immer.
Wir verwaist.
Schwer
und verfehlt
zu rätseln und zu ahnen.
Das Volk,
der Sprache schöpferischer Geist,
verlor
den sangesfrohen
Sauf-Kumpanen.
Nun tragen sie
Gedichteschrott hinab,
kaum abgestaubt
von alten
Totenfeiern,
und pfählen
stumpfe Reime
in das Grab –
wird ein Poet
geehrt
mit solchen Leiern?
Ihr Denkmal
ist noch nicht gegossen,

– wo seid ihr,
edle Bronze
oder Stein? –
doch den Gedächtniskäfig
füllen
die Genossen
bereits mit Widmungsschund
und Memoirenschleim.
Ihr Name
steht gerotzt im Schnupftuchstoff,
Ihr Wort
bespeichelt Sobinow
und rezitiert
vor der krepierten Birke:
»Kein Wort, mein Freund,
kein Seu-eu-eu-fzer wirke.«
Äh,
anders reden sollte man mit ihm,
mit diesem
Leonid von Lohengrin!
Aufspringen müßte man,
von Wut ergriffen:
»Schluß jetzt
mit Verse-kaun
und -schmatzen!«
betäuben
die Meute
mit Dreifingerpfiffen,
ein Gottverflucht
ihr in die Fratze kratzen!
Daß das Geschmeiß
gleich auseinanderfliege,
flatternd
mit seinen dunklen
Rockschoßfetzen,

daß Kogan
fliehend
lange Beine kriege
und seine Schnurrbartlanzen
Passanten
verletzen.
Es wimmelt noch
von Lumpen
und von Schändern.
Es gibt genug zu tun
sich zu beweisen.
Man muß
zuerst
das Leben ändern
und erst danach
lobpreisen.
Der Literat
ist heute übel dran:
doch sagt mir,
ihr
verkrüppelten Poeten,
wer von den Großen suchte
wo
und wann
sich einen Weg,
der leicht
und ausgetreten?
Das Wort
ist Feldherr
aller Menschenkraft.
Marsch!
daß die Zeit
im Flug
Raketen speit.
Es fliege
nur das Haar,

vom Wind zerrauft,
zurück in die Vergangenheit.

Es gibt noch
wenig Lust
auf unserem Stern.
Man muß
die Freude
aus der Zukunft
reißen.
In diesem Leben
stirbt man leicht und gern.
Bedeutend schwerer ist:
das Leben meistern.

## *Bertolt Brecht* Epistel über den Selbstmord

Sich selbst zu morden
Ist eine seichte Sache.
Man kann darüber mit seiner Waschfrau plaudern.
Mit einem Freund das Für und Wider erörtern.
Ein gewisses Pathos, das lockt
Sollte man vermeiden.
Obwohl das durchaus kein Dogma zu sein braucht.
Aber besser scheint mir doch
Ein kleiner Schwindel wie gewöhnlich:
Man habe es satt, die Wäsche zu wechseln, besser noch:
Die Frau sei einem untreu gewesen
(Das zieht bei denen, die von derlei in Erstaunen gesetzt werden
Und ist nicht zu großartig.)
Jedenfalls
Sollte es nicht aussehen
Als habe man
Zuviel von sich gehalten.

Seine Bestimmung findet der Samurai im Tod. Vor ein Entweder-Oder gestellt, gibt es für ihn nur die schnelle Wahl des Todes. Das ist nicht besonders schwierig. Sei entschlossen und handle. Wer sagt, zu sterben, ohne sein Ziel erreicht zu haben, sei wie ein Hund zu sterben, redet in den frivolen Tönen eines Intellektuellen. Unter dem Druck der Entscheidung zwischen Leben und Tod ist es nicht notwendig, sein Ziel zu erreichen. Ein jeder von uns will leben. Und ein Großteil unserer Logik ist an unserem Wollen ausgerichtet. Sein Ziel nicht erreicht zu haben und dennoch weiterzuleben, ist Feigheit. Die Grenze ist dünn und gefährlich. Denn zu sterben, ohne sein Ziel erreicht zu haben, ist wirklich, wie ein Hund zu sterben, und ist Fanatismus. Doch liegt darin keine Schande. Es ist vielmehr das Wesen der Bestimmung des Samurai. Wenn es ihm gelingt, indem er allmorgendlich und -abendlich sein Herz in den richtigen Zustand versetzt, so zu leben, als sei der Körper bereits tot, so gewinnt er Freiheit in seiner Bestimmung. Sein ganzes Leben ist dann frei von Schuld, und er wird sein Ziel erreichen.

Sawabe Heizaemon erhielt den Befehl, am elften Tag des elften Monats im zweiten Jahr der Tennoherrschaft Seppuku zu begehen. Da er am Abend des zehnten davon erfuhr, sandte er ein Schreiben an Yamamoto Gonnojō (Tsunetomo), in dem er ihn bat, *kaishaku* zu sein. Yamamoto antwortete darauf wie folgt. (Tsunetomo war zu dieser Zeit vierundzwanzig Jahre alt.)
Ich billige Ihre Entscheidung und nehme Ihr Ersuchen an, Ihr *kaishaku* zu sein. Mein Gefühl sagt mir, daß ich ablehnen sollte, doch da dies schon morgen stattfinden soll, bleibt keine Zeit für Ausflüchte, und ich will die Aufgabe verrichten. Es ist mir eine große persönliche Genugtuung, daß Sie mich unter so vielen ausgewählt haben. Bitte, seien Sie ruhig, was alles

notwendig Folgende betrifft. Wenngleich es schon spät in der Nacht ist, werde ich unverzüglich zu Ihrem Haus kommen, um die Einzelheiten zu besprechen. Als Heizaemon diese Antwort sah, soll er bemerkt haben: »Dies ist ein Brief ohnegleichen.«

Seit alten Zeiten wird es von den Samurai als unheilvoll angesehen, wenn man gebeten wird, *kaishaku* zu sein. Der Grund dafür ist, daß man kein Ansehen gewinnt, wenn man die Aufgabe gut ausgeführt hat. Und wenn man einmal einen Fehler macht, so gereicht einem dieser zu lebenslänglicher Schande.

Ein gewisser Meister Tokuhisa war von Geburt ganz anders als andere Leute und wurde als etwas schwachsinnig angesehen. Einmal wurde ein Gast geladen, und man tischte Schlammfischsalat auf. Zu der Zeit sprach jeder von »Meister Tokuhisas Schlammfischsalat« und lachte dabei. Als der Meister anwesend war und eine gewisse Person sich über ihn lustig machte, indem er die obige Bemerkung zitierte, zog Tokuhisa sein Schwert und metzelte den Mann nieder. Man untersuchte das Ereignis und stellte gegenüber Lord Naoshige fest: »Wir schlagen Seppuku vor, da es sich hier um einen Fall von Unüberlegtheit im Palast handelt.«

Als Lord Naoshige dies hörte, erklärte er: »Zu schweigen, wenn sich jemand über einen lustig macht, ist Feigheit. Es besteht kein Grund, über diese Tatsache hinwegzusehen, nur weil man im Palast ist. Ein Mann, der sich über andere lustig macht, ist selbst ein Narr. Es war seine eigene Schuld, daß er niedergemetzelt wurde.«

Makiguchi Yohei war im Laufe seines Lebens *kaishaku* für viele Männer. Als ein gewisser Kanahara Seppuku begehen sollte, erklärte Yohei sich bereit, *kaishaku* zu sein. Kanahara stieß das Schwert in seinen Bauch, doch als er es sich quer durch den Magen ziehen sollte, konnte er nicht weiterschneiden. Yohei näherte sich ihm von der Seite, schrie »Ei!« und stampfte mit dem Fuß auf. Diese Anfeuerung machte es Kanahara möglich, sein Schwert quer durch den Bauch zu ziehen. Nachdem er das *kaishaku* verrichtet hatte, soll Yohei unter Tränen gesagt haben: »Wenn er auch früher ein guter Freund von mir war...« Dies ist eine von Meister Sukemons Erzählungen.

Als während des Seppuku eines gewissen Mannes der *kaishaku* seinen Kopf abschlug, blieb ein kleines Stück Haut hängen, so daß der Kopf nicht völlig vom Körper getrennt war. Der offizielle Beobachter sagte: »Es hängt noch etwas da.« Da geriet der *kaishaku* in Wut, ergriff den Kopf, schnitt ihn völlig ab, hielt ihn über Augenhöhe und sagte: »Sieh dich mal um!« Es soll allgemeines Erschauern ausgelöst haben. Dies ist eine von Meister Sukemons Erzählungen.

Aus der Praxis der Vergangenheit sind Fälle überliefert, in denen der Kopf abflog. Man kam dann überein, daß es besser sei, ihn so abzuschneiden, daß noch ein kleines Stück Haut übrigblieb, so daß der Kopf nicht in die Richtung der offiziellen Prüfer flöge. Im Augenblick jedoch gilt es als besser, den Kopf glatt abzuschlagen.
Ein Mann, der schon fünfzig Köpfe abgeschlagen hatte, bemerkte einst: »Bei manchen Köpfen kommt es vor, daß selbst der Rumpf des Körpers noch eine Reaktion zeigt. Wenn man erst drei Köpfe abgeschlagen hat, so gibt es zunächst noch keine Reaktion, und man kann glatte Schnitte machen. Doch wenn man bei vier oder fünf angelangt ist, so verspürt man bereits eine beträchtliche Reaktion. Auf jeden Fall ist dies eine äußerst wichtige Angelegenheit, und wenn man deshalb immer darauf abzielt, den Kopf zu Boden zu bringen, so sollte es keine Fehler geben.«

Ein gewisser Sohn des Mori Monbei geriet in einen Streit und kehrte verwundet nach Hause zurück. Von Monbei befragt:

»Was hast du mit deinem Gegner gemacht?« erwiderte sein Sohn: »Ich habe ihn niedergemetzelt.«
Und als Monbei wissen wollte: »Hast du ihm den Gnadenstoß gegeben?« bejahte sein Sohn diese Frage.
Daraufhin bemerkte Monbei: »Du hast zweifellos recht gehandelt, und es gibt nichts, was zu bereuen wäre. Selbst wenn du fliehen wolltest, müßtest du auf jeden Fall Seppuku begehen. Wenn sich deine Stimmung gebessert hat, so begehe Seppuku, und anstatt von der Hand eines anderen sollst du von der Hand deines Vaters sterben.« Und bald darauf verrichtete er *kaishaku* für seinen Sohn.

Der Familienstammbaum des Lord Sōma, der *Chiken marokashi* genannt wurde, war der vortrefflichste in ganz Japan. Als sein Wohnsitz in einem Jahr plötzlich Feuer fing und völlig in Flammen aufging, sagte Lord Sōma: »Ich spüre kein Bedauern um das Haus und seine ganze Ausstattung, selbst wenn es bis auf das letzte Stück abbrennt, da all diese Dinge später ersetzt werden können. Ich bedaure nur, daß es mir nicht möglich war, den Stammbaum herauszunehmen, der doch den wertvollsten Besitz meiner Familie darstellt.«
Unter den Anwesenden war ein Samurai, der sagte: »Ich will hineingehen und ihn herausholen.«
Lord Sōma und die anderen lachten und meinten: »Das Haus ist bereits von Flammen umzingelt. Wie willst du ihn da herausholen?«
Nun war dieser Mann nie redselig gewesen noch besonders nützlich, doch hatte man ihn als Diener eingestellt, weil er ein Mann war, der eine Sache von Anfang bis Ende ausführte. An dieser Stelle sagte er: »Ich bin meinem Meister noch nie von Nutzen gewesen, weil ich so nachlässig bin, doch habe ich immer in dem Entschluß gelebt, daß mein Leben ihm eines Tages von Nutzen sein soll. Dieser Zeitpunkt scheint gekommen.« Und er sprang in die Flammen.

Nachdem das Feuer gelöscht war, sagte der Meister: »Seht, ob ihr seine Überreste findet. Welch ein Jammer.« Sie suchten überall und fanden seine verbrannte Leiche schließlich im Garten vor dem Wohntrakt. Als sie ihn umdrehten, floß Blut aus seinem Magen. Der Mann hatte sich den Bauch aufgeschlitzt und den Stammbaum hineingelegt, der unversehrt geborgen werden konnte. Von diesem Zeitpunkt an wurde er »Blutstammbaum« genannt.

## *Franz Kafka* Der Selbstmord Don Quixotes

Eine der wichtigsten donquixotschen Taten, aufdringlicher als der Kampf mit der Windmühle, ist: der Selbstmord. Der tote Don Quixote will den toten Don Quixote töten; um zu töten, braucht er aber eine lebendige Stelle, diese sucht er nun mit seinem Schwerte ebenso unaufhörlich wie vergeblich. Unter dieser Beschäftigung rollen die zwei Toten als unauflöslicher und förmlich springlebendiger Purzelbaum durch die Zeiten.

## *N. N.* Abschiedsbrief

»Lieber Robert.
Verzeih mir bitte, daß ich Dich allein lasse, ich wäre so gerne noch bei Dir geblieben, aber so geht es ja nicht mehr weiter. Ich bin ja für Dich nur noch eine Belastung und das kann ich nicht ertragen. Du sollst nicht lange traurig sein. Mit Deinem Gelde kannst Du schön leben kaufst Dir später ein Auto und fährst in Urlaub. Die Zeit heilt alle Wunden und Männer vergessen so schnell.
Der Entschluß ist mir sehr schwer gefallen mein Leben und meine ganze Liebe gehörte Dir und den Kindern. Ich habe schreckliche Angst vor dem Wasser, aber es muß sein. Meinen kleinen Sonnenschein habe ich ja noch mal gesehen heute und meinen lieben Klaus nochmal geküßt. Um ihn brauche ich mich ja nicht zu sorgen. Schließe Dich an die Kinder an und lebt noch glücklich miteinander. Euch hat das Schicksal besser bedacht. Mein Leben war schwer von Anfang bis Ende, so war es bestimmt. Die glücklichen Stunden waren sehr sehr selten und bin ich froh, wenn alles vorüber ist.
Das Einzige was ich ohne Dein Wissen tat ist, das ich mir bei Defaka ein Konto aufmachen ließ. Ich bezahlte jeden Monat 50,– ein und kaufte laufend dort. Du kannst es ja weiter so abzahlen. Ich weiß, daß Du es nicht haben wolltest, aber ich wurde sonst nicht fertig und hatte nicht immer genügend Medikamentengeld. Bitte verzeih es mir, viele Leute machen es ja so, und von meinem Sterbegeld kannst Du ja auch bezahlen.
Ich habe Dich ja heute abend noch einmal fest geküßt, das war mein Abschiedsgruß an Dich. Also Kopf hoch und nicht traurig mein lieber lieber Robert.

Deine Thea

Bestelle vor allem Fritz und Ria noch die letzten lieben Grüße. Grüße mir Maria sie war mir immer gut, ferner Familie Sarto-

rius. Danke Gerda noch für die Wäsche sie habe ich ja noch gestern gesehen sie soll Klaus immer gut sein, er war einmal das Liebste was ich hatte.
Haltet mich in gutem Andenken.«

## *Thomas Touchwood*
## Selbstmord auf Subscription

»Thomas Touchwood kündigt an, sich am letzten November auf Subscription zu erschießen. Da sein Leben weder ihm selbst, noch seinen Freunden nützlich, so ergreift er dieses Mittel, um ihm eigenen Werth zu geben, und hofft, daß die Neuheit seines Vorhabens Unterstützung des Publikums finden wird. Mit einer Pistole wird er sich durch den Leib, mit der andern durch's Gehirn schießen, und den Tod auf eine Art vorstellen, wie es noch nie öffentlich geschehen ist. Der Auftritt geschieht genau um 9 Uhr. Damen werden ersucht, ihre Plätze zu bestellen.«

## *Jacques Rigaut* »Ich werde ernst sein …«

Ich werde ernst sein wie das Vergnügen. Die Leute wissen nicht, was sie sagen. Es gibt keine Gründe zu leben, aber es gibt erst recht keine Gründe zu sterben. Es zu akzeptieren ist das einzige, was uns unsere Verachtung für das Leben bezeugen läßt. Das Leben ist es nicht wert, daß man sich die Mühe gibt, es zu verlassen. Man kann es einigen anderen aus Barmherzigkeit ersparen, aber sich selbst? Die Verzweiflung, die Gleichgültigkeit, die Treulosigkeit, die Treue, die Einsamkeit, die Familie, die Freiheit, die Schwerfälligkeit, das Geld, die Armut, die Liebe, das Ausbleiben der Liebe, die Syphilis, die Gesundheit, der Schlaf, die Schlaflosigkeit, die Begierde, die Impotenz, die Plattitüde, die Kunst, die Ehrbarkeit, die Schande, die Mittelmäßigkeit, die Intelligenz, alles kein Grund zur Aufregung. Wir wissen viel zu sehr, wozu diese Dinge gut sind, um uns vor ihnen in acht nehmen zu können, sie sind gerade gut genug, um einige belanglose Fälle von Suizid zu verbreiten. (Sicher, es gibt zweifellos das Leiden des Körpers. Mir geht es gut, umso schlimmer für die, die leberkrank sind.

Ich bin weit davon entfernt, an den Opfern Gefallen zu finden, aber ich will es den Leuten nicht verübeln, wenn sie meinen, sie könnten ein Krebsgeschwür nicht aushalten.) Und dann, nicht wahr, ist es der Revolver, mit dem wir uns heute abend töten werden, wenn es uns beliebt, der uns befreit, der uns jede Chance zu leiden raubt. Die Verstimmung und die Verzweiflung sind im übrigen immer nur neue Gründe, am Leben hängen zu bleiben. Schön bequem, der Suizid: ich denke unaufhörlich daran; zu bequem: ich habe mich nicht getötet. Ein Bedauern bleibt bestehen: man möchte sich nicht davonmachen, bevor man sich kompromittiert hat, man möchte, wenn man sich davonmacht, Notre-Dame, die Liebe oder die Republik mit sich nehmen.

Der Suizid muß eine innere Berufung sein. Ein Blut, das zirkuliert und das eine Rechtfertigung für seinen endlosen Kreislauf fordert. In den Fingern herrscht die Ungeduld, sich endlich in die hohle Hand einzugraben. Das ist der Juckreiz einer Aktivität, die auf den zurückweist, der sie an den Tag legt, wenn es der Unglückliche versäumt hat, sich ein Ziel zu geben. Begierden ohne Inhalt. Verlangen nach dem Unmöglichen. Hier erhebt sich die Grenze zwischen den Leiden, die einen Namen haben und einen Gegenstand, und jenen anderen, die anonym und selbsttätig sind. Für den Geist ist das eine Art von Pubertät, so wie man sie in Romanen beschreibt (denn ich bin natürlich viel zu jung korrumpiert worden, um eine Krise zu der Zeit erkannt zu haben, als sie sich im Schoße zu regen begann), aber man überwindet sie anders als durch den Suizid.

Ich habe nicht viel ernst genommen; als Kind streckte ich den armen Alten, die meine Mutter auf der Straße um ein Almosen baten, die Zunge heraus und ich zwickte insgeheim ihre Gören, die vor Kälte heulten; als mein sterbender Vater beabsichtigte, mir seine letzten Wünsche anzuvertrauen und mich an sein Bett rief, packte ich das Dienstmädchen und sang: *Deine Eltern in den Tod mußt wiegen, – Wirst schon sehn wie wir uns dann lieben* ... Ich glaube, jedesmal wenn ich das Vertrauen eines Freundes enttäuschen konnte, habe ich das kaum unterlassen. Aber es ist ein bescheidener Verdienst, die Güte zu verspotten, die Barmherzigkeit zum Narren zu halten, und das treffendste Element der Komik ist es, die Leute um ihr kleines bißchen Leben zu bringen, grundlos, nur um zu lachen. Die Kinder irren sich darin nie und wissen das ganze Vergnügen auszukosten, das darin liegt, Panik in einem Ameisenhaufen zu stiften, oder zwei, beim Rumhuren erwischte Fliegen zu zerquetschen. Während des Krieges warf ich eine Granate in einen Unterstand, als sich zwei Kameraden gerade fertig machten, um in Urlaub zu gehen. Welch schallendes Gelächter, das Entsetzen im Gesicht meiner Geliebten zu sehen, die ich, als sie erwartete, eine Liebkosung zu empfangen, mit einem Schlagring schlug, und als ihr Körper einige Schritte weiter zusammensackte; und welch ein Spektakel, diese ganzen Leute, die sich aus dem Gaumont-Palast herauskämpften, nachdem ich dort Feuer gelegt hatte. Heute abend, Sie haben nichts zu befürchten, habe ich die Lust, die Laune und die Phantasie, ernst zu sein. – Offensichtlich ist an dieser Geschichte nicht ein wahres Wort, und ich bin der artigste kleine Junge von Paris, aber ich habe so oft Vergnügen daran gefunden, mir vorzustellen, ich hätte solcherlei ehrbare Heldentaten vollbracht oder wäre im Begriff, sie zu vollbringen, daß es keineswegs eine Lüge ist. Immerhin habe ich mich über eine Menge mokiert! Über eine einzige Sache auf der Welt habe ich es nicht geschafft, mich zu mokieren: das Vergnügen. Wenn ich noch der Scham oder der Eigenliebe fähig wäre, das können Sie mir glauben, hätte ich mich nicht zu einem so peinlichen Herzenserguß hinreißen lassen. Eines Tages werde ich Ihnen erklären, warum ich niemals lüge: vor seinen Domestiken gibt es nichts zu verbergen. Kehren wir lieber zum Vergnügen zurück, dem es leicht fällt, Sie mit zwei kleinen Musiknoten, mit dem Gedanken an die Haut und noch einigem anderen einzufangen und mitzureißen. Solange

ich nicht die Lust am Vergnügen bezwinge, werde ich für den Taumel des Suizids empfänglich sein; das weiß ich bestimmt.
Das erste Mal habe ich mich getötet, um meine Geliebte anzustinken. Diese tugendhafte Kreatur weigerte sich brüsk, mit mir zu schlafen, sie weiche vor den Gewissensbissen, ihren Hauptliebhaber zu betrügen, wie sie sagte. Ich weiß nicht, ob ich sie geliebt habe, ich vermute, daß nach zwei Wochen des Getrenntseins mein Bedürfnis nach ihr mehr als nachgelassen hätte: ihre Verweigerung machte mich rasend. Womit konnte ich sie heimsuchen? Habe ich gesagt, daß sie mir eine innigste und dauerhafte Zärtlichkeit bewahrt hatte? Ich habe mich getötet, um meine Geliebte anzustinken. Man wird mir diesen Suizid verzeihen, wenn man meine extreme Jugend zur Zeit jenes Abenteuers berücksichtigt.
Das zweite Mal habe ich mich aus Faulheit getötet. Arm und mit einem Horror vor jeglicher Arbeit im voraus, habe ich mich eines Tages getötet, ohne Überzeugung, so wie ich gelebt hatte. Man wird mir diesen Tod nicht weiter übelnehmen, wenn man sieht, wie blühend ich heute aussehe.
Das dritte Mal ... ich verschone Sie mit der Erzählung meiner anderen Suizide, vorausgesetzt Sie willigen ein, noch einer zuzuhören: Ich war gerade dabei schlafen zu gehen, nach einem Abend, an dem meine Langeweile mich sicherlich nicht mehr heimgesucht hatte als an den anderen Abenden. Ich faßte den Entschluß, und im selben Moment, ich erinnere mich sehr genau an ihn, artikulierte ich den einzigen Grund: was sonst, verdammt noch mal! Ich stand auf und ging die einzige Waffe im ganzen Haus suchen, ein kleiner Revolver, den einer meiner Großväter gekauft hatte und der mit ebenso alten Kugeln geladen war. (Nachher wird man sehen, warum ich auf diesem kleinen Detail beharre.) Da ich mich nackt ins Bett lege, war ich im Zimmer nackt. Es war kalt. Ich beeilte mich, unter meine Decke zu kriechen. Ich hatte den Hahn gespannt, ich fühlte die Kälte des Stahls in meinem Mund. Wahrschein-

lich hörte ich in jenem Moment mein Herz schlagen, so wie ich es schlagen hörte, als ich dem Pfeifen einer Granate zuhörte, bevor sie einschlug, oder wie angesichts einer irreparablen, aber noch nicht vollzogenen Tat. Ich habe auf den Abzug gedrückt, der Hahn sprang zurück, der Schuß war nicht losgegangen. Daraufhin habe ich die Waffe auf einen kleinen Tisch gelegt, vermutlich ein wenig nervös lachend. Zehn Minuten später schlief ich. Ich glaube, ich habe soeben eine nicht unwichtige Bemerkung gemacht, wenn das überhaupt ... Natürlich! Es paßt zu mir, daß ich nicht einen Augenblick daran dachte, eine zweite Kugel abzufeuern. Wichtig war, daß ich die Entscheidung zu sterben getroffen hatte, und nicht daß ich starb.

Ein Mann, dem Scherereien und Langeweile erspart bleiben, findet im Suizid vielleicht die Erfüllung der selbstlosen Geste, vorausgesetzt, er ist auf den Tod nicht neugierig! Ich weiß absolut nicht, wann und wie ich auf diese Gedanken gekommen bin, was mich übrigens nicht im geringsten stört. Aber dennoch liegt darin der absurdeste Akt, die Phantasie in ihrem berstenden Ausbruch und die weit über den Schlaf hinausreichende Entspannung und der Kompromiß in seiner reinsten Form.

## *Pierre Drieu La Rochelle*
## Abschied von Gonzague

Schon vor längerer Zeit wollte ich Gonzague eine Entschuldigung schreiben. Eine Entschuldigung! Ich wußte wohl, daß die Gewissensprüfung, die ich Deinetwegen im *Leeren Koffer* mit uns beiden vorgenommen hatte, unzulänglich war. Eine schreckliche Unzulänglichkeit unserer Herzen und unserer Köpfe angesichts des Schreis, des Gebets, das Du ausstießest. Ich sah Dich auf die Straße geworfen, mit dem leeren Koffer, und mit dem, was ich Dir anbot, ihn zu füllen. Ich warf Dir

vor, daß Du in der so reichen, so vollen Welt nichts fandest, um Dir eine Wegzehrung zu schaffen. Doch ich gab Dir nichts. Denn schließlich und endlich muß man erkennen, daß diejenigen, die nichts finden, dastehen und nicht wissen, was sie tun sollen, etwas verlangen, und man kann nur eins tun, ihnen etwas geben.
Ich habe geweint, als eine Frau am Telefon sagte: »Ich rufe Sie an, um Ihnen mitzuteilen, daß Gonzague tot ist.« Ekelhafte Scheinheiligkeit der Tränen. Immer die Feigheit des Almosens. Man gibt zwei Groschen und geht weiter. Und mit welcher Leichtigkeit werde ich morgen um fünf Uhr aufstehen, um zu Deinem Begräbnis zu kommen. Ich bin immer liebenswürdig bei Begräbnissen.
Durch einen Vorort hindurch – die Vororte sind das Ende der Welt –, dann über das herbstliche Land, grün wie gekochtes Gemüse und fahl golden wie ein Schlafzimmer, unter strömendem Regen, mit einem Chauffeur, der mir von seinem Motor erzählte, gelangte ich zu einer jener schrecklichen Familienpensionen, die einem zeigen, daß Schwermut und Wahnsinn sich gut vertragen mit völliger Mittelmäßigkeit.
Da war er, unter Deinem Bett, der offenstehende Koffer, in den Du letztlich nur eine Sache legen konntest, die kostbarste, die einem Menschen gegeben ist: sein Tod. Gott sei Dank: Du hattest das Beste bewahrt, und man hatte es Dir nicht genommen. Hierin bist Du wachsam und unfehlbar gewesen: Du hast Deinen Tod bewahrt, Ich bin sehr glücklich, daß Du Dich getötet hast. Das beweist, daß Du ein Mensch geblieben warst und wohl wußtest, daß Sterben die stärkste Waffe ist, die einem Menschen gegeben ist.
Du bist für nichts gestorben, aber Dein Tod beweist, daß die Menschen nichts machen können auf der Welt als sterben, daß, wenn es etwas gibt, das ihren Stolz rechtfertigt, das Gefühl, das sie von ihrer Würde haben – Du hattest dieses Gefühl, Du, der Du unaufhörlich gedemütigt, beleidigt worden bist –, dann ist es dies: Sie sind stets bereit, ihr Leben weg-

zuwerfen, es aufs Spiel zu setzen für einen Gedanken, für eine Gefühlsregung. Es gibt nur eins im Leben: Leidenschaft, und die kann sich nur ausdrücken durch den Mord – an anderen oder an sich selbst.
Du besaßest den ganzen Irrwahn, dieses ganze Gewebe des gesellschaftlichen Lebens der Menschen, das unser Fleisch selbst ist, ein Fleisch, das uns ebenso anhaftet wie unser sexuelles und tierisches Fleisch – und wußtest, daß wir zu uns selbst nur in einem großartigen und absurden Losreißen zurückkommen können. Du lebtest – die Zeitspanne, die Du gelebt hast – mit dem ganzen Fleisch des Irrwahns, der auf Dich zurückgekommen war.
Geschunden!
Du glaubtest an alles: an die Ehre, an die Wahrheit, an den Besitz …
Dein Zimmer war aufgeräumt, wie alle Stätten, an denen Du Dich aufhieltst. Auf dem Tisch die Papiere, die kleinen Werkzeuge, die übereinander gepackten Streichholzschachteln, die Papiere. O Literatur, Traum der Kindheit, der immer wieder zu Dir kam, und eine trockene und billige Frucht geworden war, die Du in einem Schubfach verbargst. Ein hübscher Revolver, hübsch wie alle Dinge, mit denen Du spieltest. Alles war vergänglich in Deinen Händen: alle die Bürsten auf Deinem Toilettentisch. Du kämmtest Deine schönen lebendigen Haare und gingst aus: in die Salons, die Bars, ein unmögliches, unseliges Gefühl der Liebe zog das Herz einiger Frauen zusammen.
Nicht aller. Du gefielst nicht allen Frauen, nicht allen Männern. Viele Leute haben Dich verachtet und verleugnet. Sie waren anständiger als Deine Freunde, die niemals rückhaltlos für Dich eintraten. Weshalb? Auch Du hattest schuld daran, Du hattest kein Talent. Und hattest den Fehler gemacht, darüber zu sprechen.
In jedem Literaten steckt ein großartiger Totengräber: Es ist nicht das erste und nicht das letzte Mal, daß ich Tinte auf dem Grab eines Freundes verschreibe.

Du hast einiges von Cocteau und einiges von Aragon gern gehabt. Ich kann mich nicht erinnern, daß Du jemals von Rimbaud gesprochen hast.
Eines Abends habe ich Dir Blumen gebracht, so feige war ich. Ich wagte nicht mehr, Dich anzusprechen, Dir meinen Glauben entgegenzuschreien. Meinen Glauben an alles, was Du haßtest, was Du ausspiest, alles, was Du mit einem Revolverschuß getötet hast.
Da Du keine Leidenschaften hattest, hattest Du Laster. Da Du ein Kind warst, waren Deine Laster Naschhaftigkeit. Und Deine Naschhaftigkeit war kindisch: Du warst gierig auf Schlaf und Spiel, auf Spiel und Schlaf. Du spieltest mit Deinen kleinen Göttern: verrückte Fotos, Zeitungsausschnitte, was weiß ich? und dann, wenn Du plaudertest, spieltest Du noch mit Anekdoten ... die Du Almanachen entnommen hattest, Beispiele menschlicher Ohnmacht, wie sie täglich auf uns niederprasseln. Und dann rückte der Abend heran. Dann nahmst Du Rauschgift, Du spritztest Dich, Du lachtest, lachtest, lachtest. Du hattest Zähne für ein unvergeßliches Grinsen: starke und dicht nebeneinanderstehende, feste Zähne, in starken Kiefern, in einem Gesicht aus breitflächigem Leder. Du lachtest, Du grinstest, und dann fielst Du tot um. Doch zu jener Zeit bist Du an jedem folgenden Morgen wieder auferstanden. Wie ein Irrlicht und ein Irrwisch der Sümpfe bist Du wieder auferstanden aus einer giftigen Luftblase. Du hattest den Körper eines Tritonen und die Seele eines Irrwischs.
Ich habe ihn sich wälzen gesehen in Eurem Trinker-Auswurf, wie er nach dem Tod schrie in einem Treppenhaus, in dem der Mond herunterstieg, vor einer Tür, in die ich den Schlüssel nicht stecken konnte.
Die Heiden und die Christen glauben, die einen an den Himmel, die anderen an die Erde: alle an die Welt. Ich gehöre zu jenen, ich gehöre zu jenen Millionen. Warum hast Du mir nicht ins Gesicht gespuckt? Du glaubtest nur an die Geldleute, an die Gesellschaft, an Erfolg bei Frauen. Du warst gewöhn-

lich und Deiner Gewöhnlichkeit nicht fähig. Denn Du hattest keine elegante Haltung, obwohl sie mich zu Tränen rührte, Du hattest etwas Bürgerliches in Deinem Hintern, das Dich daran hinderte, in die höchsten Sphären zu fliegen. Du warst schüchtern. Du wurdest von Frauen geliebt, die Du nicht liebtest, oder von verdorbenen Frauen, die ihr Verderben in Deinem Verderben liebten.

Du wolltest schreiben und warst vor dem Papier so unfähig wie ein Mitglied des Jockey-Clubs. In diesem Punkt warst Du einem Mitglied des Jockey-Clubs ähnlich.

Du bist gestorben im Glauben, die Erde wäre bevölkert mit Leuten aus der Gesellschaft, mit Domestiken und Künstlern, die einer des andern Freund sind. Du hattest Angst vor den Dieben und den Mördern, Du holtest Dir lieber etwas bei den Leuten der Gesellschaft. Du tatest es nicht gern. Daran bist Du gestorben. Die Leute verstehen das Geben nicht. Aber würden wir das Nehmen verstehen, wenn plötzlich jemand zu geben verstünde?

Ich denke an unsere Jugend, als wir zum Baden in Biarritz waren. Du warst verliebt, Du wartetest auf Telegramme aus New York, bis zu Deinem letzten Tag hast Du auf Telegramme aus New York gewartet, sie kamen in Mengen.

Die Frauen, die Du liebtest, haben Dich geliebt. Zumindest werden sie so sagen, aber sie haben Dich nicht mehr geliebt als wir, Deine Freunde. Ich sage es noch einmal: Wir sind alle durch den Tod überrascht.

Der Hang zu Männern? Wenn es wahr ist, so scheint es nur eine weitere Demütigung gewesen zu sein. Du warst mit Beleidigungen beladen: Deine Westentaschen waren voll davon. Beleidigungsgehänge. Mein größter Verrat war es zu glauben, daß Du Dich nicht töten würdest.

Du hattest nichts von einem Banditen, Du fürchtetest das Geld der anderen: Du warst ein Bürger, den die Gnade getroffen hatte, und verdrießlich, was beweist, daß die Gnade echt war. Ja, ein Christ, anscheinend ein Christ, im Grunde gar kein Christ. Welcher Unterschied besteht eigentlich zwischen einem Heiden und einem Christen? Kaum einer. Ein winziger Unterschied in der Auslegung der Natur. Der Heide glaubt an die Natur, wie sie sich zeigt; der Christ glaubt an die Natur, aber von der Kehrseite her, die er bei ihr vermutet. Er glaubt, sie sei ein Symbol, ein mit Symbolen bedecktes Stück Stoff. Am Tag des ewigen Lebens dreht er den Stoff um, und nun hat er die Wirklichkeit der Welt: Gott. Der Heide und der Christ haben also den alten Glauben an die Wirklichkeit der Welt. Du glaubtest nicht an die Wirklichkeit der Welt. Du glaubtest an tausend kleine Dinge, aber nicht an die Welt. Diese tausend kleinen Dinge waren die Symbole des großen Nichts. Du warst abergläubisch. Süße und grausame Zuflucht der aufsässigen und ihrem Aufstand bis zum Tode treuen Kinder: Du knietest nieder vor einer Briefmarke, einem Handschuh, einem Revolver. Ein Baum sagte Dir nichts, aber ein Streichholz besaß Macht.

Du hast Dich mit Neger-Fetischen nicht zu eingehend beschäftigt, weil Du die Schönheit in all ihren Erscheinungsformen studiertest. Du hast nicht gemogelt wie die meisten unserer Zeitgenossen. Wirklich, davon verstandest Du nichts. Vor einem Manet habe ich Dich mit offenem Mund gesehen, wie vor Deiner Mutter. Doch bist Du ein wirklicher Fetischist gewesen, wie es die Frauen und die Wilden sind. In Deiner Selbstmordzelle hatte der Tisch, als ich hineinkam, sich nicht bewegt. Er war mit Amuletten und Göttern beladen. Götter des Elends, wie bei Völkerstämmen, die zu wenig zu essen haben, die müde und ängstlich sind.

Man kann nur über den Tod schreiben, über die Vergangenheit. Ich kann Dich erst begreifen an dem Tag, an dem Du geendet bist.

Du hast nie an Gott gedacht.

Du hast den Staat ignoriert.

Auch hast Du aus dem Kreis Deiner Familie und Deiner Makel nicht heraustreten können. Gegen Deine Erbanlagen warst Du schutzlos. Du konntest Dich von Deinem Vater nicht freimachen, nicht von Deinem Urgroßvater. Ich habe Dich, wenn Du betrunken warst, jammern hören wie ein Kind: Du fielst über Deine Nabelschnur.

Ich habe von Dir gelebt, ich habe mich an Dir gesättigt, ich habe meine Mahlzeit nicht beendet. Meine Freunde werden mich bis ans Ende der Zeiten ernähren. Ich bin besessen, bewohnt von meinen Freunden, sie verlassen mich nicht einen Augenblick. Das wollten sie mit ihren * und ihren Schutzengeln sagen.

Ich habe keinen Menschen gekannt, der, vermutlich, mehr Christ war als Du. Du warfst auf alle Dinge den abgeklärten Blick des Christen: Die Sonne schien nicht, das Meer bewegte sich nicht, es war keine gute Zeit für die Brüste. Mit welch blassem Lächeln sagtest Du: »Das ist eine schöne Frau«, mit welchem Grinsen fügtest Du hinzu: »Ich würde sie gern auf meine Matratze werfen.« Einmal habe ich Dich beim Liebesakt gesehen; ich glaube, das ist die größte Wunde, die ich in meinem Leben empfangen habe. Eine ganz einfache, völlig unerschütterliche Erektion, und Du verspritztest das Nichts. Die Frau sah Dich mit vor Schrecken geweiteten Augen an, die unter Deinem artigen Blick erstarrten.

Ja, vermutlich gab es nichts Christlicheres als Dich. Warst Du nicht, ohne es zu wissen, der Schule der Dandys beigetreten: ein perfekter christlicher Gentleman. Der Automat, aus einer untadeligen, tadellosen Krawatte gebaut, der die Existenz der Seele durch ihr Nichtvorhandensein beweist. Brummel trank und hurte wie Du. Um ihm ähnlich zu sein, fehlte es Dir an Geltung. Es gab die Clique derer, die sterben wollten, aber nicht einmal (wie er), hunderttausendmal – die leben wollten, nachdem sie alles abgelegt hatten, alles, was Leben ist.

Alle sagten Dir, daß es nicht gut sei zu leben. Wo ist der Mensch, der nicht ein bißchen mehr gelebt hat, als er gesagt – oder geschrieben –, daß es nicht gut sei zu leben?

Manche Menschen haben sich getötet. Du hattest daran gedacht, Du dachtest nicht mehr daran, Du sprachst nicht mehr darüber, weil ihr Tod in Dir war.
Ich bin ein Klageweib, ich falle in den rührseligen Begräbnis-Ton. Schließlich, verdammt noch mal, gibt es eine Gegenstimme. Du hattest zu nichts Lust, Du hattest zu nichts Talent. Ich habe es Dir vorhin gesagt. Wozu ist ein Pessimismus nütze? Wenn Du ein Talent gehabt hättest, wärst Du noch unter uns. Die, die bleiben, die sich nicht töten, sind es, die Talent haben, die an ihr Talent glauben.
Das Talent: Man soll nichts Schlechtes darüber sagen. Ich möchte nicht, daß man schlecht über das Talent des Gärtners oder das Talent der Journalisten spricht. Beklagt Euch über das Talent bei der Natur, die jeden Tag ihr Talent zeigt, ihr ungeheures Talent, und nur das zeigt.
Was lebendig war, liebtest Du nicht. Ich habe Dich niemals einen Baum oder eine Frau lieben sehen. Was Du bei den Frauen erträumtest, war, sie am Atmen zu hindern.
Freundschaft. Ein Betrug, der allein so viel wert ist wie alle anderen zusammen. Du hattest nicht die Gelegenheit zu zeigen, welcher Freundschaft Du fähig warst. Eine Gelegenheit, die man in unseren Ländern und in unseren Zeiten nie hat. Doch wenn die Gelegenheit sich geboten hätte? Nehmen wir einmal an, Du wärst für jemanden oder für etwas gestorben, was Du verachtetest, Du, der alles verachtete, der niemals dem Leben hat helfen wollen.
Es hat auch Dir nicht geholfen.
Wenn man schreiben muß, dann deshalb, weil man etwas auf dem Herzen hat. Wenn ich heute nicht schriebe, könnte man mich anspucken.
Du hast mich nie angespuckt. Das ist erstaunlich. Weil Du doch auf alles, was ich liebe, spucktest, und Du hattest mit Menschen gelebt, die auf alles, was ich liebe, und auf mich selber spuckten. Als ich Dich das letztemal sah, sagtest Du mir, daß Du den liebtest, der mich am kräftigsten angespuckt hat.

Was konnte man Dir sagen? Nichts. Doch überkam mich Auflehnung oder Hohn – nein eher Auflehnung als Hohn –, wenn ich das ganze Ausmaß Deines Unbehagens spürte bei der geringsten Gelegenheit, genau wie meine[1]

Nur wenig wäre nötig gewesen, um Dich umgänglicher zu machen, um Dich wieder zu begeistern. Nur wenig ist nötig, um die Lebensanschauung zu ändern, damit sie die Straße hinauf- und nicht hinuntersteigt.

Nur so wenig ist nötig? Aber nur die größten Verlockungen hätten Dich an das Leben, an uns gefesselt. Das Leben konnte nur einen ganz mittelmäßigen Sieg über Dich erringen. Geld. Erfolg. Du hattest nur zwischen dem Schmutz und dem Tod zu wählen.

Sterben, das war es, was Du am besten, am überzeugendsten, was Du wirklich tun konntest.

## *La Révolution Surréaliste* Enquête

MAN LEBT, MAN STIRBT.
WELCHE ROLLE SPIELT DER PERSÖNLICHE WILLE DABEI?
IST SELBSTMORD MIT DEM TRAUM VERGLEICHBAR?
IST ER GENAUSO »UNBEWUSST«?
DIE FRAGE, DIE WIR STELLEN, IST KEINE MORALISCHE:

*IST SELBSTMORD EINE LÖSUNG?*

*Obwohl unsere Zeitgenossen sich nicht gerade durch ihre Intelligenz hervortun, müssen sie sich zu ihrem Unglück ständig auf sie berufen. Niemand ist ein größerer Wirrkopf als der Mensch: Stellt man ihm die Frage, so antwortet er auf eine andere beziehungsweise diskutiert die Fragestellung erst ein-*

1 Im Manuskript fehlendes Wort

*mal. Durften wir fragen, ob Selbstmord eine Lösung sei? Nein, meine Herren, Ihre Antworten waren leider nicht sehr glorreich.*
*Wenn man Jammes, diesem Witzbold, glauben möchte, so scheint es, als sei bereits in der Frage nach dem Selbstmord die Antwort enthalten; als würde die Frage, ob Selbstmord die Erlösung des Menschen aus seinem unendlichen Jammertal bedeutet, dem Befragten die Möglichkeit dieser endgültigen Erleichterung von seinen Qualen erst vor Augen führen und ihn damit gleich in den Selbstmord treiben. Und dies hätte ja unweigerlich einen Massenselbstmord zur Folge. Diese Überlegung also erlaubt es unserem Freund, uns zu sagen, wo's lang geht. Aber, lieber Kandidat für die Académie Française,* wenn Selbstmord eine Lösung wäre, *könnten wir uns bald rühmen, die ganze Menschheit dazuzubringen, sich auszulöschen – wenn wir nur ein bißchen daran glauben würden. Ist dem jedoch nicht so, warum haftet dem Thema Selbstmord dann dieses heldenhaft-legendäre Flair an? Im übrigen scheint uns die günstige Gelegenheit dafür gekommen, uns endlich der Verantwortung dieser Frage gegenüber bewußt zu werden. Schließlich stimmt es, daß wir nie davor zurückschrecken, einen Gedanken bis zu seiner letzten Konsequenz zu durchdenken – diese lächerliche Manie, heiklen Problemen aus dem Weg zu gehen, überlassen wir denen, die sich was vormachen wollen.*

M. FRANCIS JAMMES:
»Diese Frage ist wirklich erbärmlich, und wenn sich jemals ein armer Hund wegen ihr umbringen sollte, sind Sie der Mörder! Es gibt nun einmal zum Untergang Verurteilte. *Ihre* einzige Rettung wäre es, sich schnurstracks in einen Beichtstuhl zu setzen, wenn Ihnen ein letzter Rest von Gewissen geblieben ist. Ich gestatte Ihnen nicht nur, diesen Brief ungekürzt an die Öffentlichkeit zu bringen, sondern auch, ihn an Ihre Frau Mutter zu schicken.«

M. JOSEF FLORIAN, *katholisch wie er ist, läßt sich nicht aus der Ruhe bringen:*
»Ich bin nicht Schriftsteller, um auf Umfragen zu antworten. Ich bin Katholik, und die Doktrin der Kirche ist für mich die Wahrheit, die einzig gültige Wahrheit (die vielleicht Ihrer ›surrealistischen‹ entspricht); was das Thema Selbstmord betrifft, möchte ich Gilbert K. Chesterton zu meinem Fürsprecher erklären. Nachzulesen wäre hier der Artikel V seiner *Orthodoxie*, und zwar in der tschechischen Übersetzung mit dem Titel *Prapor Svêta* (›Das Banner der Welt‹). Es handelt sich um eine ausschließlich moralische Frage.«
*Auch* M. PIERRE REVERDEY *möchte diese Frage ausschließlich von der moralischen Warte aus beurteilen; in seinem Fall geschieht es allerdings nicht aus Tumbheit, wie bei den Herren Florian und Jammes und derlei Konsorten. Pierre Reverdy, der nicht der Meinung ist, ein Mensch könne sich töten und gleichzeitig an das Leben im Jenseits glauben, ist Gefangener des gleichen Gedankens, der Robespierre das große Wort sagen ließ: »Derjenige, der nicht an die Unsterblichkeit der Seele glaubt, läßt sich selbst Gerechtigkeit widerfahren.«*
»Der Selbstmord ist ein Akt, dessen Ausführung in der einen Welt, dessen Konsequenz aber in einer anderen stattfindet. Man tötet sich wahrscheinlich so wie man träumt – wenn die Qualität des Traums sich in die des Alptraums verwandelt. Der Mensch aber berauscht sich an dieser Vorstellung von der eigenen Größe, die darin besteht, daß er sich mit seinem eigenen Willen den göttlichen Absichten widersetzen kann. Der Selbstmord ist einer dieser Eingriffe in den göttlichen Machtbereich, er ist ein Akt der Rebellion, und nur die Schwachen haben Anlaß, sich rebellisch zu zeigen. Wenn man die Schicksalsschläge – welcher Natur sie auch seien – nicht mehr aushalten mag oder kann, sucht man einen Ausweg. Davon gibt es mehrere, wenn man die enge Pforte mitrechnet, die in Wirklichkeit nichts als ein langer Gang ist, von dem wir behaupten,

er führe in den Thronsaal. Dann gibt es die, durch die jeder geht, ohne vorher groß darüber nachzudenken, weil er gar nicht anders kann. Der Selbstmord ist ein Seitenweg, der vielleicht nicht in den allerschönsten Garten führt. So wie wir Leben und Tod empfangen, können wir Leben und Tod geben; daß die enorme Tragweite dieser Ereignisse an den beiden Enden unseres Lebensfadens uns verunsichert, ist normal: Schließlich übersteigt sie ein bißchen das, wozu wir sonst so tagtäglich fähig sind. Aber daß sie uns in dem Maße berauscht, daß wir davon überzeugt sind, unser gesamtes Schicksal selbst in der Hand zu haben, ist wirklich übertrieben.
Die einzige Herrschaft, die uns zugestanden wurde, ist die über unseren Willen, unser Denken, unser Handeln; die generelle Richtung jedoch, die unser Sein und unser Ende nimmt, unterliegt nicht unserer Gewalt. Hier können wir weder Art und Weise, noch Ort oder Zeit selbst bestimmen. Und um sagen zu können, daß der Selbstmord – wie übrigens auch der natürliche Tod – eine Lösung für die Probleme in dieser Welt darstellt, müßte man erst noch wissen, inwieweit die Begebenheiten des Diesseits mit denen des Jenseits in Zusammenhang stehen. Selbstmord bedeutet also nur eine Lösung, wenn man die Vorderseite der Medaille betrachtet. Das aber, worauf es ankommt, findet auf der für uns nicht sichtbaren Rückseite statt: die wirkliche Auflösung.
Es ist erstaunlich, daß diejenigen, für die der Tod identisch ist mit dem Nichts, sich früher aus dem Staube machen wollen – schließlich sollte man meinen, es gäbe für sie keinen Unterschied zwischen dem irdischen Dasein und dem Tod. Die Vorstellung von einem vollkommen sinnlosen Leben, das noch nicht einmal eine anders geartete Fortsetzung haben soll, ist absurd. Denn es würde dem gesunden Menschenverstand widerstreben, *etwas* – und sei es auch nur unbefriedigend – ein für allemal und noch dazu freiwillig gegen *nichts* einzutauschen. Was die anderen betrifft: die haben sicher gute Gründe, die sie hier noch ein Weilchen zurückhalten.

Nun sollte man sich noch fragen, worauf es hier mehr ankommt: auf die gegebene Problemstellung oder auf die Lösung – klar ist jedenfalls, daß wir vorläufig nur im Besitz der ersteren sind. Wie dem auch sei: Man würde dem doch nur sehr relativen Reiz, den das Leben birgt, einen zu absoluten Wert beimessen, wollte man sein irdisches Dasein um keinen Preis jemals aufgeben. Vertraut man sich dagegen dem Tod an und macht dem Leben, von dem man findet, daß es sich nicht lohnt, ein Ende, so setzt man damit in übertriebener Weise auf die beruhigende Wirkung des Todes. Davon abgesehen – ist der Tod denn nicht auf jeden Fall das einzig Sichere, was wir erwarten können, ohne enttäuscht zu werden? Und das müßte uns doch wirklich genügen, die nötige Geduld aufzubringen. Der Teil des Todes, der auf *dieser* Seite der Welt stattfindet, kann nur für das, was wir von *dieser* Welt kennen, eine Lösung bedeuten. Der Schlüssel für das Geheimnis liegt jedoch weder in diesem Gedanken der Festgelegtheit alles Irdischen, noch in der Unterdrückung dieses Gedankens – er existiert nur, um unsere schwerfällige Aufmerksamkeit noch intensiver auf ihn zu lenken.«

*Wir wundern uns immer wieder über die Entscheidungsfreude von manchen, selbst inmitten der größten Bredouille.*

»Es gibt keine absurdere Frage«, *schreibt* M. LÉON PIERRE QUINT, *und nicht weniger liebenswürdig beurteilt uns* M. ANDRÉ LEBEY:

»Zu behaupten, daß man sich tötet, so wie man träumt, ist schlicht und einfach dumm.«

*Auch die Schuld für die schlechte Laune des* M. MAURICE DAVIS *ist bei den Fragestellern zu suchen:*

»Eine Lösung für was denn bitte? Mathias Lübeck hat geschrieben: ›Der Gedanke an Selbstmord entsteht meist daraus, daß man mit sich selbst nicht ins reine kommt.‹ Das trifft wohl auch für Sie zu. Schauen Sie, daß *Sie* Ihre Lösung finden. Was mich persönlich betrifft, so habe ich nur mit dem Wirtschaftskapitalismus meine Schwierigkeiten, und dafür habe ich die Lösung bei Marx und Lenin gefunden.«

M. FERNAND DIVOIRE *(schließlich haben die Dreizehn, die ja für ihre Aufrichtigkeit bekannt sind, über unsere Umfrage pflichtschuldigst berichtet. »Die Révolution Surréaliste stellt diese moralische Frage ...« etc.) antwortet:*

»Nein.«

*Und das genügt diesem Mann.*

MME. LUDMILLA SAVITZKY *kann uns nur mit einer Gegenfrage antworten, und* M. J. POTANT, *Professor in Wissembourg, ruft:* »Das ist eine moralische Frage! Man tötet sich nicht, so wie man träumt! Es ist wirklich eine bequeme Theorie, die Erklärung für ein wie auch immer geartetes Phänomen auf das Unterbewußte abzuschieben.«

*Die Herren* DR. GORODICHE *und* GUILLOT DE SAIX *behaupten übereinstimmend, der Selbstmord sei eine Auflösung.*

*Und* M. GEORGES FOUREST:

»Und warum nicht? Eine Arsenlösung zum Beispiel?«

*Was zum Beispiel wollte* M. LÉON WERTH *sagen?*

»Es ist zumindest die Durchschnittslösung, die von fast allen Menschen übernommen wird. Die Gesellschaft, die Literatur liefert die Waffen dazu, es ist die gleiche freie Marktwirtschaft wie die der Waffenfabrikanten.«

M. LOUIS DE RUSSY *mißbraucht den Begriff Selbstmord auf ziemlich merkwürdige Weise.*

»Es gibt nur einen Fall von Selbstmord: Rimbaud.«

M. LOUIS PASTOR:

»Eine Niederlage kann keine Lösung sein. Der Selbstmord ist keine Lösung, er ist nicht einmal ein mögliches Ende, sondern schlicht die *Erledigung* der Fragestellung.«

*Diese Meinung wird von* M. MICHEL GEORGES-MICHEL *geteilt. Nicht aber von* M. PAUL BRACH:

»Der Selbstmord, dieser Vorstoß ins Unbekannte, kann nur als ein Versuch angesehen werden, die am wenigsten vorhersehbare Lösung zu erzielen.«

M. PIERRE DE MASSOT *hat über diese Frage eine Meinung, die dem modernen Zeitgeschmack entspricht:*
»Monsieur, ich erlaube mir auf Ihre Frage zu antworten, indem ich den Wandschrank in meinem Zimmer zitiere: ›Man tritt ein, ohne anzuklopfen, aber man ist aufgefordert sich umzubringen, bevor man ihn wieder verläßt.‹«
M. GEORGES DUVAU *ist offensichtlich Psychologe.*
»Man lebt nicht so, wie man im Traum lebt: Der Traum dient lediglich der freundlichen Genugtuung unserer Wünsche, während das Leben voll der herben Gewißheiten ist ... Davon abgesehen, der Selbstmord könnte auf keinen Fall eine Lösung sein.«
*Wer ist* L. P., *für den* »der wahre Selbstmord – und damit derjenige, der auch eine Lösung darstellt – der ständige, fortdauernde, ununterbrochene Selbstmord der Leute ist, die mit dem Gedanken, Friedensrichter zu sein, geboren werden, danach leben, und es schließlich auch werden.«
*Wenn für* CLAUDE JONQUIÈRE »der Selbstmord in dem Maße eine Lösung ist, in dem es auch der natürliche Tod sein kann«, *so trifft das* für M. PAUL RECHT *nicht zu:* »Sich zu töten so wie man träumt hieße zugeben, daß die Metaphysik des Traums eine bewußte und willentliche ist.«
*Diese Möglichkeit der Sichtweise, die wir vorsichtig vorschlugen, gibt* M. FLORIAN-PARMENTIER *gleich als die seine aus:*
»Der Selbstmord ist der sich im Traum vollziehende Übergang vom Leben zum Tod.«
*Und er glaubt, daß er für diejenigen keine Lösung sein kann, die wie er denken*
»alles ist Traumbild oder Schein«.
M. FERNAND GREGH *behauptet ohne Bedenken:*
»So wie die Sonne dein Schifflein begleitet, von Meer zu Meer, verläßt dich – o bittrer Gedanke! – auch im Jenseits das Leben nie mehr!«
*Und was* M. MICHEL CORDAY *interessiert, ist der soziale Aspekt der Frage:*

»Er ist eine Lösung mit begrenzter Auflage.
Der Selbstmord sollte nur das Ergebnis einer reiflichen Überlegung sein. Man sollte sich diesem Gedanken nicht wie einem Taumel hingeben, sondern aufgrund eines vernünftigen Entschlusses. Legen Sie all den Schaden, der der Gesellschaft zugefügt wird, in eine Waagschale; und geben Sie all das Elend Ihrer Umwelt und die schreckliche Schwierigkeit, dem Leben ein Ende zu setzen, hinzu. In die andere Waagschale legen Sie die unendliche Mühe, die es kostet, dem von Mensch und Natur produzierten Unglück zu entkommen. Wiegt letztere schwerer, so ist die Entscheidung gefallen.
Eine Bemerkung noch: Die öffentliche Meinung, dieses unsägliche Monstrum, beurteilt den Selbstmord nicht eindeutig: dem Tod der Lukrezia wird genauso Beifall geklatscht wie dem Petrons, des Generals Boulanger oder dem vom Mme. Sembat. In der Familie dagegen lastet auf dem Selbstmord eines Angehörigen ein schmachvolles Schweigen, das brutaler und unüberwindlicher ist als der Granitblock vor dem Grab.«
»Erträumen wir uns nicht nur?« *fragt sich* M. MICHEL ARNAUD, *der den Schluß zieht:*
»Der Selbstmord ist die einzig elegante Lösung, dem Leben ein Ende zu machen (es bestünde auch noch die Möglichkeit einer geschickten und flinken Gehirnamputation, aber wo ist der Chirurg dazu?).«
M. DR. BONNIOT:
»Die Antwort auf Ihre schwerwiegende Frage finde ich in der modernen Bibel, und ich wünsche, daß sämtliche darin erwähnten Begriffe genauestens abgewägt werden.
Der Selbstmord ist nur in dem einen, praktisch vermeidbaren Fall eine Lösung, nämlich wenn
›lächerlich furchtsam die kränkelnden Helden
sich am Laternenpfahl aufknüpfen‹.«
M. LÉON BARANGER:
»Manchmal begegnet man dem neuen Abenteuer bei verschlossener Türe. Man taucht auf den Grund des Atlantiks,

setzt seinen Weg im Pazifik fort, aber was den Start betrifft, so ist alles bereits gelaufen. Ich selbst war noch nie so weit und weiß deshalb nicht, ob man in diesem Moment dann sicher sein kann (siehe Poe), ob man eine Lösung gefunden hat oder nicht.«

M. GEORGES POLTI *legt unsere Frage folgendermaßen aus:*

»›Der Mensch stirbt nicht, er tötet sich.‹ Was für eine unvorhergesehene Bedeutung nimmt diese Beobachtung (von Flourens glaube ich) auf Ihre Frage hin an: Denn wollen Sie damit nicht sagen, daß wir unsterblich wären (wie Adam vor dem Sündenfall), wenn wir uns nicht in der Tiefe unseres Unterbewußtseins – welch eigenartiger Dämon uns da reitet! – bereits auf unseren Selbstmord zubewegen?«

M. MARCEL JOUHANDEAU *zitiert sich selbst* (M. Godeau intim):

»Wahr ist, daß ich göttlich bin und nie sterben werde. Selbstmord ist unnütz.«

M. JEAN PAULHAN *ahmt sich selbst nach:*

»Selbstverständlich darf man nicht überschätzen, wie schwierig es ist, mit einem einzigen Akt das Leben auch nur leicht durcheinanderzubringen: Schließlich könnte es vorkommen, daß wir in nicht allzu guter Verfassung sterben. Aber wenn man sich dafür gleich umbringen müßte, so könnten nur wenige Leute am Kranksein etwas verdienen.«

M. DR. MAURICE DE FLEURY, *dieser finstre Dummkopf, antwortet vom fachlichen Standpunkt aus:*

»Der Selbstmord kann keine ›Lösung‹ sein, weil er pathologischer Natur ist. Er ist der Kulminationspunkt der Angst, so wie die Angst der Kulminationspunkt der Empfindsamkeit ist. Das kann ich hier nur bestätigen. Ich habe mir größte Mühe gegeben, dies im zweiten Teil meines kürzlich erschienenen Werkes ›Die menschliche Angst‹ zu veranschaulichen. Meine zahlreichen Beobachtungen bezüglich der Menschen, die sich vom Ruf des Todes angezogen fühlen, haben mich zu diesem Schluß gebracht, den ich hier nur kurz anreißen kann.«

*Und* PROF. PAUL LECÈNE:
»Ich war immer der Meinung, der Tod sei auf eine momentane Unachtsamkeit dem Leben gegenüber zurückzuführen. Das Leben wird vom Menschen als selbstverständlich empfunden. Wenn er stirbt, so ist es im Grunde immer seine eigene Schuld: Gäbe er genügend acht, so wäre er unsterblich. Leider ist es in der Praxis ziemlich schwierig, bis ins hohe Alter permament aufmerksam zu sein, und im allgemeinen (seit wir im Besitz von authentischem Dokumentationsmaterial über die Menschheit sind) sind die Menschen gestorben; aber eigentlich sind sie immer durch eine Art Selbstmord beziehungsweise durch ihre eigene Schuld gestorben.«
M. CLÉMENT VAUTEL, *ebenfalls Fachmann:*
»Ich für meinen Teil glaube, daß es für nichts eine definitive Lösung gibt ... Natürlich, der Herr (oder die Dame), der (die) ›sich zerstört‹, weil das Leben ihm unerträgliche Schmerzen bereitet oder weil es für ihn ein grausames Problem darstellt, dieser Verzweifelte findet eine Lösung ... Aber sie kann nur provisorisch sein, denn das Jenseits hält sicherlich auch einige Scherereien für uns bereit. Vielleicht sind wir ja schon jetzt mitten im Jenseits, in einem eher unkomfortablen Jenseits, in dem die Selbstmörder der anderen Welten für eine Zeitlang interniert sind.«
*Wie barsch doch all diese schlagfertigen, literarischen oder burlesken Antworten wirken, und wie eigenartig, daß man dabei so wenig Menschliches heraushören kann. SICH TÖTEN* – haben Sie denn gar nicht erwogen, wieviel Mut und Erfahrung, wieviel Ekel und Leidenschaft in solch einem Wort liegt? Und von wieviel Bitterkeit die erfüllt sein müssen, die sich schließlich zu einer solchen Tat entschließen?
»Und wenn man sich selbst umbrächte, anstatt einfach so davonzugehen?«
*Fragt* JACQUES VACHÉ, *der an den Schluß seines letzten Briefes folgendes setzte:*
»N. B. – Das Gesetz verbietet die vorsätzliche Tötung.«

*Und* RABBE, *bevor er Schluß machte:*
»Ich muß meine *Ultime Lettere* schreiben. Wenn jeder Mensch, der viel gefühlt und gedacht hat und der vor dem altersbedingten Verfall seiner geistigen Kräfte so sein *Philosophisches Testament* hinterließe, das heißt ein wirklich ernsthaftes und kühnes Glaubensbekenntnis in seinen Sargdeckel ritzen würde, so würden mehr wahre Worte dem Reich der Dummheit und der verachtenswert niedrigen Öffentlichkeit zukommen.
Ich persönlich erfülle diesen meinen Vorsatz aus anderen Gründen: Einige der interessanten Menschen auf dieser Welt waren meine Freunde; ich möchte, daß sie wissen, wie ich Schluß gemacht habe. – Ich möchte sogar, daß die Gleichgültigen, das heißt die breite Öffentlichkeit, für die ich einen höchstens zehnminütigen Gesprächsstoff abgeben werde (wahrscheinlich hochgegriffene Annahme), wisse, so egal mir die Meinung der breiten Öffentlichkeit auch sein mag, daß sie wisse, sage ich, daß ich keineswegs wie ein Feigling ausgewichen bin und daß das Maß meiner Schwierigkeiten bereits übervoll war, als es durch neues Unheil zum Überlaufen gebracht wurde, und daß ich nichts getan habe, als mit Besonnenheit und Würde jenes Recht wahrzunehmen, mit dem jeder Mensch natürlicherweise ausgestattet ist – nämlich über sich selbst zu verfügen.
Das also ist es, was mich außerhalb des Grabes noch interessieren kann: all meine Hoffnungen befinden sich drinnen – sollte ich jemals reinkommen.«
BENJAMIN CONSTANT, *in »Le Cahier Rouge«:*
»Außerordentlich willig fügte ich mich in das, was man von mir verlangte; nicht aus Angst, sondern weil man darauf beharrt hätte und es mir zu mühselig erschien, mich dagegen zu sträuben. Wenn ich sage, daß ich keine Angst hatte, dann nicht, weil ich wußte, wie wenig gefährlich es sein würde. Die Auswirkungen von Opium waren mir unbekannt, und ich hatte sie mir weitaus schlimmer vorgestellt. Aber nach mei-

nem Dilemma stand ich dem Resultat völlig gleichgültig gegenüber. Meine Bereitwilligkeit jedoch, mir alles verabreichen zu lassen, was die Wirkung dessen, was ich gerade zu mir genommen hatte, verhindern konnte, mußte die Zuschauer glauben machen, daß nichts an dieser ganzen Tragödie ernstzunehmen war. Es war nicht das einzige Mal in meinem Leben, daß mich das ganze feierliche Drumherum, das zur Untermalung einer solchen Glanzleistung nötig gewesen wäre, plötzlich tödlich langweilte und ich aus Langeweile mein eigenes Werk zerstörte.«

*Und* CARDAN, *pessimistischer Mathematiker (1501–1576):*

»Laboravi interdum Amore Heroico ut me ipsum trucidare cogitarem.«

*Und* SENANCOUR, »Obermann«, *Brief XLI:*

*Wer behauptete denn, wir lebten mitten in der Romantik? Vielleicht hören wir ja bei manchen das Echo dieser großen aufrichtigen Stimme, die nun verstummt ist, wieder.*

M. Philippe CASANOVA:

»Ich bitte Sie untertänigst, meine Antwort zu verzeihen: Sie soll weder unverschämt, noch falsch, noch literarisch wirken – sie ist menschlich, entspricht dem Zeitgeist und ist ganz instinktiv *Ich weiß es nicht.*

Dürstet es mich nach Wissen, so zerstört mein Wille das Intuitive in mir. Lasse ich meinen Eingebungen freien Lauf, so werden sie absurd. Stellen Sie sich Fragezeichen vor, die Schattenschlüssel in dunkle Schlösser stecken. Und ich bin versucht, diesem ›Ich weiß es nicht‹ ein ›Chi lo sa?‹ hinzuzufügen.«

M. YVES GUEGEN:

»Der Wille ist nichts als Gehorsam (Nietzsche läßt grüßen) gegenüber einer Notwendigkeit, deren Erfüllung oder Nichterfüllung eine Sanktion bedeutet. Nebenbei bemerkt: Wäre eine Notwendigkeit ohne Sanktion überhaupt eine Notwendigkeit? Wäre man unsterblich, so bedeutete das Leben eine Sanktion – dürfte man nicht leben, so ist der Tod die Sanktion.«

M. ANDRÉ BIANE:
»Der körperliche Selbstmord ist also eine mögliche Lösung – der moralisch-geistige Selbstmord ist eine andere. Erstere steht jedermann zur Verfügung, die zweite jedoch setzt einen sehr großen Fortschritt im Denken voraus.«
*Manchen Menschen werden ständig glückliche Zufälle beschert. Folgende Zeichnung mit dem Titel »Selbstporträt als Toter« hatte Oskar Kokoschka gerade fertiggestellt, als er unseren Fragebogen erhielt:*

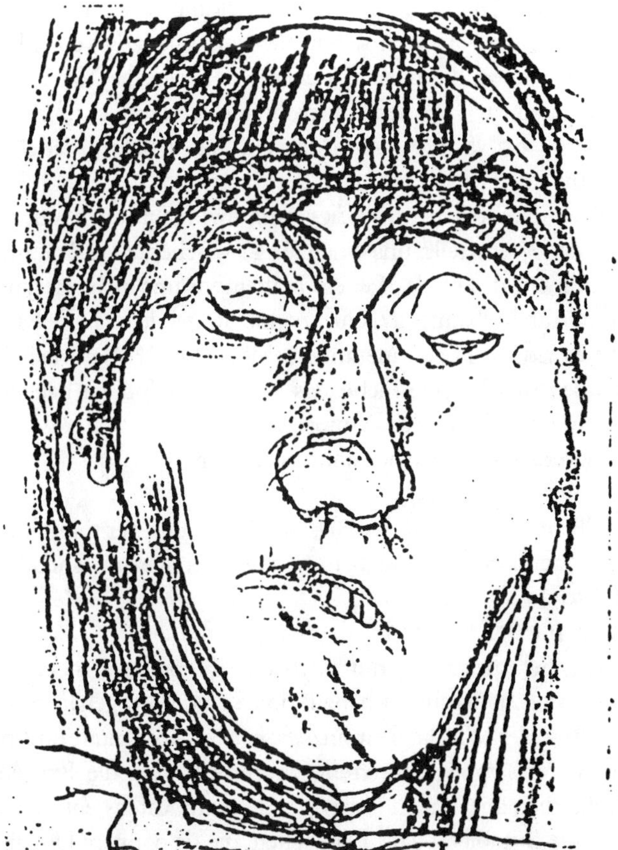

*Wir möchten den* wunderbaren *Charakter dieser glücklichen Fügung betonen.*

M. MAXIME ALEXANDRE:

»Eine saubere Welt haben wir diesen ›großen Männern‹ – Moses, Jesus, M. Poincaré – zu verdanken! Eine, die den Fidelsten unter uns die Seele aus dem Leib kotzen läßt. Soll man das alles wieder ausbügeln? Sich die Mühe machen und mit der Schöpfung wieder bei Null anfangen? Selbstmord zu begehen ist so viel einfacher! Was aus dem Rest der Bevölkerung wird, kann mir doch scheißegal sein. Und wenn *ich* mich umbringe, können Sie das in den Zeitungen lesen.

Sehen Sie, der Zug setzt sich in Bewegung: entzückende Blumen im Gewand junger Mädchen, vor ihnen die Nacht, mit Diamanten und tausend Frivolitäten geschmückt. Guten Morgen, o Nacht, guten Morgen, ihr kleinen Mädchen, kommt zu mir!

Mühsal und Tod, nein, all dies kann uns nichts anhaben, wir sind dazu verurteilt, uns einen Weg zwischen zwei Träumen zu bahnen: das ist das Leben. Halten wir uns nicht zu lange damit auf. Selbstmord? Gut, wenn Sie wollen ... Vielleicht gibt es jedoch noch eine andere Möglichkeit? Natürlich, es gibt den Alkohol, die Liebe, das Vergessen. Und wir haben ja außerdem Zeit. Vielleicht morgen ...?

Man verlangt nach einer anderen Lösung.«

M. ANDRÉ BRETON:

»›Selbstmord ist ein in sich falsches Wort; der, der tötet, kann nicht identisch sein mit dem, der getötet wird.‹ (Théodore Jouffroy)«

M. ANTONIN ARTAUD:

»Nein, Selbstmord ist nur noch eine Hypothese mehr. Ich behaupte, das Recht zu haben, den Selbstmord genauso wie den Rest der Wirklichkeit anzuzweifeln. Momentan und bis auf weiteres muß man strenggenommen nicht die Existenz fürchterlich anzweifeln – was ja jedermann offensteht –, sondern die Instabilität alles Dinglichen, die tiefe innere Unwirklichkeit des Konkreten. Ich glaube an nichts, was mich nicht – so als wäre ich mit einem Kometen verbunden – in höchste Sphären erhebt, und doch vermisse ich immer wieder tätige Meteoren. Diese konstruierte und fühlbare Existenz eines jeden Menschen ist mir zuwider, und ich verabscheue ganz entschieden jede Form von Realität. Der Selbstmord ist nichts als die fabelhafte, erst theoretisch existierende Errungenschaft der Menschen, die alle fünf Sinne beisammen haben, aber die eigentliche Beschaffenheit des Selbstmords ist mir persönlich undurchsichtig. Der Freitod eines Depressiven beispielsweise stellt keinerlei repräsentativen Wert dar, sondern ausschlaggebend ist nur der Seelenzustand eines gutorganisierten Selbstmörders, der sich das Wie genauso wohlüberlegt hat wie den genauen Zeitpunkt seines wunderbaren Ausklinkens. Ich weiß nicht, was Sache, noch was menschlich ist – nichts auf der Welt dreht sich für mich, und nichts dreht sich in mir. Ich leide gräßlich unter dem Leben. Es gibt für mich keinen erträglichen Zustand. Und ganz zweifellos bin ich schon seit geraumer Zeit tot, ist der Selbstmord bereits passiert. Das heißt, nicht *ich* habe Selbstmord begangen, sondern die anderen haben Selbstmord an mir verübt. Aber was hielten Sie von einem *vorzeitigen Selbstmord,* einem, der uns auf der anderen Seite der Existenz kehrtmachen ließe, und nicht auf der des Todes? Nur dieser eine stellte für mich einen Wert dar. Ich verspüre keinen Appetit auf den Tod, nein, mich gelüstet es nach dem *Nichtsein,* danach, niemals zu diesem Ausbund von Schwachsinn, Selbstverleugnung und Begriffstutzigkeit geworden zu sein, der das Ich des Antonin Artaud ausmacht; wenngleich auch dieses Ich wesentlich schwächer ist als er selbst. Das Ich dieses verkrüppelt Umherirrenden, das von Zeit zu Zeit seinen Schatten anbietet, auf den es selbst schon seit langem spuckt, dieses humpelnd sich dahinschleppende, eigentlich unmögliche Ich, das sich trotz allem in der Wirklichkeit wiederfindet. Niemand hat so sehr wie dieses Ich seine eigene Schwäche empfunden – diese große, die ganze Menschheit umfassende Schwäche. Nein, diese Existenz lohnt sich wirklich nicht, sie gehört zerstört.«

M. VICTOR MARGUERITE:

»Der Selbstmord ist eine Lösung wie jede andere. Ich glaube jedoch, daß der menschliche Wille, sollte er sich jemals in diesem Tagtraum – was das Leben ja mehr oder weniger ist – niederschlagen, es just in dem Moment tun wird, in dem das Sein sich gerade entschlossen hat, endgültig wieder einzuschlafen ... Man muß an den menschlichen Willen glauben ... zumindest wenn er sich so kundtut! Ihn in Frage stellen, hieße den Traum auf einzigartige Weise langweilig werden zu lassen und ihm so selbst noch das kostbare Prickeln des Todes zu rauben.«

M. GEORGES BESSIÈRE:

»Ich wollte nicht leben, denn selbst wenn ich fähig gewesen wäre zu denken, hätte ich kein Verlangen nach diesen unendlichen Querelen des Lebens gehabt. Leben?

Heute an der Place Pigalle sah ich einen, der lebte, aber dafür hatte er einen nackten Oberkörper und ließ sich in Ketten legen, um sich dann blutverschmiert wieder daraus zu befreien; anschließend ging er mit dem Hut herum.

Welche Rolle spielte dabei sein Wille? Die, die ihm befahl zu leiden, um dann weniger zu leiden und besser zu essen ...

Nichts bleibt mir als dieser Wille, der den Traum, den ersten Tod befiehlt. Der Überlebenswille ist für mich völlig unwichtig. Und warum? Ja, soll ich mich denn ein zweites Mal umbringen?

Ja! Nachdem ich mir die anderen und mich selbst lange genug vorgespiegelt habe.«

M. PIERRE NAVILLE:

»Das Leben birgt keine Lösungen. Die zahlreichen liebevollen Zuwendungen, die meine Person auslöst, können mich nicht davon abbringen, mich selbst für das eigentliche Objekt meiner Begierde zu halten. Wie durch einen Schleier erscheint das Universum dem Menschen, der durch all die

Entbehrungen und den Ärger aus dem Gleichgewicht geworfen wurde; vor den Augen des Sterbenden bricht die Welt endgültig zusammen. Ich meine damit, daß genau in jener Minute, in der der Schlaf endlich die ganze Tiefe unserer Existenz auszufüllen scheint, eine plötzliche Nähe zu einer weitaus erschreckenderen Realität als der unserer fünf Sinne entsteht.

Genau in dieser fortschreitenden geistigen Entselbstung möchte ich das sehen, was man landläufig den Tod nennt. Demnach glaubt der Mensch, einer Sache zu entwischen, indem er sich tötet; der Illusion des Nichts jedoch kann er nicht entkommen. Genau die Freiheit, die mich zum Leben verpflichtet, hindert mich daran, anders zu existieren, als von einem glücklichen Zufall zum nächsten zu stolpern – und ebenso werde ich auch sterben. Im übrigen ist es nicht das Grauen vor der Tat an sich, das mich vom Selbstmord abschrecken könnte – ich möchte ihn vielmehr wie eine Art Diebstahl betrachten, dessen Verlockung ich eines schönen Tages rein zufällig erliegen werde. Ich betrachte ihn nicht als Niederlage wie all diese Verzweifelten um mich herum. Man wird mir vorwerfen, daß ich von diesen Dingen so seelenruhig sprechen kann, weil ich unbesorgt in den Tag hineinlebe; aber hier dreht es sich schließlich nicht um Möglichkeiten der Lebensgestaltung, und über mein späteres Versagen weiß ich schon lange Bescheid.

Nichtsdestotrotz spüre ich die Liebe als wesentliches Moment in mir, und in jenen Augenblicken, in denen sich das Universum auf das Blickfeld zweier Augenlider beschränkt, glaube ich durch diese Gewalt, die den Selbstmord ausmacht, die schönste und zuversichtlichste Persönlichkeit zu erlangen – wovon ich bereits ein sehr präzises Vorgefühl besitze. Dieser Wunsch also zu sterben erblüht in dem Maße, in dem das Denken sich aus meinem Gehirn ausschaltet und meine Hände in Erregung versetzt werden durch die Möglichkeit, das zu töten, was sie lieben. Und wider Willen vergegenwär-

tige ich mir den nahen Tag, an dem ich schlafen werde *wie* ein Toter.
Ich glaube nicht an meine Existenz.«

M. RENÉ CREVEL:

»Eine Lösung? ... Ja.
Das Mosaik der Trugbilder bröckelt auseinander. Ich meine, daß unsere soziale Umgebung nicht die Angst in uns selbst bezwingen kann. Keine noch so große Kraftanstrengung wird jemals gegen dieses tiefe innere Drängen ankommen können, gegen dieses geheimnisvolle Streben, das nichts mit Lebensdrang zu tun hat, lieber Herr Bergson, sondern mit seinem Gegenteil: der Todessehnsucht.
Ein Selbstmord, den ich miterlebte und dessen Autor-Ausführender das mir damals liebste und nächststehende Wesen war, dieser Selbstmord, der für meine Bildung beziehungsweise Mißbildung ausschlaggebender als jeder spätere Versuch zu lieben oder zu hassen war, ließ mich seit dem Ende meiner Kindheit spüren, daß der Mensch, der seinen eigenen Tod begünstigt, das willige und genügsame Instrument einer großen Kraft ist (nennen Sie sie Gott oder Natur), die, indem sie uns an den Busen der irdischen Mittelmäßigkeiten legte, nur die auf ihre Bahn über die Durchgangsstation Erde hinaus mitnimmt, die wirklich Mut beweisen.
Man tötet sich, so sagt man zumindest, aus Liebe, Angst oder wegen Syphilis. Das ist nicht wahr. Jedermann liebt oder glaubt zu lieben, jeder hat Angst, und jeder ist mehr oder weniger syphilitisch. Der Selbstmord ist ein Mittel zur Selektion. Es töten sich diejenigen, die noch nicht von dieser quasi-universellen Feigheit ergriffen sind, gegen eine Empfindung des Herzens anzukämpfen, die so stark ist, daß man sie, zumindest bis jetzt noch, für eine wahre Empfindung halten muß. Nur diese Empfindung gestattet es, die höchstwahrscheinlich gerechteste und endgültigste aller Lösungen für sich zu akzeptieren: den Selbstmord.

Wahrscheinlich kann keine Liebe und kein Haß je gerecht noch endgültig sein. Aber die Hochachtung, die ich, ungeachtet meiner in moralisch-religiöser Hinsicht despotischen Erziehung, für jeden hegen muß, der weder Angst hat noch seinen Drang, seinen Todesdrang unterdrückt hat, diese Hochachtung läßt mich diejenigen immer mehr beneiden, deren unerträgliche Angst sie den täglichen Kleinkram nicht länger hinnehmen ließ.

Die menschlichen Errungenschaften zählen nicht, sind für die Katz. Wenn es das sinnliche Glück einem erlaubt, sich in Geduld zu fassen, so läßt das auf Trägheit schließen. Wenn ich das Leben einfach so hinnehme, so ist das ein schreckliches Argument gegen mich selbst.

Ich wollte den Schritt tun und wagte es nicht. Das war mein Fehler, ich fühle und glaube es, und ich möchte es fühlen und glauben, denn vermutete ich hinter dieser letzten, endgültigen Tat nicht die einzige wirkliche Lösung, so hätte ich nach meinen etlichen vergeblichen Bemühungen um einen Ausweg wohl nicht mehr die Kraft, noch weiterzusuchen.«

*Erinnern Sie sich an M. Teste? Er liest von Zeit zu Zeit Revuen, und unsere Umfrage verblüffte ihn derart, daß er selbst darauf antworten wollte. Und hier tut er es:*

M. E. TESTE:

»Von den Leuten, die sich umbringen, tut sich ein Teil Gewalt an; die anderen dagegen weichen nur sich selbst aus und gehorchen offensichtlich was weiß ich was für einer fatalen Biegung ihres Schicksals.

Erstere werden durch die Verhältnisse dazu gezwungen; letztere durch ihr Wesen – und kein Entgegenkommen von außen kann sie davon abbringen, den kürzesten Weg einzuschlagen.

Es ließe sich auch noch eine dritte Spezies von Selbstmördern vorstellen: Ich meine damit gewisse Leute, die ihr Leben mit so kühlem Verstand betrachten und eine so engstirnig absolute Vorstellung von ihrer Freiheit haben, daß sie ihren Tod

nicht einfach äußeren Zufällen oder einem Biorhythmus überlassen wollen. Sie empfinden Ekel vor Alter, Verfall und jeder Art von Überraschung. Schon bei den antiken Dichtern kann man einige Beispiele und auch Lobgesänge auf diese unmenschliche Art von Bestimmtheit finden. Was den Mord an sich selbst aufgrund äußerer Umstände betrifft (den ich oben an erster Stelle erwähnte), so wird dieser von seinem Täter als eine vorgeschriebene Handlung mit definierter Absicht empfunden. Er ist zurückzuführen auf die Unfähigkeit, einem bestimmten Übel auf präzise Art zu Leibe zu rücken.
Nur über die Abschaffung des Ganzen kann man einen Teilaspekt der Problematik angehen. Alles Zukünftige muß ausgeschaltet werden, um eine Einzelheit in der Gegenwart dabei mitzuerfassen. Und weil man diesen Gedanken nicht ausmerzen kann, muß man das ganze Bewußtsein ausschalten; desgleichen unterdrückt man am besten jede Art von Sensibilität, denn diesen ständigen und unüberwindbaren Schmerz wird man nicht los.
Herodes ließ alle Neugeborenen ermorden, nachdem er das eine, an dessen Tod ihm lag, nicht ausmachen konnte. Ein Mensch, der verzweifelt ist, weil es ihm nicht gelingt, eine Ratte aus seinem Haus zu verjagen, sieht keinen anderen Ausweg, als das ganze Gebäude in Brand zu stecken, um sie also auszuräuchern.
So kann die Erbitterung über ein unüberwindbares Problem ein Wesen zur völligen Selbstzerstörung treiben. Der Verzweifelte gelangt zu einem Punkt, wo er nur noch unterschiedslos handeln kann.
Dieser Selbstmord ist eine sehr plumpe Lösung.
Und ist dabei nicht die einzige. Die ganze Menschheitsgeschichte ist eine Ansammlung plumper Lösungen. Unsere Ansichten, der Großteil unserer Urteile, der größte Teil unserer Handlungen sind nichts als Notlösungen.
Der Selbstmord der zweiten Art dagegen ist für die Menschen unvermeidbar, die weder der unendlichen, tiefen Trau-

rigkeit Widerstand leisten noch der Besessenheit oder die der Versuchung nicht widerstehen können, anderen nachzueifern. Er ist die Ausführung eines sinistren, aber wohlgepflegten Bildes.

Die dieser Gattung Zugehörigen sind für die Idee der Selbstzerstörung gleichsam besonders empfänglich: Sie sind mit Süchtigen vergleichbar; in der Art, wie sie ihren Tod verfolgen, kann man die gleiche Hartnäckigkeit und innere Unruhe, die gleichen Tricks, dieselbe Verstellungskunst beobachten wie bei Drogensüchtigen auf der Jagd nach Stoff.

Einige sehnen sich nicht explizit nach dem Tod, sondern nach der Befriedigung einer Art von Instinkt. Manchmal ist es auch die Art und Weise des Zutodekommens selbst, die sie fasziniert. Wer sich beispielsweise in Gedanken schon irgendwo baumeln sieht, würde sich niemals in einen Fluß stürzen. Die Vorstellung des Sichertränkens kann so jemanden gar nicht motivieren. Ein Schreiner baute sich sehr sorgfältig eine speziell auf ihn angepaßte Guillotine, um sich anschließend das Vergnügen zu bereiten, seinen Kopf exakt und sauber abzuhacken. Es liegt eine gewisse Ästhetik in dieser Gestaltung des Freitods, und man erkennt das Bestreben, diesen letzten Akt besonders sorgfältig zu komponieren.

All diese zweimal Sterblichen scheinen im Schatten ihrer Seele einen somnambulen Mörder mit sich zu führen, einen Träumer ohne Erbarmen, einen Doppelgänger, der zum Vollstrekker einer unerbittlichen Weisung wird. Manchmal steht in ihren Gesichtern ein leeres und geheimnisvolles Lächeln, das Zeichen ihres gleichgearteten Geheimnisses, das (wenn man das so schreiben kann) die Gegenwart ihrer Abwesenheit zum Ausdruck bringt. Vielleicht empfinden sie ihr Leben als sinnlosen und unerquicklichen Traum, dessen sie sich zunehmend überdrüssig fühlen, so daß sie der Versuchung, davon zu erwachen, immer weniger widerstehen können. Alles erscheint ihnen trister und nichtiger als das Nicht-sein.

Ich möchte diese wenigen Überlegungen mit der Analyse eines sehr gut möglichen Falls beschließen. Denkbar ist auch ein Selbstmord aus Gedankenlosigkeit, schwerlich von einem Unfall zu unterscheiden: Ein Mensch hantiert mit einer Pistole, von der er weiß, daß sie geladen ist. Er hat weder Lust noch die Absicht, sich zu töten. Trotzdem ergreift er freudig die Waffe, und fast wollüstig umspannt seine Hand den Kolben, ruht sein Zeigefinger auf dem Abzug. Er stellt sich den Akt vor; mehr und mehr wird er zum Sklaven der Waffe; die von ihr ausgehende Verlockung wächst, sie führt ihn in Versuchung. Langsam richtet er ihre Mündung gegen sich. Er legt sie an seine Schläfe, seine Zähne. Und schon schwebt er fast in Gefahr, denn die Vorstellung, daß er diese Tat, die sein Körper angedeutet, sein Geist jedoch bereits ausgeführt hat, vollbringen *könnte* und daß er dies nun fast tun *muß*, überwältigt ihn. Es fehlt nur noch wenig, und der tödliche Kreis schließt sich. Das Nervensystem wird selbst zur geladenen Waffe, der Finger kann nicht mehr anders als heftig zudrücken.

Eine kostbare Vase steht gefährlich knapp an der Tischkante, ein Mann aufrecht auf einer Brüstung – und beide befinden sich perfekt im Gleichgewicht. Trotzdem würden wir sie nicht ungern ein bißchen weiter entfernt vom Abgrund sehen. Auf geradezu quälende Weise nehmen wir das letzte i-Tüpfelchen wahr, das zur Besiegelung des Schicksals eines Menschen oder eines Gegenstands fehlt. Wie steht es nun mit dem Mann mit der Waffe in der Hand: Wird er den letzten Schritt tun? Wenn er sich vergißt, wenn er von der Vorstellung des Tötungsakts derart überwältigt wird und diesen vollbringt, bevor er sich auf den Entsicherungsmechanismus der Waffe besinnt und sich selbst wieder unter Kontrolle bringt, würden wir dann das, was daraus resultiert, ›fahrlässige Selbsttötung‹ nennen? Der Todeskandidat hat sich von sich selbst überrumpeln lassen, und sein Tod ›rutscht ihm so heraus‹ wie ein unbedachtes Wort. Er hat sich auf unvorsichtige Weise in einen gefährlichen

Bereich außerhalb seines Bewußtseins vorgewagt, und die Selbstgefälligkeit, mit der er was weiß ich für ein Machtgefühl empfindet, hat ihn in eine Zone geraten lassen, wo die Wahrscheinlichkeit einer ›Katastrophe‹ bereits sehr groß ist. Er ist so einem Lapsus, einer minimalen Fehlschaltung des Bewußtseins auf Gedeih und Verderb ausgeliefert. Er bringt sich um, *weil es auf der Hand liegt.*
Wir sind hier auf dieses imaginäre Beispiel etwas ausführlicher eingegangen, weil wir klarmachen möchten, wie fragwürdig all die Differenzierungen sind, die man zwischen den verschiedenen Selbstmordkonzeptionen zu etablieren sucht – zwischen dem *faire* und dem *laisser faire*, dem Handeln und dem Dafürbüßenmüssen, zwischen Wille und Macht. (In oben genanntem Beispiel leitet sich die Macht aus dem Willen ab.)
Man bräuchte den Scharfsinn eines Kasuisten oder Kantorschülers, um vor der Folie unserer Zeit die diversen Fäden unseres Schicksals zu entwirren. Unterm Mikroskop betrachtet ist der Faden, den die *Parzen* abwickeln und abschneiden, ein dickes Seil, dessen einzelne bunte Fasern sich abnutzen und spröde werden, um dann wieder neu gesponnen und gezwirbelt im großen Netz mitverhäkelt zu werden.«

M. ARNOLD BARCLAY:

»Der Unterzeichner dieser Zeilen hat einen fehlgeschlagenen Selbstmord durch Ertränken begangen. Er wird's noch mal probieren – nachdem er von diesem ersten Versuch den Vorgeschmack einer geradezu dionysisch-finsteren Freude bewahrt hat, den Rausch einer so totalen und berückenden Neuheit, der nichts, weder vorher noch danach, je auch nur annähernd gleichgekommen ist. Wenn ihm nicht jede verbale Umsetzung dieses neuen, von nun an verinnerlichten Wissens profan und banal erschiene, würde er versuchen, diese erste Einweihung in eine ihm noch bevorstehende Lustbarkeit schriftlich darzulegen.«

M. ANDRÉ MASSON:

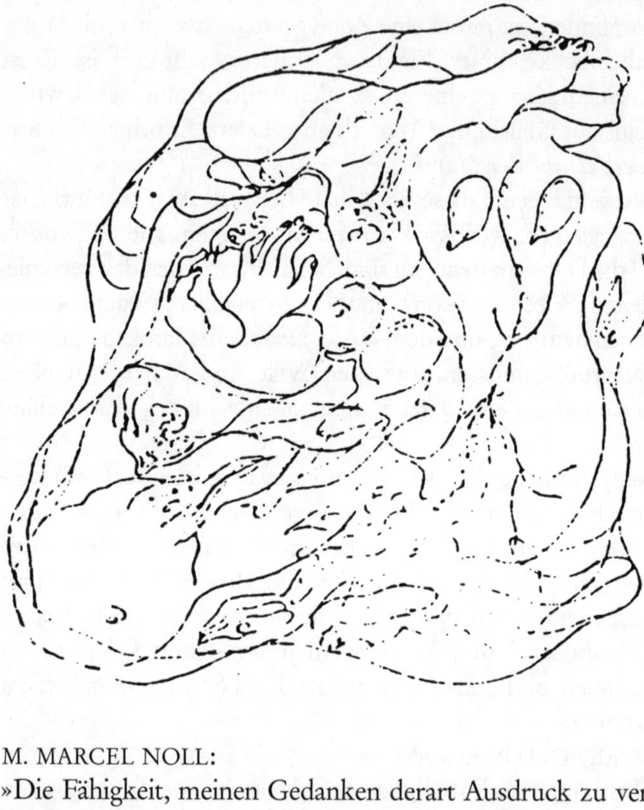

M. MARCEL NOLL:

»Die Fähigkeit, meinen Gedanken derart Ausdruck zu verleihen, daß sie von denjenigen, die sie lesen, verstanden werden, gilt als meine Stärke und ist doch meine Schwäche. Täglich muß ich feststellen, daß nichts gesagt wird, weil der Mensch ein Bedürfnis nach Klarheit hat und daß er seinen Ängsten immer auf die gleiche verzweifelte Art Ausdruck verleiht.

Wer ruft mich? (Bin ich nicht allein auf der Welt?) Ich hege keinen anderen Wunsch, als ruhig in Sonne und Schatten zu verharren, als meine Schwäche zuzugeben, ich, der ich nicht schwach bin, und meine Hände nach anderen, schönen, auszustrecken. Aber die schändliche Ausbeutung von dem, was ich liebe, durch die anderen und das Gefühl, daß das NICHT SO WEITERGEHEN KANN, zwingen mich zu Wut und Raserei. Meine Wut befiehlt mir, mich aufzuopfern, und ich opfere mich täglich, weil ich frei bin. Schon seit langem glaube ich an den Wert dieser Aufopferung, ich lasse mir keine Schonung mehr angedeihen, und mein Vertrauen in das Leben wird von Tag zu Tag stärker und blinder. In diesem Kampf um den Menschen werde ich den Triumph davontragen und mich nicht darüber freuen. Siege und Niederlagen, all das kollidiert mit wahrem Heldenmut.

Aber schon nehmen Sie meine Waffen, mit denen ich nicht hinterm Berg halte, für sich in Anspruch. Gern will ich glauben, daß Sie träumen; Sie schlagen mich auf den Kopf und in den Bauch, ich aber halte Ihnen mein Herz entgegen, rein und fein wie am ersten Tag. Sie sind es, die meine Possen reißen, meine Grimassen schneiden. Und das steht Ihnen so gut.

Kürzlich kam einer von Ihnen mich besuchen. Aber er sprach aus zu großer Ferne zu mir. Als einzige Antwort deutete ich auf den Fluß, der sich zu unseren Füßen hinschlängelte, dieser Fluß, der vielleicht schon immer zwischen uns gelegen war. Er sagte: ›Meine unendliche Größe besteht in einem verderbten menschlichen Körper.‹ Nun richtete ich meinen Blick auf ihn, und als ich verstand, um was er mich bat, reichte ich ihm einen Dolch. Einige Stunden später hatte er sich dessen bedient, er hatte ›seinen Abgang gemacht‹.

Es werden noch weitere kommen; alle werden sie meinen Ratschlag beherzigen, ohne je zu wissen, ob ich nicht glücklicher wäre, wenn ich sehen könnte, daß sie wieder fortgehen, um Städte zu erbauen und Königreiche zu gründen. Und ich verspreche Ihnen ganz fest: keiner wird sich mit dem Dolch verfehlen.

Wenn ich noch lebe, dann nur deshalb, weil ich bis jetzt noch nichts außer mir selbst gefunden habe, was man der Ewigkeit entgegensetzen könnte. Ihr werdet ungestraft lächeln, Ihr Menschen aller Zeiten, die Ihr Euch von mir distanziert, indem Ihr mich mit Worten benennt, die für Euch bestimmt sind: naiv, arglos und dergleichen mehr. Ich lasse Euch auf einem Bein stehen, mit Eurer Zeitung in der Hand. Schlagt sie auf, und lest als Schlagzeile diesen Satz von Oscar Wilde: ›Was einmal zum Ausdruck gebracht wurde, verdient keine Aufmerksamkeit mehr.‹

Seht, noch bin ich eher milde gestimmt als unbarmherzig, noch nimmt die Verzweiflung den Platz der Hoffnung ein. Die anderen um mich herum haben Einsicht gewonnen in ein vorgegebenes Schicksal, und der geheime Mechanismus dieses Schicksals kann sie nicht erschrecken. Immerhin befinde ich mich mitten unter ihnen. Und sie sollen wissen, daß ich trinke, um das Glas anschließend in meinen Händen zerbrechen zu können.

Ich bin kein Verzweifelter, ich bin ein Sterbender. Seht her, wie ruhig mein Blut jetzt fließt.«

*Normalerweise schließen diejenigen, die eine Umfrage starten, dieselbe auch ab: Sie stellen die Endergebnisse auf, suchen den größten gemeinsamen Nenner der Antworten beziehungsweise einen Ausgleich zwischen denselben zu schaffen. Uns dagegen erscheint es natürlicher, nachdem wir unsere Zeitgenossen vernommen haben,* zum ersten Mal *folgende Frage zu stellen.*

*IST SELBSTMORD EINE LÖSUNG?*

*PS.: Die Révolution Surréaliste möchte sich bei folgenden Herren entschuldigen. J. Evola, Theo Van Ioesburg, Gabriel d'Aubarède, Michel Decourt, Nathan Larrier, Louis de Gonzague Frick, Philippe Estonnat, Joseph Depalin, Pierre Vilédard, etc ..., und darauf verzichten, deren Antworten zu veröffentlichen: Dies muß einmal aufgrund der Überfülle des Materials geschehen, zum anderen aufgrund der Inhalte bestimmter Antworten.*

# *Quellennachweise und Anmerkungen*

Die Sternchen verweisen auf Überschriften des Herausgebers.

## *Teil 1*

L. Annäus Seneca: *Brief über den Selbstmord**. Aus: An Lucilius, Briefe über Ethik. Darmstadt 1984. Übersetzung: Manfred Rosenbach. Ein Kommentar zu diesem Brief findet sich in Diderots Seneca-Essay, Philosophische Schriften Bd. 2, Berlin 1961.

Denis Diderot: *Erhaltung*. Aus: Artikel aus der Enzyklopädie über Philosophie und Moral. Philosophische Schriften Bd. I (Ursprüngl.: Band II der Enzyklopädie. 1752) Berlin 1901. Der Artikel erschien unter dem Stichwort »Moral«.

August Strindberg: *Über Selbstmord.* Aus: Aus dem Blaubuch. Die Republik, 7. Jg. Nr. 61–67. Überarbeitete Fassung nach der Übersetzung von Emil Schering.

N. N.: *Abschiedsbrief**. Aus: Walter Morgenthaler/Marianne Steinberg, Aufzeichnungen von Selbstmördern. Schweizerische Zeitschrift für Psychologie und ihre Anwendung. Beiheft. Nr. 1, 1945.

Handwörterbuch des deutschen Aberglaubens: *Selbstmörder.* Berlin-Leipzig 1935/36.

Anton Klingler: *Greuel der Selbst-Mörderey**. Aus: Selbst-Mord/Oder Nothwendiger Bericht von dem Greuel des Selbst-Mords etc. (siehe Vorwort). Zürich 1691.

Emil Weber/Robert Friese: *Der Selbstmörder im Geisterreich**. Aus: Klagetöne aus den unwirtlichen Gebieten der Selbstmörder in der anderen Welt. Altona 1904. Friese wird von Weber zitiert nach den Büchern: »Das Leben jenseits des Grabes« und »Stimmen aus dem Reich der Geister«.

*Allgemeines Gesetz über Verbrechen: Paragraph 123.* Wien 1787.

*Paragraph einer Gerichtsordnung unter Fürstbischof Julius*, 1534.

*Selbstmörderbestattung 1608.* Aus: Staatsarchiv Bamberg. Gerichtsbuch 1540–1611.

*Paragraph des Kirchenrechts.* Aus: Lehrbuch des Kirchenrechts auf Grund des Codex Iuris Canonici. Begründet von E. Eichmann, fortgeführt von K. Mörsdorf. Paderborn 1979.

N. N.: *Abschiedsbrief**. Aus: Morgenthaler/Steinberg. A.a.O.

David Hume: *Über Selbstmord.* Aus: Dialoge über natürliche Religion, über Selbstmord und Unsterblichkeit der Seele. Leipzig 877. Übersetzt von Friedrich Paulsen.

Giacomo Casanova: *Kurze Betrachtung eines Philosophen, der in die Lage kommt, an Selbstmord zu denken.* Aus: Der andere Casanova. Hrsg. v. E. v. Schmidt-Pauli. Berlin 1930.

Arthur Schopenhauer: *Über den Selbstmord.* Aus: Parerga und Paralipomena. Kleine philosophische Schriften II. Hrsg. v. Wolfgang von Löhneysen. Darmstadt 1976. Der im Vorstehenden abgedruckte Text wurde allein um den lateinischen bzw. griechischen Wortlaut der Zitate gekürzt. An ihre Stelle wurden die in der zitierten Ausgabe angegebenen deutschen Übersetzungen gestellt.

N. N.: *Zwei Abschiedsbriefe**. Aus: Morgenthaler/Steinberg. A.a.O.

Giacomo Leopardi: *Fragment über den Selbstmord.* Originalübersetzung von Annette Wunschel.
Der Titel stammt nicht von Leopardi, sondern von den ersten Herausgebern des Textes, er wurde von diesen mit 1832, neuerdings aber mit 1820 datiert. Die zahlreichen Auslassungen hat Leopardi mit einem Auslassungskürzel selbst bezeichnet.

Anne Louise Germaine de Staël-Holstein: *Über die Ursachen des Selbstmords**. Aus: Betrachtungen über den Selbstmord. Stralsund 1813. Kürzungen vom Herausgeber. – Der

Übersetzer Franz Gleich verweist in seiner Vorbemerkung auf die besondere Aktualität der Schrift: »Durch das traurige Ende Heinrich von Kleist's und seiner Begleiterin ist neuerdings die Frage über den Selbstmord sehr wieder zur Sprache gekommen und mit großer Verschiedenheit darüber geurtheilt worden.«

Sören Kierkegaard: *Frage, ob es psychologisch richtig sei, ob es bloß, psychologisch, sich denken ließe.* Aus: Tagebücher Bd. 4. Hrsg. v. H. Gerdes. Düsseldorf/Köln 1968.

N. N.: *Abschiedsbriefe**. Aus: Morgenthaler/Steinberg. A.a.O.

Friedrich Benjamin Osiander: *Von den Ursachen des Selbstmordes.* Aus: Über den Selbstmord, seine Ursachen, Arten, medicinisch-gerichtliche Untersuchung und die Mittel gegen denselben. Hannover 1813.
Bei dem abgedruckten Text handelt es sich um das zweite Kapitel des Bandes, die Kürzungen stammen vom Herausgeber.

C. A. Diez: *Über das Hinunterschlingen unverdaulicher Dinge.* Aus: Der Selbstmord, seine Ursachen und Arten vom Standpunkte der Psychologie und der Erfahrung. Tübingen 1838.
Bei dem abgedruckten Text handelt es sich um den Beginn des ersten Kapitels mit dem Titel »Directe Selbstmorde«. Die Kürzungen stammen vom Herausgeber.

Alfred Adler: *Über den Selbstmord**. Aus: Diskussionen des Wiener psychoanalytischen Vereins. Über den Selbstmord, insbesondere den Schülerselbstmord. Wiesbaden 1910.

Victor Tausk: *Abschiedsbrief an Sigmund Freud**. Aus: P. Roazen, Brudertier. Sigmund Freud und Victor Tausk. Die Geschichte eines tragischen Konflikts. Hamburg 1973.
Der Freud-Schüler Tausk hatte eine Psychoanalyse beendet, ehe er sich im Juli 1919 erschoss.

N. N.: *Zwei Abschiedsbriefe**. Aus: Morgenthaler/Steinberg. A.a.O.

Charles de Montesquieu: *Die Selbstmörder.* Aus: Ausgewählte Schriften. Berlin o. J. Bei dem abgedruckten Text handelt es sich um den 76. Brief aus den »Persischen Briefen«, er stammt von Usbek und ist an Ibben gerichtet. In seiner Schrift »Vom Geist der Gesetze« hat sich Montesquieu noch einmal auch mit den »Gesetzen gegen die Selbstmörder« beschäftigt.

Albert Eulenburg: *Kinder- und Jugendselbstmorde.* Aus: Kinder- und Jugendselbstmorde. Halle 1914.
Eulenburg stellte seine Untersuchungen an insgesamt 323 Fällen an. Dabei lagen in der Altersstufe bis zu 10 Jahren im Ganzen 19, von 11 bis 15 Jahren im Ganzen 113, von 16 bis 20 Jahren im Ganzen 191 Fälle.

Dr. Rehfeldt: *Der Tatbestand des Selbstmords**. Aus: Kriminalistische Probleme Nr. 62.

Mohammed Atta: *Das Testament.* In: Der Spiegel, 1. 10. 2001. Der letzte Wille des World-Trade-Center-Attentäters wurde schon im April 1996 verfasst, befand sich aber in einer Reisetasche seines Gepäcks, die irrtümlich von Boston aus nicht umgeladen worden war.

Swetlana Alexijewitsch: *Die Geschichte des Afghanistan-Kämpfers Pawel Stukalski.* In: Swetlana Alexijewitsch, Im Banne des Todes. Geschichten russischer Selbstmörder. Frankfurt 1994. Die Geschichte wurde von Alexijewitsch nach einem Bericht des Freundes Oleg Baschko notiert und mit dem Vorsatz versehen: »Die Geschichte von einem Mann, der 1991 dort kämpfte, wohin man an jedem Aeroflot-Schalter ein Ticket kaufen kann.«

Hayashi Ichizô: *Abschiedsbrief eines Kamikaze-Fliegers an die Mutter.* In: Sturm der Götter, ausgewählt und aus dem Japanischen übersetzt von Klaus-Robert Heinemann. Wiesbaden 1956. Der Autor, Student der Volkswirtschaft an der Universität Kyoto, fiel am 12. 4. 1945 als Mitglied einer Sondereinheit bei Okinawa. Er war 23 Jahre alt.

N. N.: *Abschiedsbrief**. Aus: Peter Loosen, Untersuchungen an Selbstmörderbriefen. Düsseldorf 1969 (Diss.).

Hans Blüher: *Empedokles oder Das Sakrament des freien Todes.* O. O. 1918.

Blüher setzte seiner Schrift als Motto die Worte des sterbenden Sokrates aus Platons Phaedon voran: »Was meinst du: darf man von *diesem* Trunk den Göttern eine Speise weihen ...?« Im Vorliegenden wurde das erste Kapitel von Blühers Schrift reproduziert.

Albert Camus: *Das Absurde und der Selbstmord.* Aus: Der Mythos von Sisyphos. Hamburg 1959. Übersetzt von H. G. Brenner und W. Rasch.

Bei dem vorliegenden Text handelt es sich um Camus' einleitende Überlegung.

Jacques Rigaut: *General-Agentur für den Suizid.* Aus: Suizid. Hrsg. von K. Bittermann und H. Fock. Übersetzt von Holger Fock. Berlin 1983.

*Teil 2*

Jacopo da Voragine: *Der Selbstmord des Judas**. Aus: Die Legenda Aurea. Heidelberg o.J. Übersetzt v. Richard Benz.

Abraham a Santa Clara: *Der Selbstmord des Judas.* Aus: Judas der Ertzschelm. Werke in Auslese Band 6. Hrsg. v. H. Strigl. Wien 1907.

Dante Alighieri: *Inferno, dreizehnter Gesang.* Aus: Die göttliche Komödie. Wiesbaden o. J. Übersetzt von Konrad Falke. *Nessus:* trägt auf seinem Rücken Dante über den Blutstrom; *Cornet' und Cecina:* das zwischen Corneto und dem Flüsschen Cecina eingeschlossene Sumpfland der Maremma; *Harpyien:* verkörpern die Gedanken, die den Selbstmörder verfolgen; *Strophaden:* Inseln im Ionischen Meer, wo Aneas landete; *Der bin ich:* Pier della Vigna arbeitete sich aus ärmlichen Verhältnissen zum Kanzler Friedrich II. von Hohenstaufen empor, wurde von Neidern verleumdet, verhaftet und nahm sich das Leben. Sämtliche Selbstmörder im Inferno sind, ihrer Strafe nach zu schließen, »trotzige und eitle Gewaltmenschen«, wie Vossler sagt, »Es gibt keine Werther-Naturen unter ihnen«. Andere Sünder dieser Abteilung, wie der Sieneser Lano oder Giacomo da Santa Andrea, sind Verschwender – »Selbstmörder des wirtschaftlichen Lebens«.

Matthias Claudius: *Auf einen Selbstmörder.* Aus: Sämtliche Werke. München 1984.

Samuel Taylor Coleridge: *Disput über den Selbstmord.* 1811. Originalübersetzung von Regine Willemsen.

N. N.: *Abschiedsbrief*.* Aus: Loosen, Untersuchungen. A. a. O.

Fjodor M. Dostojewski: *Über den Selbstmord*.* Aus: Tagebuch eines Schriftstellers. München 1921–23. Übersetzt von Alexander Eliasberg.

Thomas Chatterton: *Die geschlagenen Väter.* Originalübersetzung von Regine Willemsen. Der Text wurde im Januar 1770 nicht lange vor Chattertons Selbstmord verfasst. Der einzige Text Chattertons, der sonst noch auf den eigenen Tod hinweisen könnte, trägt den Titel »Mein Testament«, ist aber von satirischem Inhalt.

Nikolaus Lenau: *Der Selbstmord.* Aus: Sämtliche Werke. Stuttgart o.J.

Georg Christoph Lichtenberg: *Zwei Aphorismen über den Selbstmord*, Rede eines Selbstmörders kurz vor der Tat aufgesetzt.* Aus: Tag und Dämmerung. Hrsg. v. E. Vincent. Leipzig 1944.

N. N.: *Zwei Abschiedsbriefe*.* Aus: Morgenthaler/Steinberg. A.a.O.

Johann Christian Kestner: *Nachrichten über den Tod Jerusalems.* Aus: Goethe und Werther. Briefe Goethes meistens aus seiner Jugendzeit, mit erläuternden Dokumenten. Hrsg. A. Kestner. Stuttgart/Tübingen 1854.

Bettina Brentano: *Bericht über den Selbstmord der Günder-*

*rode**. Aus: Christa Wolf (Hrsg.), Karoline von Günderrode. Der Schatten eines Traumes. Gedichte, Prosa, Briefe, Zeugnisse von Zeitgenossen. Darmstadt und Neuwied 1981.

Georg Heym: *Morituri.* Aus: Dichtungen und Schriften, Hrs. v. K. L. Schneider. Bank I: Lyrik. Hamburg/München 1964.

Fanny Godwin: *Abschiedsbrief**. Aus: Curt Michael (Hrsg.), Abschied. Zürich-New York 1944.

Fanny Godwin vergiftete sich am 9. 10. 1816, wie gesagt wurde aus unglücklicher Liebe zu ihrem Schwager Shelley.

Charlotte Stieglitz: *Abschiedsbrief an Heinrich Stieglitz.* Aus: Maria Schmidt, Der Fall Stieglitz in der Literaturgeschichte (unv. Ms.). Charlotte Stieglitz erstach sich am 29. 12. 1834 in Berlin.

Kane: *Abschiedsbrief**. Aus: Curt Michael, Abschied. A. a. O.

Virginia Woolf: *Abschiedbrief an Leonard Woolf,* zitiert nach: Quentin Bell, Virginia Woolf, Eine Biographie. Frankfurt 1977.

Else Lasker-Schüler: *Selbstmord.* Aus: Sämtliche Gedichte. München 1966.

Georg Heym: *Der Tod der Liebenden.* Aus: Dichtungen und Schriften. A.a.O.

N. N.: *Zwei Abschiedsbriefe**. Aus: Morgenthaler/Steinberg. A.a.O.

Arthur Schnitzler: *Andreas Thameyers letzter Brief.* Aus: Gesammelte Werke Band 2. Frankfurt 1977.

N. N.: *Abschiedsbrief**. Aus: Loosen, Untersuchungen. A.a.O.

Johann Friedrich Ernst Albrecht: *Herr von P.* Aus: Neue Biographien der Selbstmörder. 1. Band. Leipzig 1885/86.

Julius Heinrich Gottlieb Schlegel: *Selbstmorde durch Erschießen.* Aus: Über den Selbstmord überhaupt und mehrere Fälle desselben insbesondere. Zeitschrift für deutsche Arzneikunde 1827, Band 14, Ergänzungsheft 8.

Heinrich Conrad John Reuling: *Die Obduktion der Leiche*

*Mercks**. Aus: Helmut Prang, Johann Heinrich Merck. Ein Leben für Andere. Frankfurt 1949.

N. N.: *Zwei Abschiedsbriefe**. Aus: Morgenthaler/Steinberg. A.a.O.

Anonymer antiker Verfasser: *Der Selbstmörder.* Aus: Anthologia Graeca. Hrsg. v. H. Beckby. München 1957.

Heinrich von Kleist: *Letzter Brief an Marie von Kleist.* Aus: Sämtliche Werke und Briefe. Band 2. Hrsg. v. H. Sembdner. München 1977.

Der Brief wurde am 21. 11. 1811 geschrieben und an Kleists Kusine adressiert. Kleist erschoss sich und Hennette Vogel am selben Tag.

Carl von Hohenhausen: *Abschiedsbrief an den Vater**. Aus: Carl von Hohenhausen. Untergang eines Jünglings von achtzehn Jahren. Hrsg. von seinen Eltern. Braunschweig 1836.

Alfred Lichtenstein: *Der Selbstmord des Zöglings Müller.* Aus: Gesammelte Prosa. Hrsg. v. Klaus Kanzog. Zürich 1966.

Der Titel nimmt Bezug auf Musils 1906 erschienenen Roman »Die Verwirrungen des Zöglings Törleß«.

Edme Théodore Bourg: *Letzte Aufzeichnungen, meinen Kindern zu übergeben.* Aus: Emil Szittya, Selbstmörder. Leipzig 1925.

Saint-Edme, der Bekämpfer der Restauration, tötete sich 67-jährig im Jahre 1852. Der Brief wurde an seinem Sterbetag verfasst.

Saint-Edme hatte, wie zahlreiche spätere Selbstmörder, noch 1827 erklärt, der Selbstmord sei ein verstohlener und unehrenvoller Tod, ein der Menschheit zugefügter Diebstahl.

Albert Ehrenstein: *Der Selbstmörder.* Aus: Gedichte und Prosa. Hrsg. von Karl Otten. Neuwied 1961.

Cesare Pavese: *Letzte Briefe**. Aus: Davide Lajolo, Kadenz des Leidens. Leben und Werk des Cesare Pavese. Hamburg 1964.

Pavese, der sich in der Nacht vom 26. zum 27. 8. 1950 in einem Turiner Hotel das Leben nahm, ist mit diesen beiden Briefen im vorliegenden Zusammenhang deutlich unterrepräsentiert. Erzählungen oder die letzten Seiten seines Tagebuches wurden hier aus Gründen des Umfangs nicht reproduziert und weil sie bereits häufig nachgedruckt wurden. Unbekannter sind dagegen die beiden Brieffragmente an Maria, die Schwester, und Davide Lajolo, den Freund und Biographen. Diese Briefe sind nur noch in bruchstückhafter Form erhalten.

Konrad Bayer: *nachtrag* (zu »der sechste sinn«).* Aus: der sechste sinn. Stuttgart 1985.

N. N.: *Abschiedsbrief*.* Aus: Loosen, Untersuchungen. A.a.O.

Sergei Jessenin: *Leb wohl, liebster Freund*.* Aus: Wladimir Lindenberg (Hrsg.), Frühvollendete. München/Basel 1966. Übersetzt von W. Lindenberg.

Jessenin soll 1926 angeblich einen »dreifachen« Selbstmord begangen und das abgedruckte Gedicht mit dem eigenen Blut geschrieben haben.

Wladimir Majakowski: *Nachruf auf Sergej Jessenin.* Aus: Hans-Magnus Enzensberger, Museum der modernen Poesie. Frankfurt 1969. Übersetzt von Karl Dedecius. Ungeachtet seiner Stellungnahme gegen den Selbstmord Jessenins brachte sich Majakowski vier Jahre später selbst um.

Bertolt Brecht: *Epistel über den Selbstmord.* Aus: Gedichte II, 1913–1929. Frankfurt 1960.

Yamamoto Tsunetomo: *Harakiri*.* Aus: Hagakure. The Book of the Samurai. Originalübersetzung von Christiane Spelsberg. New York 1979.

Tsunetomo war Samurai, seine Tonsur erhielt er im Jahre 1700. Seine Worte wurden von einem jüngeren Samurai in den Jahren aufgezeichnet, da sich Tsunetomo in eine Einsiedelei zurückgezogen hatte. Hagakure wurde zu einer der wichtigsten Quellenschriften über die Samurai.

Franz Kafka: *Der Selbstmord Don Quixotes**. Aus: Hochzeitsvorbereitungen auf dem Lande und andere Prosa aus dem Nachlaß. Hrsg. v. Max Brod. Frankfurt 1980.

N. N.: *Abschiedsbrief**. Aus: Loosen, Untersuchungen. A.a.O.

Thomas Touchwood: *Selbstmord auf Subscription**. Aus: C. Michael, Abschied. A.a.O.
Der abgedruckte Text wurde 1789 auf den Straßen Londons verteilt.

Jacques Rigaut: *»Ich werde ernst sein ...«*. Aus: Suizid. A.a.O. Rigaut erschoss sich 1929.

Pierre Drieu La Rochelle: *Abschied von Gonzague*. Aus: Das Irrlicht. Frankfurt 1967.
»Gonzague« war Drieu La Rochelles Name für Rigaut, den er in seinem Roman »Das Irrlicht« (verfilmt von Louis Malle) zum Protagonisten machte. Der Text wurde erst nach dem Selbstmord Drieus gefunden und seit 1963 im Anhang zum »Irrlicht« reproduziert.

La Révolution Surréaliste: Enquête. *Ist Selbstmord eine Lösung?* Aus: Heft 2, 15. 1. 1925. Originalübersetzung von Tanja Graf.
Die Antworten setzen sich z.T. aus Zitationen aus entsprechenden Werken der Befragten zusammen. Die Zeitschrift führte in früheren Nummern sogar eine Rubrik, unter der ausschließlich Selbstmordfälle angeführt wurden.